JN132891

新版

# 子どもの保健 I

佐 藤 益 子
中 根 淳 子　編著
北川好郎
佐藤直子
永田陽子

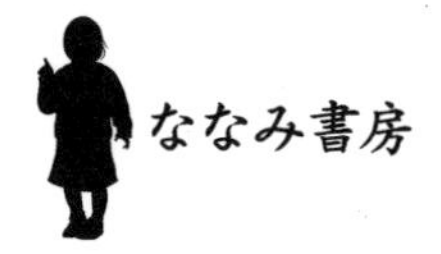

# まえがき

近年の少子高齢社会における子どもの健全育成には，単に子どもの身体と心の発達のみならず子どもを取りまく人・自然・文化・社会・教育環境の時代的変遷を理解し，統合できる力を身につける必要性が求められている。学校教育法の改正に応じ，幼稚園教育要領および保育所保育指針が改訂され，「保育所が保育の専門機関としての責任を果たすこと」，「保育士の専門性の向上」，「保育課程の編成などによる保育の改善」等，保育者の質の向上を目指して改善されたことを受けて，今回，保育士養成課程のカリキュラムが改正された。

主な改正点は，「精神保健」が「子どもの保健」に移管されたこと，および子どもが育つ地域の保健と子どもの専門家の連携である。加えて「子どもの保健Ⅱ」は実習より演習単位となり，時間数が半減する。この意図にそった内容構成で，このたび新たに「子どもの保健Ⅰ」（講義４単位）・「子どもの保健Ⅱ」（演習１単位）をななみ書房より刊行するに至った。

「子どもの保健Ⅰ」に続いて発刊される「子どもの保健Ⅱ」は演習科目として活用するための課題や新しい図版を挿入し，理論に偏らないよう配慮した。

既刊の「小児保健実習」のご好評に，保育士養成課程の新カリキュラム対応教科書の出版依頼と相俟って，今求められている健全な子どもの育ちに役立つならばこれに勝る幸せはない。

2011 年３月

編著者　佐 藤　益 子

# 新版の刊行にあたって

保育所保育指針改定前に本書は今年度改訂版を出版することになりました。したがって，ところどころで引用された保育所保育指針の文言は，今後，変更があることをご了承いただければ幸いです。

今回の改訂では内容についての情報を更新し，重複箇所の調整を行い，学生のみならず教員の皆様にとっても使いやすいものとなるよう心掛けました。

また，今回，著者の一人に，まさに子どもの保健の担い手である保育所の看護師が参加しています。そのため，現役ならではの視点に立った，生き生きとした情報を盛り込むことができたと感じています。

さらに今回の改訂では，「子どもの保健」を学ぶ皆様が学習しやすいように，イラストを多く配置しました。あるときには保育科の先生のような，またある時には園長先生のようなキャラクター「マッシー」や，参照箇所がわかりやすいよう「ココも見てね！」と叫んでいる「ココも犬」も登場させました。ココも犬は「子どもの保健Ⅰ」と「子どもの保健Ⅱ」をつなぐ役割や，同じ巻の中で参照することにより学習効果をアップさせる役割があります。ネコ好きの人はぜひ新キャラを描いてください（ただし授業中はだめです）。

教科書は保育を学ぶ皆様のものです。余白も利用してさらに皆様の発想と表現で教科書を充実させていってくださることを願っています。

マッシーです。
よろしく
お願いします。
ココも犬です。
いっぱい
勉強してね！

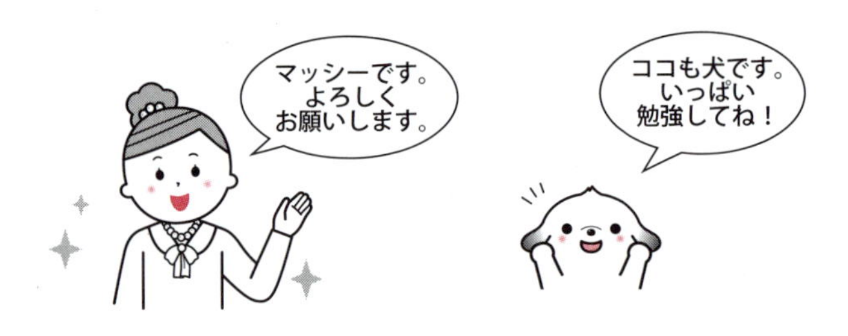

2017年1月

編著者　　中 根　淳 子

# もくじ

## 第3章 生理機能の発達

## 第4章 小児の主な病気



## 第5章 子どもの精神保健



## 第6章 環境と衛生管理・安全管理

執筆分担　（執筆順）

第１章　［佐藤益子］　第２章　［佐藤益子］　第３章　［佐藤益子］
第４章　［北川好郎］　第５章　［永田陽子］　第６章　［佐藤直子］
第７章　［中根淳子］

# 第1章 子どもの健康と保健の意義

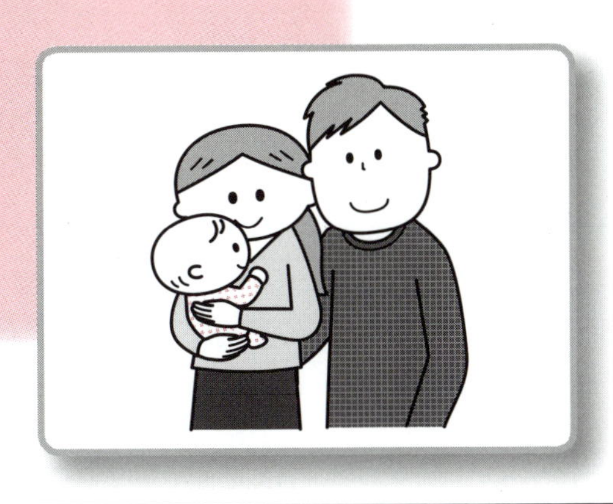

## 1 生命保持と母性・父性の育成

生命の誕生は，精子と卵子の出会いに始まる。この受精卵が母親の子宮内で，ヒトの場合通常10か月で約3kgに育ち生まれ出る。眼・耳・心臓・脳などの器官は，妊娠初期に形成され，聴覚は胎生7か月に成立する。母性は，子どもの健全な出生と育成の基盤として尊重・保護されることは，1965（昭40）年に制定された「母子保健法」に示されている。しかしながら，女性の社会進出によるキャリア志向と母性との葛藤（かっとう）に，仕事と育児の両立支援が求められる。子どもの成長・発達には，親子関係が影響することが明らかにされ，たとえ「母子家庭」，「父子家庭」であっても「父性性」・「母性性」の両方が必要である。とりわけ近年の育児に不慣（ふな）れな親の増加に，単に本能で済（す）まされない「父性性」・「母性性」の育成支援が，「育児支援」に不可欠（ふかけつ）となっている。

# 2 「子ども」の健康概念と健康指標

## 1 「児童」と「子ども」

児童憲章：
巻末資料（p.137）参照

子どもの権利条約：
巻末資料（p.138）参照

わが国の「児童福祉法」では,「児童」を乳児（満 1 歳に満たない者），幼児（満 1 歳から小学校就学の始期に達するまでの者），少年（小学校就学の始期から満 18 歳に達するまでの者）に区分している（同法 4 条）。国際連盟は，1924 年に「児童の権利に関するジュネーブ宣言」を採択し，身体的・精神的に未熟な児童が適切な保護を受けられるように，各国の国民（大人）は努力する義務があることを認めた。これを受けて，わが国では 1951（昭 26）年 5 月 5 日に「**児童憲章**」が制定され，児童の生活保障を根底に，育成・保健・家庭・社会環境の充実，教育・労働環境の整備，人権の保障など広範にわたる理念が示され，時代を越えて継承されている（巻末資料）。1959 年には国際連合は，「児童権利宣言」を採択し，すべての国，政府，民間団体，親の児童に対する責任を明らかにした。わが国は，1994 年，世界で 158 番目の批准国となった。「**子どもの権利条約**」における児童とは，年齢が「満 18 歳に満たない者」をいう。

## 2 健康の概念

WHO（世界保健機関）はその憲章前文のなかで,「健康」を「完全な肉体的，精神的及び社会的福祉の状態であり，単に疾病または病弱の存在しないことではない。」と定義してきた（1951 年官報掲載の訳）。その後，1998 年の WHO 執行理事会において，WHO 憲章全体の見直し作業の中で，「健康」の定義を「完全な肉体的（physical），精神的（mental），Spiritual 及び社会的（social）福祉の Dynamic な状態であり，単に疾病または病弱の存在しないことではない。」と下線部を追加するよう改めることが議論された。しかしながら第 52 回 WHO 総会の結果，見直しを継続することとされた。

## 3 子どもの健康指標

保健の一般的理念は，① 健康の保持増進，② 疾病予防であるが，子どもの保健ではこれに加えて，③ 人間の原点である受精卵が，母体内および生後環境との関わりの中で成長・発達し成熟する過程，すなわち発育を保障するべきである。

保育所保育指針：
巻末資料（p.139）参照

保育における健康の考え方は，「**保育所保育指針**」において，生命の保持や情緒の安定をはかる「養護」的側面と，子ども自身が経験を積み身につけていくべき「教育」的側面があり，養護と教育が一体となって保育を展開する必要性が強調されている。教育的側面を「健康」「人間関係」「環境」「言葉」「表現」の5領域に分け，「健康」領域では「健康，安全など生活に必要な基本的な習慣を養い，心身の健康の基礎を培(つちか)うこと」を保育の目標にしている。

また，「幼稚園教育要領」においても，教育基本法や学校教育法の趣旨(しゅし)に基(もと)づき，「幼児期における教育は，生涯にわたる人格形成の基礎を培う重要なものであり，幼稚園教育は，学校教育法第22条に規定する目的を達成するため，幼児期の特性を踏まえ，環境を通して行うものであることを基本とする」と示されている。また，保育所保育指針と同様に，幼児の発達側面を5領域に区分し，健康領域については，「健康な心と体を育て，自ら健康で安全な生活を作り出す力を養う」という観点から，具体的な内容が示されている。

### 4　「健やか親子21（第2次）」

21世紀の少子・高齢社会において，国民の健康づくり指針として発表された「健康日本21」を受けて，2000年厚生省（現厚生労働省）は，「健やか親子21」において，安心して子どもを産み，健やかに育てることの基礎となる母子保健の主要な取り組みを2010年までの10年間計画として開始した。その後，4年間の延長の後，2015年から「**健やか親子21（第2次）**」が始まっている。その中で第1次より悪化した指標は，10代の自殺率と全出生数中の低出生体重児の割合であった。

健やか親子21（第2次）：第7章②主な母子保健対策と保育❶健やか親子21（第2次）（p.124）参照

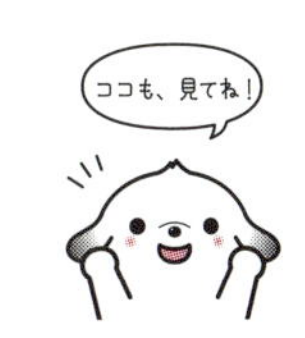


ここでは，全国どこでも一定の質の母子保健サービスが受けられ，かつ命が守られるという地域間格差が解消され，多様性を認識した母子保健サービスを提供することを目指し「すべての子どもが健やかに育つ社会」の2025年の実現に向けて3つの基盤課題と2つの重点課題が示された（p.125，図7－1参照）。

#### 1　母子保健施策

2016年現在，子育て支援のために国が提供している母子保健施策には図1－1のようなものがある。

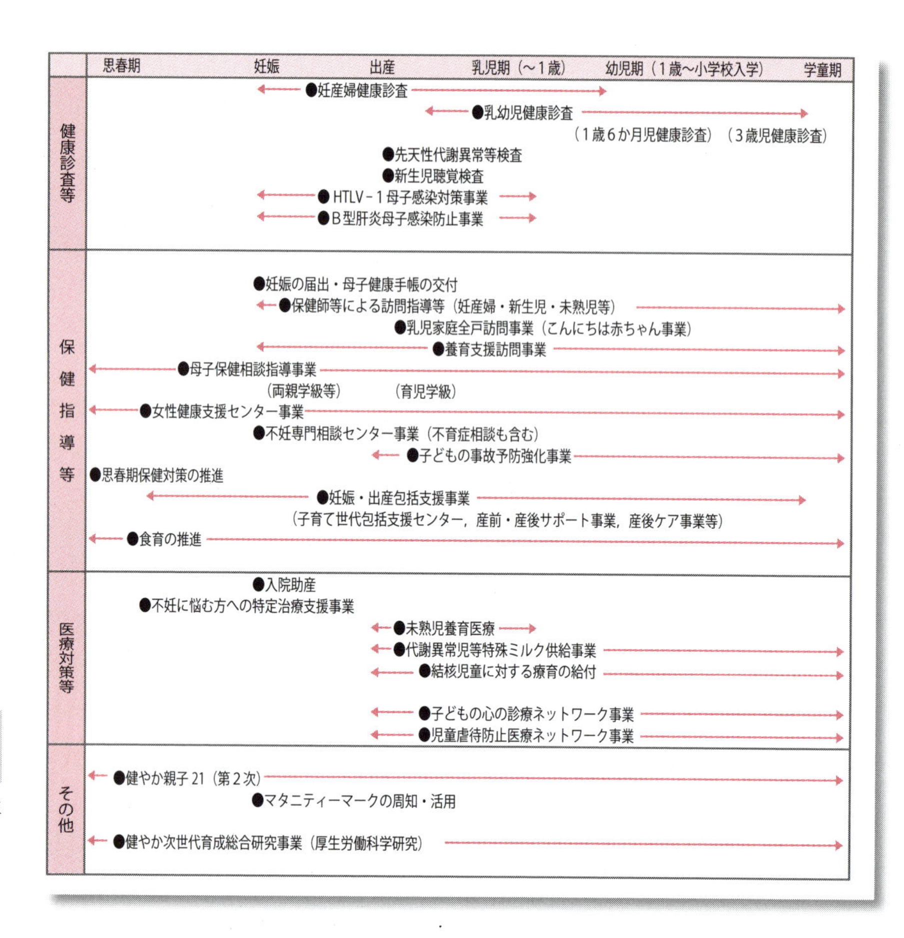


**図1－1**
**母子保健対策の体系**

（2016年3月現在『厚生労働白書』）

## 2 周産期と子どもの保健

**周産期**（しゅうさんき）とは，妊娠満22週以後から生後満6日（早期新生児期）までをいう。小児科では周生期（しゅうせいき）ともいう。周産期死亡は母体の健康状態に強く影響されるが，わが国の**周産期死亡率**は表1－1の通り，2013年に2.6と欧米諸国と比べ低下を続けている。発育に影響する周産期リスクには，先天異常などの胎児疾患の他，妊娠高血圧（妊娠中毒症），早産（そうざん），分娩異常などがある。妊娠時期と妊娠期間，胎児発育の関係は表1－2の通りである。

**表1－1**
**周産期死亡率の国際比較**

| 国名 | 1970 | 1980 | 1990 | 2000 | 2010 | 2013 | | |
|---|---|---|---|---|---|---|---|---|
| | | | | | | 周産期死亡率 | 妊娠満28週以後死産比 | 早期新生児死亡率 |
| 日本 | 21.7 | 11.7 | 5.7 | 3.8 | 2.9 | 2.6 | 1.8 | 0.7 |
| カナダ | 22.0 | 10.9 | 7.7 | 6.2 | '06) 6.1 | '06) 6.1 | 3.0 | 3.1 |
| アメリカ合衆国 | 27.8 | 14.2 | 9.3 | 7.1 | '09) 6.3 | '09) 6.3 | 2.9 | 3.3 |
| デンマーク | 18.0 | 9.0 | 8.3 | '01) 6.8 | 6.4 | '12) 6.1 | 3.7 | 2.4 |
| フランス | 20.7 | 13.0 | 8.3 | '99) 6.6 | 11.8 | '10) 11.8 | 10.2 | 1.6 |
| ドイツ[2] | 26.7 | 11.6 | 6.0 | '99) 6.2 | '07) 5.5 | '12) 5.3 | 3.6 | 1.7 |
| ハンガリー | 34.5 | 23.1 | 14.3 | 10.1 | 6.9 | '12) p6.4 | 4.2 | p2.2 |
| イタリア | 31.7 | 17.4 | 10.4 | '97) 6.8 | 4.3 | '10) 4.3 | 2.7 | 1.6 |
| オランダ | 18.8 | 11.1 | 9.7 | '98) 7.9 | '09) 5.7 | '09) 5.7 | 3.5 | 2.2 |
| スペイン | '75) 21.1 | 14.6 | 7.6 | '99) 5.2 | 3.5 | '12) 3.7 | 2.3 | 1.4 |
| スウェーデン | 16.5 | 8.7 | 6.5 | '02) 5.3 | 4.8 | '12) 5.1 | 4.0 | 1.1 |
| イギリス[3] | 23.8 | 13.4 | 8.2 | 8.2 | '09) 7.6 | '12) 7.0 | 4.8 | 2.2 |
| オーストラリア | 21.5 | 13.5 | 8.5 | 6.0 | '08) 6.7 | '08) 6.7 | 4.5 | 2.2 |
| ニュージーランド | 19.8 | 11.8 | 7.2 | 5.8 | '09) 4.9 | 4.6 | 2.4 | 2.2 |

資料：ＷＨＯ「World Health Statistics Annual」，UN「Demographic Yearbook」，日本　統計情報部「平成25年人口動態統計」
注：　pは暫定値である。
1　国際比較のため周産期死亡は妊娠満28週以後の死産数に早期新生児死亡数を加えたものの出生千対を用いている。
2　1990年までは，旧西ドイツの数値である。
3　1980年までは，イングランド・ウェールズの数値である。

（単位：出生千対）

### 3 合計特殊出生率

出生率は人口1000人に対する出生数である。**合計特殊出生率**は，15歳から49歳までの女子の年齢別出生率を合計したもので，1人の女子が仮にその年次の年齢別出生率で一生の間に生むとしたときの平均子ども数である。

日本では，1947年に4.54を示していたが，その後急速に低下し，1957～1972年には「ひのえうま」の1966年を除き2.0前後を推移した。以後徐々に減少し，2005年に1.26と最低を記録した後，2006年以降上昇し始め，2015年には1.46とわずかに回復している。

| 妊娠期間 | 妊娠時期 | | | |
|---|---|---|---|---|
| | 月　数 | 週　数 | 日　数 | |
| 妊娠初期 | 第1月 | 最終月経 | 0～6 | ←最終月経第1日を0日とする（WHO） |
| | | 1週 | 7～13 | ←排卵受精 |
| | | 2週 | 14～20 | ←着床 |
| | | 3週 | 21～27 | |
| | 第2月 | 4～7週 | 28～55 | |
| | 第3月 | 8～11週 | 56～83 | |
| 妊娠中期 | 第4月 | 12～15週 | 84～111 | |
| | 第5月 | 16～19週 | 112～139 | |
| | 第6月 | 20～23週 | 140～167 | 体重1000gに相当　1000g未満　超低出生体重児　1500g未満　極低出生体重児 |
| | 第7月 | 24～27週 | 168～195 | |
| 妊娠末期 | 第8月 | 28～31週 | 196～223 | 早期産は満22週以後37週未満 |
| | 第9月 | 32～35週 | 224～251 | |
| | 第10月 | 36週 | 252～258 | 2500g未満　低出生体重児 |
| | | 37週 | 259～265 | 正期産は満37週以後満42週未満 |
| | | 38週 | 266～272 | |
| | | 39週 | 273～279 | ←出産予定日は満280日（40週0日）とする |
| | | 40週 | 280～286 | |
| | | 41週 | 287～293 | |
| | | 42週 | 294～300 | 過期産は満42週以後 |
| | | ⋮ | ⋮ | |

**表1－2**
妊娠時期と妊娠期間

**図1－2**
乳児死亡率及び合計特殊出生率の推移

### 4 新生児，乳児死亡率

**新生児死亡**については，世界的に増加傾向にある。乳児死亡率は出生1000人に対する生後1年未満の死亡数である。年次推移は図1－2の通り，1950年に60.1であったが，1985年には5.5と世界最低を記録し，2015現在では1.9と世界最低を維持している。社会，経済，衛生・栄養水準，予防医学を含む医療水準の充実によるところが多い。

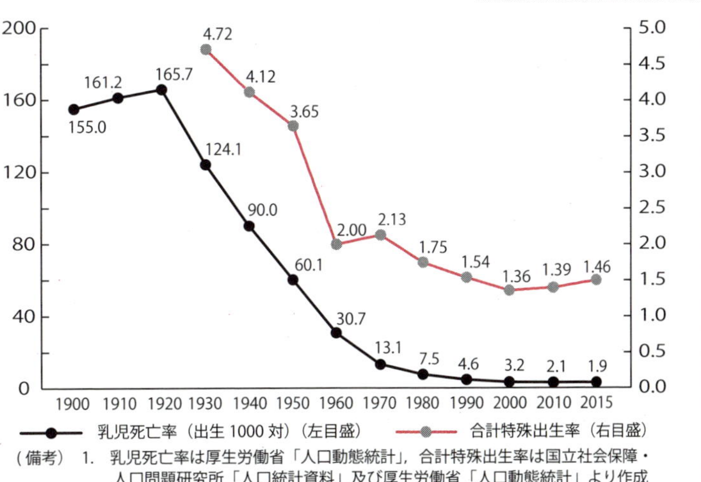


### 5 幼児死亡率

わが国は，乳児死亡率が低いにも関わらず，1～4歳児死亡率は24.55（対人口10万:2005年）と高く，フィンランド（11.85），スウェーデン（21.25）などと異なる状況にある。死因の1位は先天奇形等，2位が不慮（ふりょ）の事故である。不慮の事故による死亡は欧米諸国よりも高く，**事故予防**が重要な課題

**新生児死亡：**
生後4週間（28日）の新生児期に死亡した子。生後1年未満の死亡は乳児死亡。

である。

（前頁）事故予防：
第６章／③保育現場の事故防止と安全対策（p.117）参照

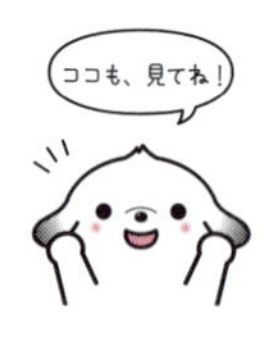


## 5　子どもの保健の実践と課題

### 1　発育と発達の保障

乳幼児期は，生涯にわたる生きる力の基礎が培われる重要な時期であることは，「幼稚園教育要領」「保育所保育指針」に共通の理解である。「生きる力」を育成するために，豊かな身体感覚体験と情緒的感性に基づく探求心，思考力と社会性を育むことが求められる。

### 2　社会的育児支援－家庭・地域・保育所・幼稚園・学校・医療機関・健康福祉センター・児童相談所・市町村の連携－

少子高齢社会における育児支援として，親・祖父母・地域の連携のもとに父母の第一義的養育責任を保障する社会的育児支援や保健・福祉の向上が課題となる。家庭・地域における孫・子育て交流や，保健所健診の場での母親同士，親子交流を図り，育児力の向上を目指す。また，保育所・幼稚園・学校・医療機関・健康福祉センター・児童相談所・市町村の相談窓口などの周知を徹底することも必要である。

### 3　疾病・障害予防

感染症：
第４章⑥保育の現場でよくある疾患（p.60）参照

乳幼児健康診査の中でも重点項目として，乳児期後半の行動発達における社会性（遊び）および神経学的異常，先天異常が挙げられている。また，感染症対策が時機を見て行われる（第４章）。さらに発達障害の早期発見とリハビリ対策，家族支援の充実が待たれている。

### 4　子どもの死をめぐる課題

社会経済，衛生・栄養水準，予防医学を含む医療水準の充実によるところが多いが，わが国の乳児死亡率は世界最低を維持している。しかしながら新生児死亡については，世界的に増加傾向にある。また，幼児期以降は不慮の事故が死亡原因の上位を占めている。近年の育児環境の変化は育児不安や虐待など小児保健上の新たな問題を提起している。

グリーフケア：
身近な人との死別にあい悲嘆に暮れる人に寄り添い，支援し，悲しみから立ち直れるようにすること。

「健やか親子 21」の中間評価（2009 年）では，「赤ちゃんの命と向き合う」をテーマに，遺族の心に寄り添うグリーフケアを医療従事者とともに考えることが挙げられている。

## 6　地域における保健活動と児童虐待防止

### 1　児童虐待防止事業における医療支援体制

図1－3に示す流れで，迅速かつ適切な対応で子どもを守る。虐待と思われる外傷（サイン）については，図1－4に示すスペクトルに留意する。

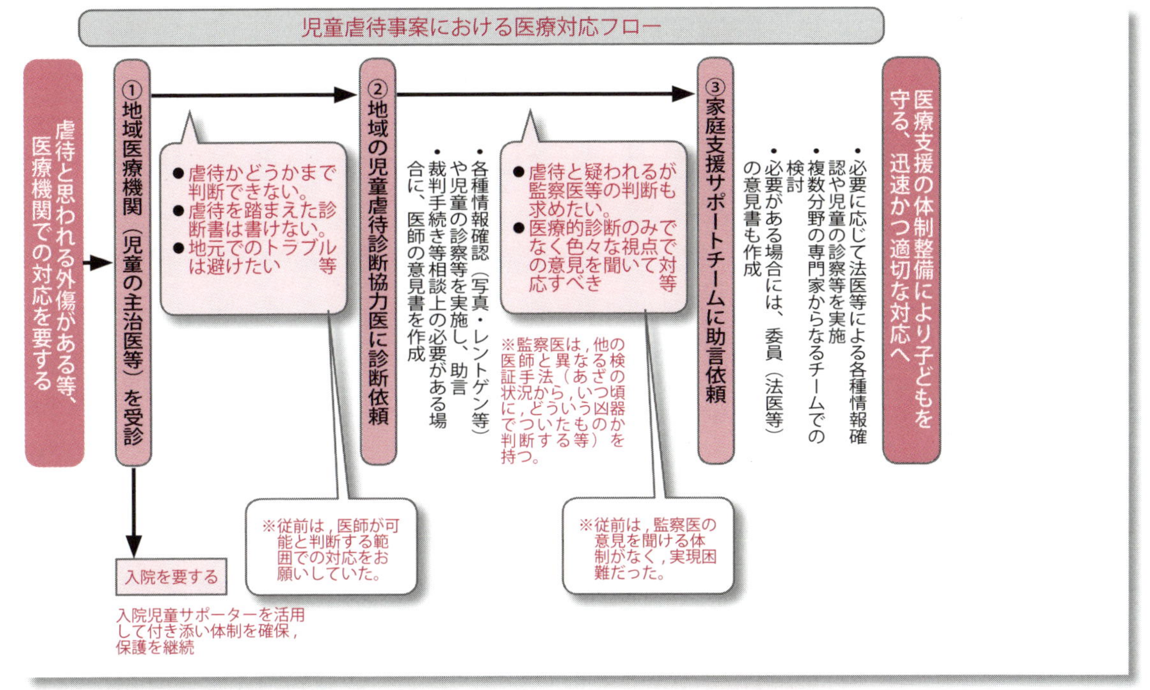


図1－3
児童虐待対応のシステム

### 2　地域における児童虐待防止のシステム

2004年の児童虐待防止法等の改正により，「市町村」も虐待の通告先となり，各「市町村」単位で，子どもを守る地域ネットワークの設置が進んでいる。2008年の児童福祉法改正により，2009年4月から，これまでの要保護児童に加え，**乳児家庭全戸訪問事業**等で把握した養育支援を必要とする児童や出産前から支援を行うことが特に必要である妊婦も追加された。

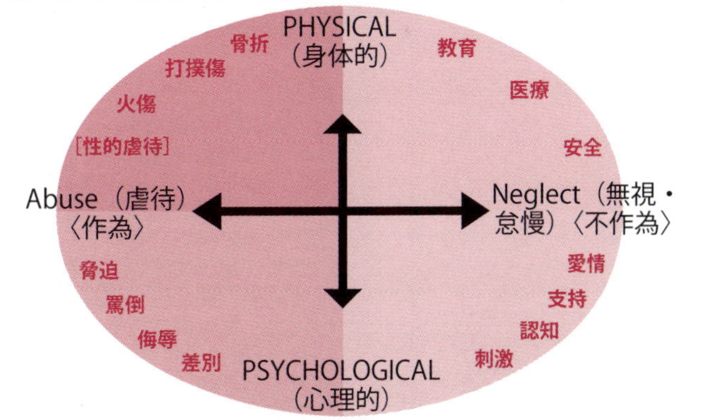


図内の横軸は，虐待者の意図（作為的か不作為的か）を，縦軸は，虐待の対象の方向性（虐待が身体に向かうか心に向かうか）を示している。この図のどこに位置するのかを考えることで，1つ1つのケースを理解することができる。

図1－4
子ども虐待のスペクトル

（坂井聖二「子どもの虐待のスペクトルとメカニズム」）

図1－5に児童虐待対応のシステムを示し，図1－6に児童虐待防止対策の推進体制を示す。

相談・通告
子ども
・
家　庭
相談・通告
相談・通告
都道府県・福祉事務所
送致等
送致・支援等
児童相談所
措置等
報告等
児童養護施設
里親委託　等
市町村
（要保護児童
対策調整機関）
送致等
支援等
関係機関
保育所・幼稚園
学校・教育委員会
警　　察
医療機関
保　健　所
通告等
207 か所
（平成 26 年
4 月 1 日
現在）
送致・通告等
家庭裁判所
要保護児童対策地域協議会
申し立て・送致等

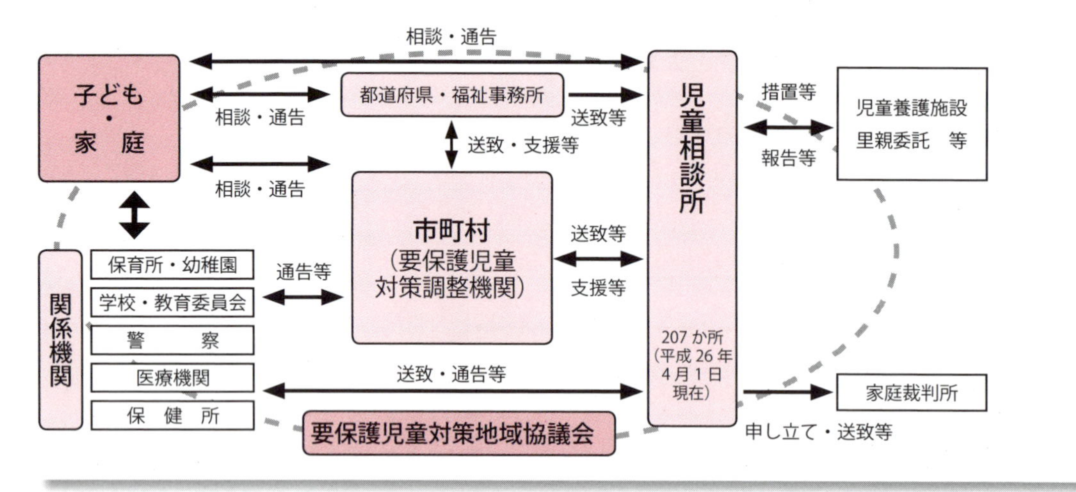

**図 1 − 5**
児童虐待防止のシステム

（前頁）乳児家庭全戸訪問事業：
第 7 章②主な母子保健対策と保育❸乳児家庭全戸訪問事業（p.127）参照

○ 児童虐待について発生予防から自立支援までの一連の対策の更なる推進等を図るため，省内横断的な組織として，厚生労働大臣を責任者とする「児童虐待防止対策推進本部」を設置する。
児童虐待防止対策推進本部【平成 28 年 4 月〜】
本部長：厚生労働大臣
本部長代行：厚生労働副大臣（子育て支援担当），厚生労働大臣政務官（子育て支援担当）
本部長代理：事務次官，厚生労働審議官
副本部長：雇用均等・児童家庭局長
副本部長代理：大臣官房長，社会・援護局長，社会・援護局障害保健福祉部長，政策統括官（社会保障担当）
本部員
○雇用均等・児童家庭局総務課《企画，総合調整等》，虐待防止対策推進室《児童虐待防止対策》，少子化総合対策室《地域子育て支援》，家庭福祉課《社会的養護等》，保育課《就学前の保育施策》，母子保健課《母子保健施策》
○医政局総務課《産科・小児医療》，地域医療計画課《産科・小児医療》
○職業安定局総務課《雇用対策》
○職業能力開発局総務課《職業的自立支援》
○社会・援護局地域福祉課《生活困窮家庭への支援》
○社会・援護局障害保健福祉部障害福祉課《障害児・家族への支援》，精神・障害保健課《精神障害のある家族等への支援》
○参事官（社会保障担当参事官室長併任）
※ 1 会議の庶務は，政策統括官付社会保障担当参事官室の協力を得て，雇用均等・児童家庭局総務課において処理。
※ 2 今後，必要に応じて推進本部を開催。

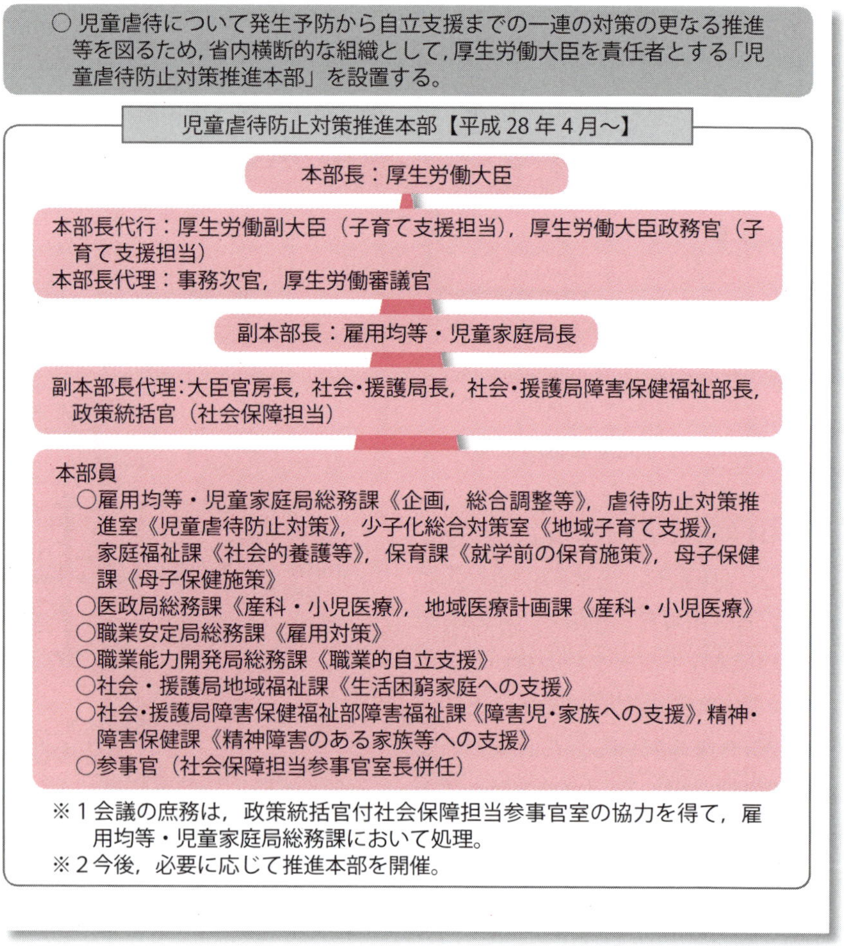

**図 1 − 6**
児童虐待防止対策の推進体制について

（厚生労働省）

（佐藤益子）

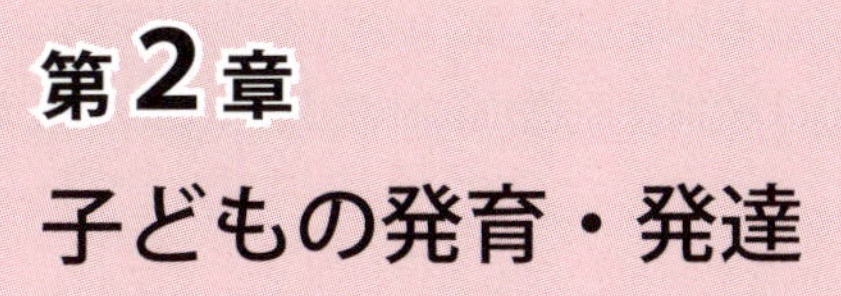

# 第2章 子どもの発育・発達

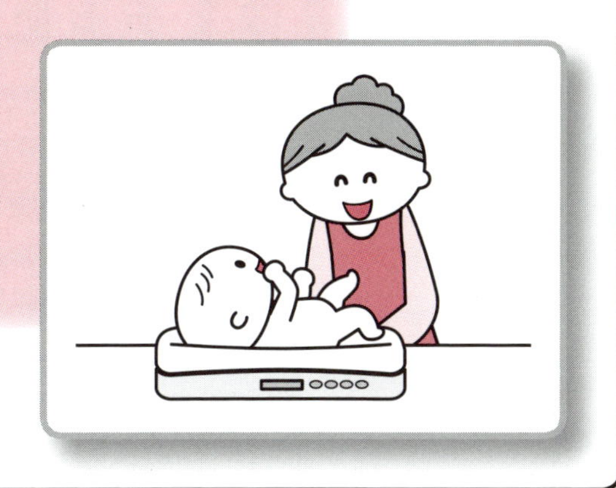

## 1 生物としてのヒトの成り立ち

### 1 受精と胎内発育

卵巣内で成熟した卵子が排卵によって，腹腔内より卵管に入り，精巣で作られ射精により膣内に射出された精子と卵管膨大部において受精する（図2－1）。これがヒトの生命誕生である。**受精卵**は，桑実胚，胞胚となり約6日で子宮腔内に着床する。

| | |
|---|---|
| 着床後約1週間（妊娠3週）～8週 | 胎芽期すなわち，眼・耳などの器官の原基が形成される時期であり，風疹ウイルスなどの感染により，先天性の奇形が生じやすい |
| 妊娠15週 | 外性器から男女の区別が可能となる |
| 妊娠19週 | 皮下脂肪が沈着し始め，母親が「胎動」を自覚する |
| 妊娠22週以降37週未満の出生 | 早期産という |
| 妊娠37週 | 皮下脂肪が発達する |
| 妊娠37週以降42週未満の出生 | 満期産という |

図2－1
受精卵の発育

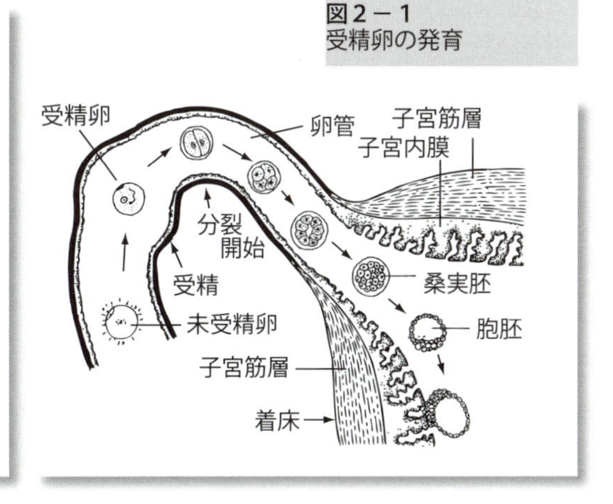

### 2　成　熟　児

体重 3,000g 前後，身長 50cm前後となり，頭蓋は硬いがゆるやかに結合されていて，頭皮の上から縫合を触知できる。頭髪は 2 ～ 3cmに達し，爪は指先まで伸びている。男児では精巣が陰嚢内に下降し，女児では大陰唇が小陰唇を覆っている。

## 2　発育期の区分

生後の発育は，わが国では次のように区分される。

| 新生児期 | 生後 28 日間（WHO の定義による）。臨床的には胎外環境に適応する 1 ～ 2 週間をいう。 |
|---|---|
| 乳児期 | 新生児期以降 1 年未満（児童福祉法，母子保健法では，1 歳に満たない者をいう） |
| 幼児期 | 満 1 歳以降，小学校就学まで |
| 学童期 | 就学後，小学校卒業まで |
| 思春期 | 女子では 10 歳，男子では 12 歳頃より成人まで |

## 3　発育，発達の経過と速度

### 1　身体発育の経過と発育曲線

身体発育の一般的経過は，高石昌弘作成の発育曲線より概観できる。

身長の発育は，図 2 － 2 左のような経過で最終身長値に達する。これを図右のように，縦軸を**発育速度**（cm / 年）に書き換えると，**成長促進**（growth spurt）される時期が明確になる。図 2 － 2 より，身長の発育の経過は，次の 4 期に区分される。

図 2 － 2
身体発育の一般的経過

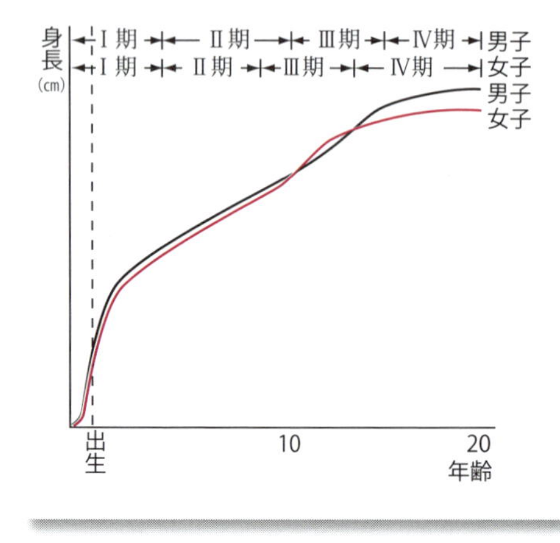


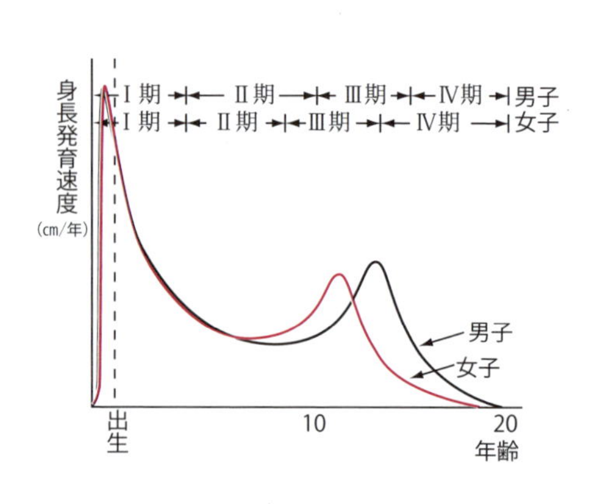

| Ⅰ期 | 全発育期を通じて，身長の年間増加量が最大である出生前期より幼児期前半に至る第1成長促進期。 |
|---|---|
| Ⅱ期 | 幼児期後半より学童期前半にかけての比較的安定した時期。 |
| Ⅲ期 | 思春期の第2成長促進期。開始は女子が男子より約2年早い。 |
| Ⅳ期 | ゆるやかに発育停止に至るまでの成熟期。 |

### 2　臓器別発育曲線

図2－3はスキャモンの臓器別発育曲線とよばれ，発育型式を，身長・体重の一般型，神経型，リンパ型，生殖型の4型に類型化したもので成人値を100とした場合の各年齢における発育状況を百分率で示している。

乳幼児における発育の特異性は，神経型とリンパ型にみられる。神経型は，4歳で成人の80％まで発育し（脳重量），リンパ型は，学童期後半で成人を上回る発育を示す（口蓋（こうがい）へんとうの過剰な増殖）。

学童期の前半は，リンパ型の他は比較的ゆるやかな発育型を示すが，後半に入ると一般型の成長促進に続いて，生殖型が著しい発育加速を示すことが注目される。

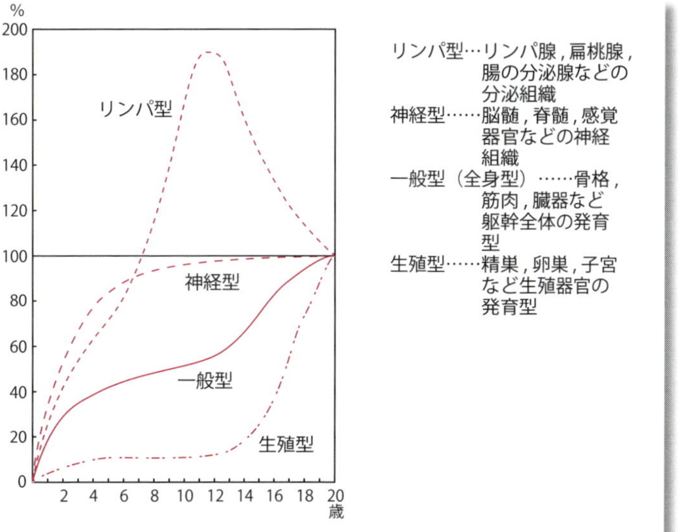

リンパ型…リンパ腺，扁桃腺，腸の分泌腺などの分泌組織
神経型……脳髄，脊髄，感覚器官などの神経組織
一般型（全身型）……骨格，筋肉，臓器など躯幹全体の発育型
生殖型……精巣，卵巣，子宮など生殖器官の発育型

図2－3
スキャモンの臓器別発育曲線

スキャモン：
（R.E. Scammon）

## 4　発 育 の 原 則

ヒトの発育は，精子と卵子の合体による受精卵（直径約0.14㎜（140㎛），1個の細胞）に始まる。これが増殖・分化し，同じ機能をもつ細胞の集まりである組織（筋組織，神経組織など）となり，さらに，いくつかの組織が集まり，高度に分化した同じ目的に機能する器官（運動器官，消化器官など）を形成し，これらが相互に有機的に結合し，やがて1兆個/kgの細胞からなる人体に成熟する。

この発育の過程は，受精卵が持っていた遺伝子により規制される生物学的な成熟過程と，社会，教育，あるいは人類学的な環境と学習による発達過程の両者の相互作用により，さまざまな個体差を生ずる。この中で，いずれの個体にも共通してみられる発育の原則をあげると，次のとおりである。

**❶ 発育には，一定の秩序と順序がある。**

正常児では，身体発育，運動機能，精神機能の発達は，互いに秩序(ちつじょ)をもって順序どおりに進む。たとえば，すべての子どもは，立つ前に座り，話す前に片言をいう。また，話す頃には立つことができる。

**❷ 発育は連続的であるが，その速度は一定ではない。**

たとえば，身長は，発育過程では絶えず伸びるが，その速度は，乳児期と学童後期に著(いちじる)しい。臓器別にみると，脳は乳児期に，生殖器は思春期に急速に発育する。

**❸ 発育には臨界期がある。**

成長・発達の各側面について，発育速度が著しい時期では，わずかな障害が追いつき（catch-up）不可能な，永久的な欠損(けっそん)を残すことがある。たとえば，**器官形成臨界期**(りんかいき)は，胎生２～３か月であり，この時期の風疹の罹患(りかん)により，しばしば胎児の眼，耳，心臓の障害をきたす（**先天性風疹症候群**(せんてんせいふうしんしょうこうぐん)）。

また，脳発育の臨界期は，胎生期より生後６か月頃までであり，大脳皮質の脳細胞は，生後は増殖しない。したがって，乳児期の栄養障害，甲状腺(こうじょうせん)の機能低下などにより，脳障害が存続することがある。また，母子関係確立の臨界期である新生児期の母子分離が，乳幼児虐待につながる例もある。

**❹ 発育には基本的な方向がある。**

頸定：首がすわる

たとえば，運動機能の発達は，**頸定**(けいてい) ➡ 寝返り ➡ ひとり座り ➡ ひとり立ち，というように，頭尾方向，近遠方向（身体の中心部より末梢部）に向かって進む。また，まず「つかむ」ことができ，次に「つまむ」ことができるように，粗大(そだい)運動より微細(びさい)運動へと発達する。

**❺ 発育の個人差は年齢とともに大きくなる。**

新生児は，生物学的に個体差が少ないが，月齢が進むにつれて，遺伝や環境などの影響がでてきて個体差が大きくなる。

## 5 新生児期の身体発育

### 1 出生時の身体計測値

SGA：
（Small for Gestational Age）

LFD：
（Light For Dates）

出生児の身体発育は，在胎期間により大きく異なる。国際疾病分類第10改訂分類では，**SGA** と **LFD** が採用され，SGA は，出生時の体格が身長，体重ともに在胎週数別基準値の 10 パーセンタイル未熟児を指し，LFD は，体重が基準値の10パーセンタイル未満であり，身長が基準値の10パーセンタイル以上の児とし，体重基準値の90パーセンタイル以上の児を，**HFD**とされた。出生体重が2,500g未満児は，すべて**低出生体重児**に分類され，このうち出生体重が1,500g未満の児を**極低出生体重児**，さらにそのうち1,000g未満の児を**超低出生体重児**とされた。

HFD：
（Heavy For Dates）

## 2　成熟新生児の身体特徴

### 1　身体均衡（きんこう）

頭部の身長に対する割合が，成人の1/8に比べ，1/4である。したがって，頭，胴に対して，腕，脚が短い。

### 2　姿　勢

屈筋優位であるため，自然な，仰臥位（ぎょうが）では，腕はW型，脚はM型の屈曲肢（くっきょく）位をとる。

### 3　皮　膚

成熟児では，皮下脂肪が発達しており，皮膚に緊張がある。皮膚の色は，出生時は紅色，時に末端部にチアノーゼ（紫藍色（しらん））を呈することがある。生後2～3日頃より**新生児黄疸（しんせいじおうだん）**のため，黄色を帯びるが，通常は，1～2週間で消える。

### 4　爪・頭髪

爪は指端まで伸びており，頭髪も密に生えている。

### 5　生理的体重減少

新生児期では，生後3～5日頃に，一過性の体重減少がある。通常，出生時体重の3～5%の減少であり，生後7～10日頃に出生時体重に復帰する。この現象は，大部分の新生児に見られるので，新生児生理的体重減少という。

生理的体重減少の原因としては，① 出生に伴う皮膚や肺からの水分蒸散，② 胎便，尿の排泄，③ 出生後数日間は，哺乳量が少ない，などがあげられる。

# 6 乳児期の身体発育

## 1 体　　重

表２－１
乳児期の一日の体重増加量

| 月齢 | 0～1 | 1～3 | 3～6 | 6～9 | 9～12 |
|---|---|---|---|---|---|
| 男　児 | 41 | 29 | 20 | 10 | 7 |
| 女　児 | 35 | 26 | 18 | 10 | 7 |

（2000年厚生労働省値より佐藤作成）（g）

| 年　齢 | 出生時 | 3～4か月 | 1年 | 2.5年 | 4年 | 6年 |
|---|---|---|---|---|---|---|
| 出生時体重の倍数 | 1 | 2 | 3 | 4 | 5 | 6 |
| 体重の目安（kg） | 3 | 6 | 9 | 12 | 15 | 18 |

（2000年厚生労働省値より佐藤作成）

表２－２
年齢別体重概算表

新生時期は一時的に生理的な体重の減少があるが，この体重の減少より回復した後は，体重が増加し続ける。生後の１日体重増加量は０～１か月が最大であり，月齢が進むほど減少する（表２－１）。生後３か月の体重は，出生時の約２倍となり，生後１年頃には約３倍となる（表２－２）。

## 2 身　　長

身長は，出生前期についで，生後３か月間の増加率が著しく，生後１年の間に約25㎝増加し，出生時身長の約1.5倍になる。

## 3 頭　　囲

頭囲は，生後６か月まで急増し，以後２年まで漸増（ぜんぞう）する。その後の増加はわずかである。３パーセンタイル未満，97パーセンタイル以上は，精密検査の対象となる（p.30参照）。

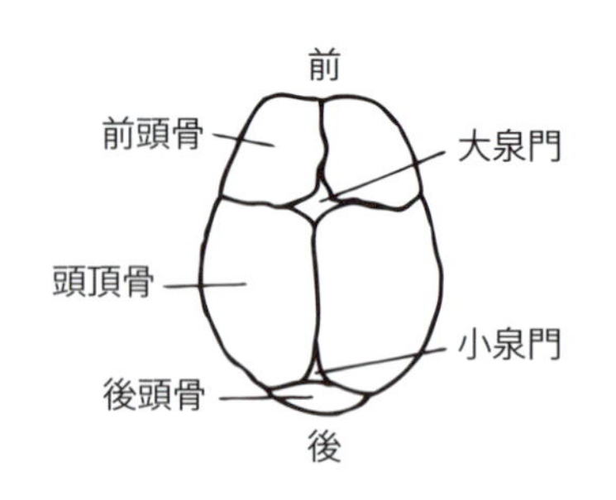

頭蓋骨を上から見た図

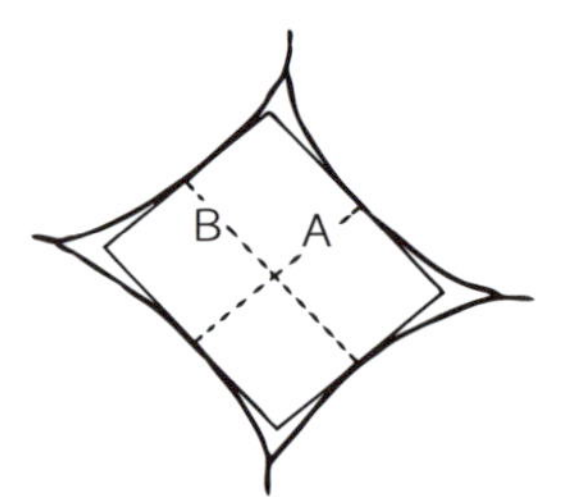

泉門の直径＝(A＋B)/2
大泉門の拡大図と泉門計測法

図２－４
新生児の頭蓋泉門と計測法

## 4 大 泉 門

乳児では，生後６か月頃まで，前頭骨と頭頂骨の縫合（ほうごう）に菱形（ひしがた）のすき間があり，これを大泉門（だいせんもん）という（図２－４）。大泉門は，生後数か月間は増大し，その後次第に縮小，９～18か月で閉じる。

頭囲が異常に増加するとき（水頭症（すいとうしょう）・くる病など）は大泉門の閉鎖が遅れ，小頭症などでは早く閉鎖（へいさ）するので，頭囲とともに脳発育の指標となる。また，その膨隆（ぼうりゅう）は脳圧が高いことを意味し，髄膜炎（ずいまくえん）などが疑（うたが）われる。

### 5　胸　　囲

胸囲は，胸部臓器の発育および栄養状態を示す指標となる。

### 6　座　　高

比座高（座高／身長× 100）の値は，日本人は欧米人に比べ，より年齢とともに大きくなる。

軟骨異栄養症などの骨疾患では，座高と四肢の長さの均衡が乱れる。

## 7　幼児期の身体発育

### 1　体　　重

生後１年を過ぎると体重の増加は主として内臓器官と大脳の発育および骨格，筋肉，体脂肪の増大に依存し，発育速度は緩慢になる。出生時体重を１とする一般的な体重増加の概算は，生後１年で出生時の３倍，2.5 年で４倍，４年で５倍となる（表２－２参照）。

### 2　身　　長

身長の伸びは体重ほど著しくなく，生後１年頃に出生時身長の約 1.5 倍となり，２倍になるのは生後約４年である。

### 3　体型・姿勢

乳児期の９か月頃に最も発達した皮下脂肪が，生後１～２年に減少する一方，身長，座高，下肢長が伸びるため，頭が大きく，胴が長く，手足が短い乳児特有の体型は，急速に変化しておとな型の細い身体つきになる。

## 8　学童期の身体発育

### 1　体重・身長

６歳より前思春期までの学童前期は，比較的安定した身体発育を示す。

しかしながら，学童後期には，第２成長促進期に入り，乳児期に次いで著しい発育を遂げる。性差が次第に明らかとなり，成長促進の開始年齢が，女児では 10 歳，男児では 11 歳であるため，10 ～ 12 歳は，身長・体重ともに，女児が男児を上回る。

### 2 姿勢・その他

脊柱はより真っすぐとなるが，筋力が未熟で身体が柔軟なため正しい姿勢を保ちにくく，脊柱側弯症（せきちゅうそくわんしょう）をきたす場合がある。

脊柱側弯症：
第４章13整形外科の疾患（p.81）参照

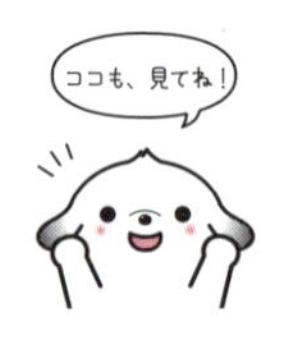


## 9 青年期の身体発育

### 1 体重・身長

10～12歳では体重・身長とも女児の発育が男児を上回っていたが，女児では13歳頃より身長の発育速度が鈍り，17歳頃に最終身長値に達する。一方，男児では，11～14歳の３年間に身長が急速に伸び，19歳頃に最終身長値に達する。

体重は，身長より約６か月遅れて急速に増加する。

### 2 発育加速現象

発育促進の開始年齢とピーク年齢は，遺伝，栄養，社会，経済，文化，年代などによって影響される。わが国における年代別，年間発育量ピーク年齢の推移は，表２－３に示す通り，第二次大戦後の1950年を除いて早期化している。身長の年間伸び量においても，近年になるほど増加している。これらの現象を，発育加速現象という。しかしながら，最近はこの加速の度合いがやや緩慢（かんまん）となっている。

表２－３
年間発育量ピーク年齢の推移

| | 年 | 1900 | 1910 | 1920 | 1930 | 1950 | 1960 | 1970 | 1990 | 2015 |
|---|---|---|---|---|---|---|---|---|---|---|
| ピーク年齢 | 男 | 13～14 | 13～14 | 13～14 | 13～14 | 14～15 | 13～14 | 12～13 | 11～12 | 11～12 |
| | 女 | 11～12 | 11～13 | 11～12 | 11～12 | 11～12 | 10～11 | 10～11 | 9～10 | 9～10 |

（「学校保健統計調査」より）（歳）

## 10 思春期の身体発育

### 1 思春期発現の機序

思春期のはじまりは，視床下部（ししょうかぶ）の加齢成熟により周期性ゴナドトロピン（gonado-tropin：性腺刺激ホルモン）の分泌中枢（ちゅうすう）が正常に働き，下垂体系の支配下にある内分泌腺の活動を介して，男子では男性ホルモン（androgen：アンドロゲン），女子では女性ホルモン（estrogen：エストロゲン）の分泌が引き起こされることによる。

## 2　身体の変化

思春期の身体発育には，次のような特徴がある。

❶ **成長促進**

❷ **二次性徴の発現**

❸ **性的機能の成熟**

女子では10歳頃より，皮下脂肪が腹部，胸部，大腿部に急速に蓄積し，女性らしい身体つきになる。男子では，筋肉が15～16歳の間に著（いちじる）しく発達する。

二次性徴発現の時期は表2－4に示すとおりである。

| 年　齢 | 男　児 | 女　児 |
|---|---|---|
| 8～9歳 | | 子宮発育の開始 |
| 10～11歳 | 精巣（睾丸）・陰茎発育の開始 | 乳房発育の開始，骨盤発育の開始 |
| 11～12歳 | 前立腺発育の開始 | 恥毛の発生，身長増加の促進，母指種子骨の出現，乳頭・乳頭輪の突出，内・外性器の発育，膣粘膜の成熟 |
| 12～13歳 | 恥毛の発生，身長増加の促進，母指種子骨の出現 | 乳房の成熟，乳頭の色素沈着，腋毛の発生 |
| 13～14歳 | 精巣・陰茎発育の大きな促進 | 乳腺が大きくなる<br>初経，はじめは排卵を伴わない出血 |
| 14～15歳 | 声変わり，腋毛の発育，鼻の下に柔らかいひげが発生する | 周期性，排卵性月経，妊娠能力の出現 |
| 15～16歳<br>16～17歳 | 精子の成熟<br>顔・体つき，陰毛の分布が男性型となる，にきび | にきび<br>骨端線の融合，成長停止 |
| 18～20歳 | 骨端線の融合，成長停止 | |

**表2－4**
**二次性徴発現時期**

（Bierich）

種子骨：
種子骨は腱や靭帯などの中にある小さな骨で、その腱や靭帯の動きを滑らかにすることを役割にしている。

骨端線：
軟骨が骨へと変わる境目の部分。「骨が伸びる」というのはそれぞれの骨の端にある骨端軟骨の部分が伸びてやがてそこがミネラル分によって固められ丈夫な骨となる。

## 3　思春期の経過

思春期は，次の時期を経（へ）て成熟する。

| | |
|---|---|
| 前思春期 | 身長などの増加が著しい10歳頃 |
| 思春期前期 | 体重・身長ともに著しく増加し，陰毛が発生する12歳頃 |
| 思春期中期 | 成長促進が減じ，女児では初経初来，乳房が発達する13歳頃。男児では精通（射精のはじまり）の見られる14歳頃 |
| 思春期後期 | 性的に成熟する18歳頃。女子では18～19歳で，乳房が成熟，骨盤が広くなる。男子では17～18歳で，精巣と陰茎が成熟し，陰毛が太く密になる |

## 11 身体発育とその評価

わが国の乳幼児の身体発育値は，厚生労働省が10年毎に調査しており，最も新しい数値を**パーセンタイル曲線**で表したもの（図２－５）が，**母子健康手帳**に掲載（けいさい）され，パーセンタイル値により評価されている。

パーセンタイル値の記録は，成長のタイプの把握，成長障害や**虐待**の早期発見につかうことができる。しかし，乳児の発育は，出生体重や出生週数，栄養法，児の状態によっても変わり，また，一般に生後半年の発育が急で，その後緩やかになるという特徴もあるので，乳児期の発育の特徴を知り，栄養方法や児の状況を総合的に見て，一人ひとりの状況に応じた保健指導・栄養指導を行うことが重要である。

年齢別の身体発育値は毎年行われる学校保健統計調査より，年齢別身長・体重の推移を示す（表２－５）。

母子健康手帳：
母子健康手帳には３パーセンタイル値から97パーセンタイル値の帯で表され，全体の94％の子どもの値が入るようになっている。

虐待：
虐待の子どもへの影響の一つに，栄養障害，体重増加不良，低身長などを呈することがある。

**表２－５**
年齢別，身長・体重の平均値

| 区分 | | 歳 | 身長の平均値（cm） | | | | 体重の平均値（kg） | | | |
|---|---|---|---|---|---|---|---|---|---|---|
| | | | 2015年度 A | 2007年度 | 1978年度 B | 差 A－B | 2015年度 A | 2007年度 | 1978年度 B | 差 A－B |
| 男 | 幼稚園 | 5 | 109.4 | 110.7 | 110.3 | -0.9 | 19.0 | 19.1 | 18.9 | 0.1 |
| | 小学校 | 6 | 116.5 | 116.6 | 115.7 | 0.8 | 21.3 | 21.5 | 20.7 | 0.6 |
| | | 7 | 122.5 | 122.5 | 121.3 | 1.2 | 23.0 | 24.2 | 23.1 | -0.1 |
| | | 8 | 128.1 | 128.3 | 126.7 | 1.4 | 26.9 | 27.4 | 25.7 | 1.2 |
| | | 9 | 133.6 | 133.6 | 131.8 | 1.8 | 30.4 | 30.7 | 28.7 | 1.7 |
| | | 10 | 139.1 | 139.0 | 137.1 | 2 | 34.0 | 34.4 | 32.0 | 2.0 |
| | | 11 | 145.3 | 145.1 | 142.4 | 2.9 | 38.2 | 38.7 | 35.6 | 2.6 |
| | 中学校 | 12 | 152.9 | 152.5 | 149.6 | 3.3 | 43.9 | 44.5 | 41.0 | 2.9 |
| | | 13 | 160.0 | 159.8 | 156.8 | 3.2 | 48.8 | 49.6 | 46.3 | 2.5 |
| | | 14 | 165.5 | 165.2 | 163.0 | 2.5 | 53.9 | 54.7 | 51.8 | 2.1 |
| | 高等学校 | 15 | 168.6 | 168.5 | 166.6 | 2 | 59.0 | 60.0 | 56.2 | 2.8 |
| | | 16 | 170.3 | 170.0 | 168.4 | 1.9 | 60.6 | 62.0 | 58.5 | 2.1 |
| | | 17 | 170.8 | 170.8 | 169.3 | 1.5 | 62.5 | 63.7 | 59.9 | 2.6 |
| 女 | 幼稚園 | 5 | 109.5 | 109.8 | 109.4 | 0.1 | 18.6 | 18.7 | 18.4 | 0.2 |
| | 小学校 | 6 | 115.8 | 115.8 | 114.6 | 1.2 | 20.8 | 21.0 | 20.1 | 0.7 |
| | | 7 | 121.7 | 121.6 | 120.4 | 1.3 | 23.4 | 23.5 | 22.6 | 0.8 |
| | | 8 | 127.4 | 127.4 | 125.8 | 1.6 | 26.4 | 26.6 | 25.2 | 1.2 |
| | | 9 | 133.5 | 133.5 | 131.6 | 1.9 | 29.7 | 30.0 | 28.4 | 1.3 |
| | | 10 | 140.3 | 140.3 | 138.2 | 2.1 | 33.9 | 34.3 | 32.4 | 1.5 |
| | | 11 | 147.1 | 146.8 | 144.4 | 2.7 | 38.3 | 39.1 | 36.8 | 1.5 |
| | 中学校 | 12 | 152.1 | 152.1 | 150.4 | 17 | 43.6 | 44.1 | 42.2 | 1.4 |
| | | 13 | 155.1 | 155.1 | 153.8 | 1.3 | 47.3 | 47.6 | 46.3 | 1.0 |
| | | 14 | 156.8 | 156.7 | 155.5 | 1.3 | 49.9 | 50.3 | 48.9 | 1.0 |
| | 高等学校 | 15 | 157.3 | 157.3 | 156.1 | 1.2 | 51.5 | 52.1 | 51.0 | 0.5 |
| | | 16 | 157.7 | 157.8 | 156.5 | 1.2 | 52.6 | 53.2 | 51.9 | 0.7 |
| | | 17 | 158.1 | 158.0 | 156.6 | 1.5 | 53.0 | 53.5 | 52.0 | 1.0 |

（注） 1. 年齢は，各年４月１日現在の満年齢である。

肥満度は，身長別標準体重より判定する肥満度（図２－６）より評価されている。また，幼児の肥満とやせの評価のため，「幼児の身長体重曲線」が母子健康手帳に掲載されている。幼児期から肥満を予防することで将来の生活習慣病予防の役割を担っている（図２－７）。

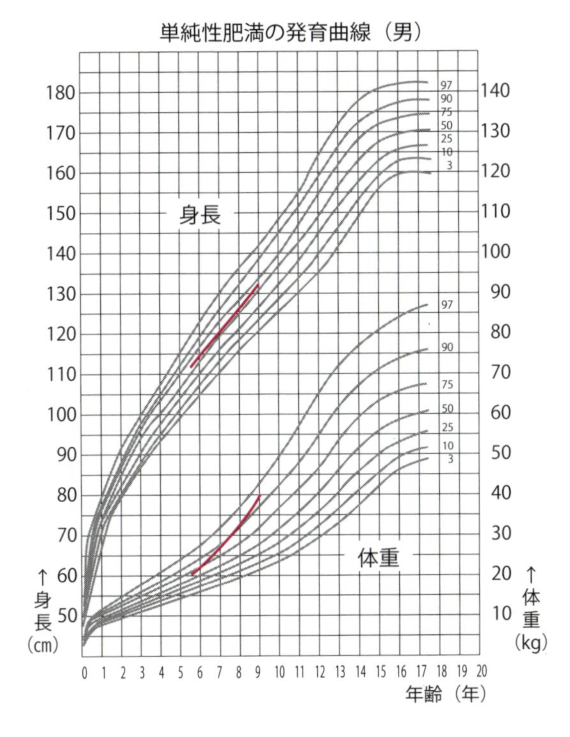


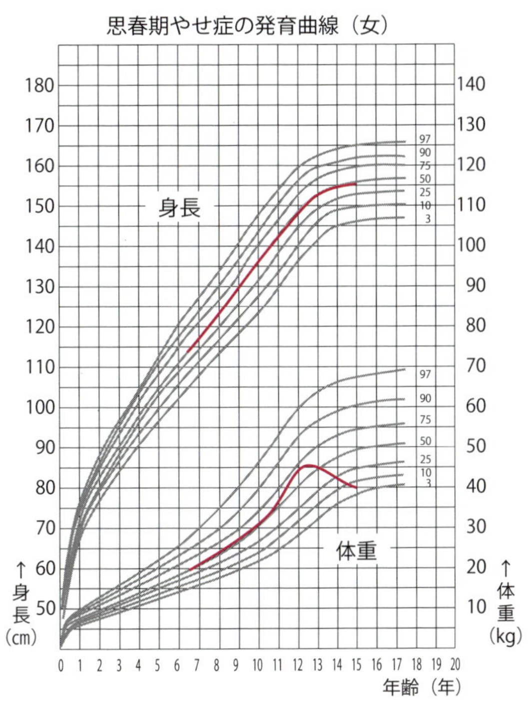


－30%以下：高度のやせ
－20%以下：やせ

＋20%以上30%未満：軽度肥満
＋30%以上50%未満：中等度肥満
＋50%以上：高度肥満

**図２－６**
性別，年齢別，身長別標準体重から判定する肥満及びやせ傾向

## ■ 発育指数による体型の評価法

❶ カウプ指数：体重（g）÷身長（cm）$^2$ × 10
18 以上：肥満
13 以上～ 18 未満：正常
13 未満：やせ

❷ BMI：体重（kg）÷身長（m）$^2$
22：罹病率・死亡率が低い

カウプ指数：
カウプ指数算出のためのノモグラムについては『子どもの保健Ⅱ』第１章（p.16）参照

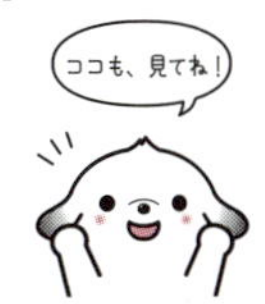


BMI：
基本的にカウプ指数と同じものであるが，主に成人の体格を判定する指標である。

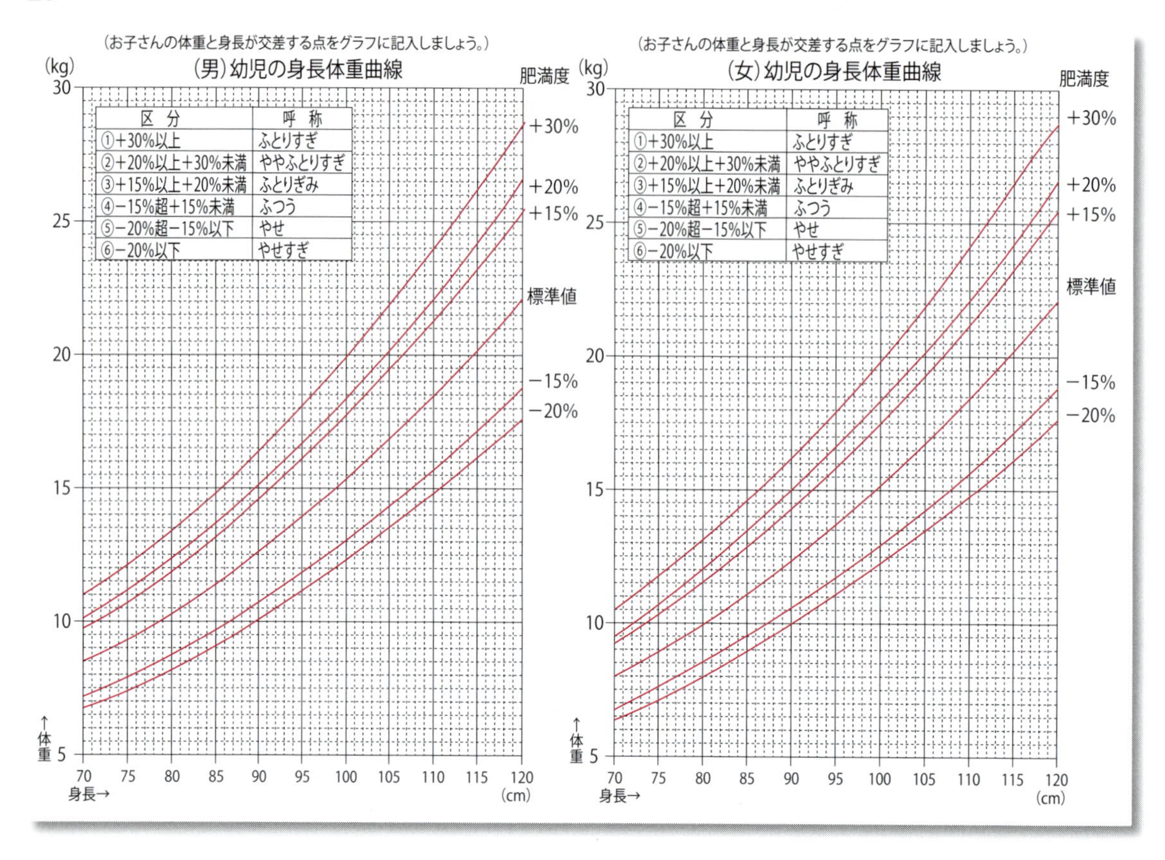


**図2－7**
**幼児の身長体重より肥満度を見る**

（厚生労働省雇用均等・児童家庭局「平成22年乳幼児身体発育調査報告書」2010）

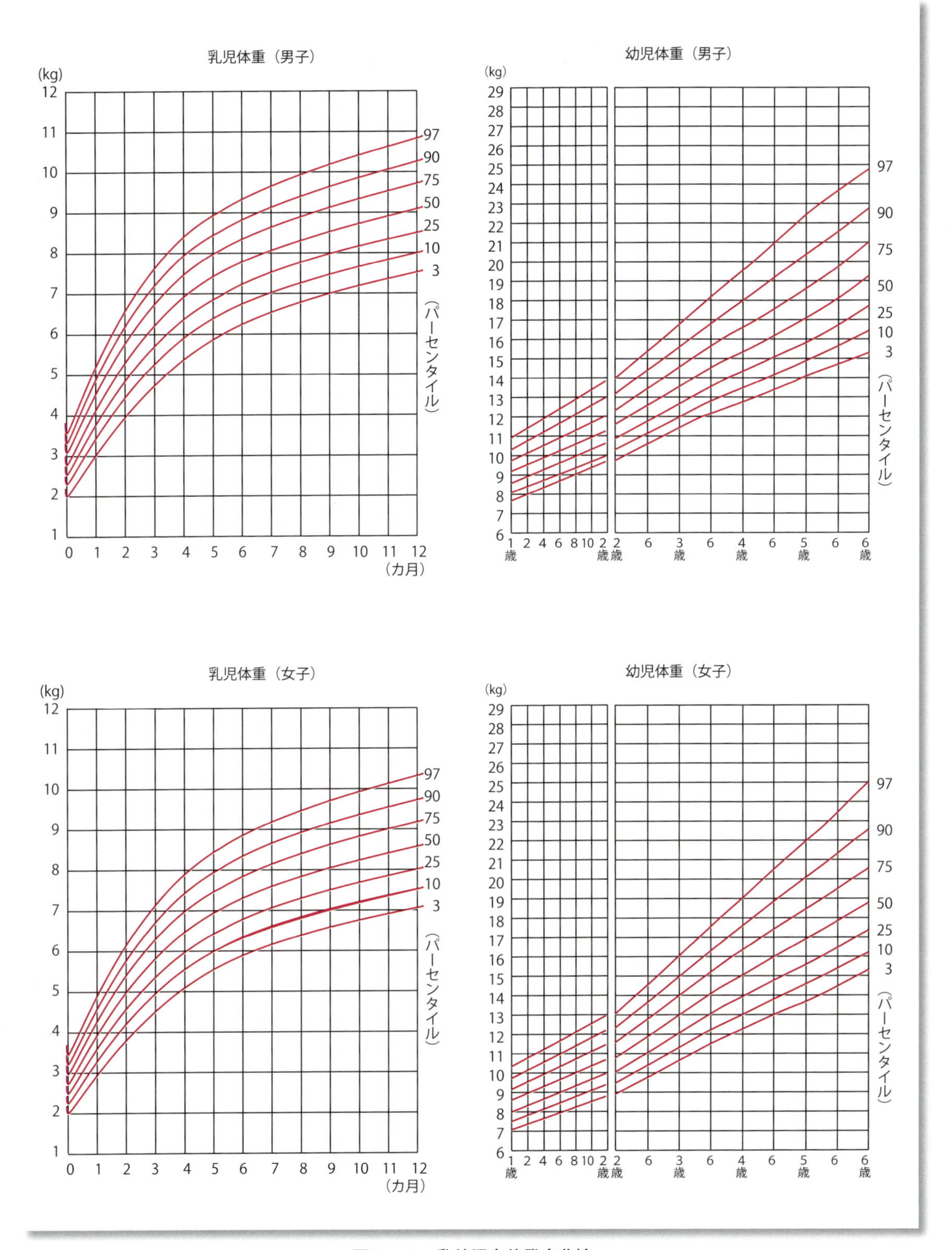


**図2－5　乳幼児身体発育曲線**

（厚生労働省雇用均等・児童家庭局「平成22年乳幼児身体発育調査報告書」（2010）

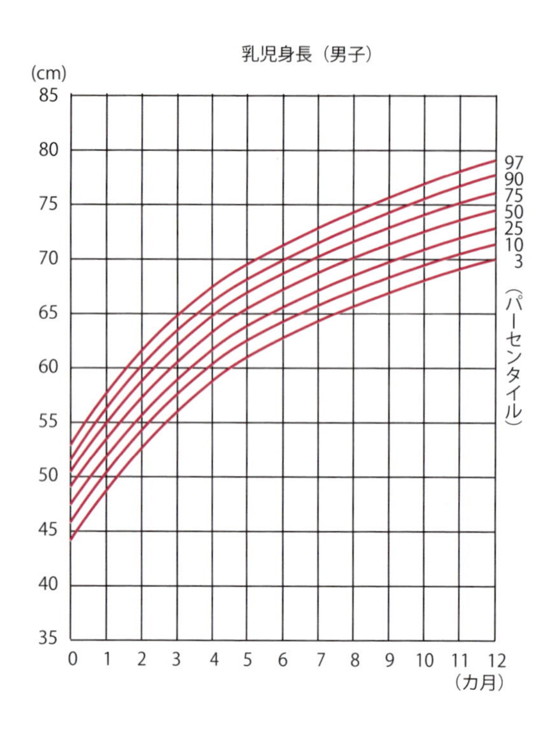
乳児身長（男子）
(cm)
85
80
75
70
65
60
55
50
45
40
35
0 1 2 3 4 5 6 7 8 9 10 11 12
（カ月）
97
90
75
50
25
10
3
（パーセンタイル）

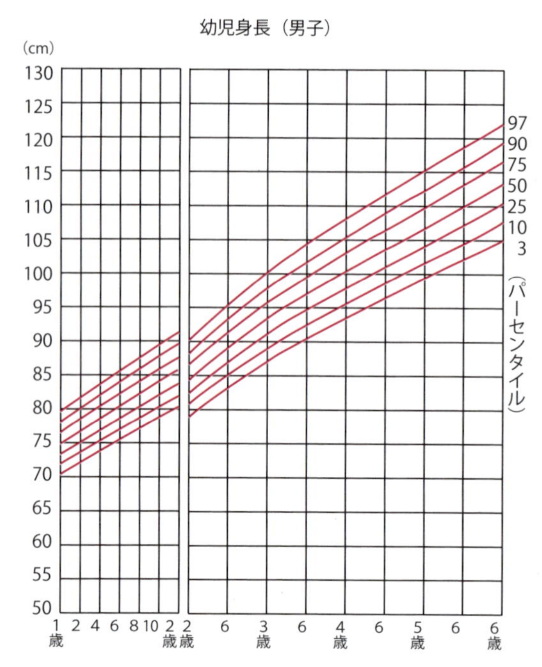
幼児身長（男子）
(cm)
130
125
120
115
110
105
100
95
90
85
80
75
70
65
60
55
50
1歳 2 4 6 8 10 2歳 2歳 6 3歳 6 4歳 6 5歳 6 6歳
97
90
75
50
25
10
3
（パーセンタイル）

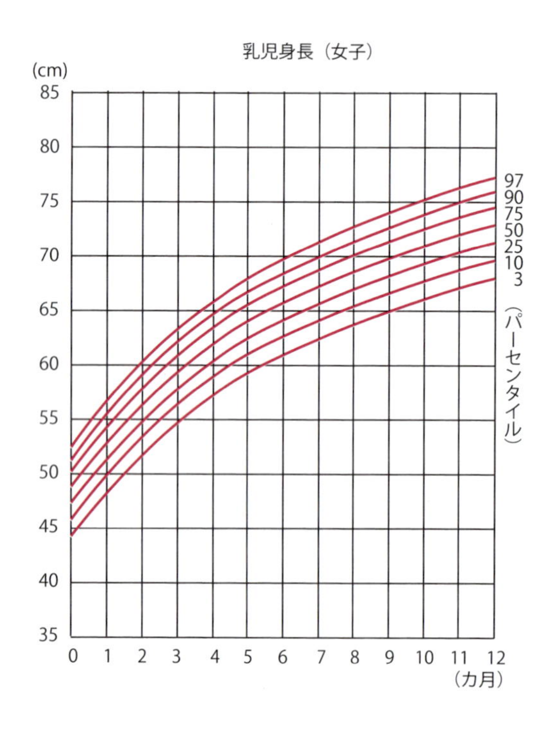
乳児身長（女子）
(cm)
85
80
75
70
65
60
55
50
45
40
35
0 1 2 3 4 5 6 7 8 9 10 11 12
（カ月）
97
90
75
50
25
10
3
（パーセンタイル）

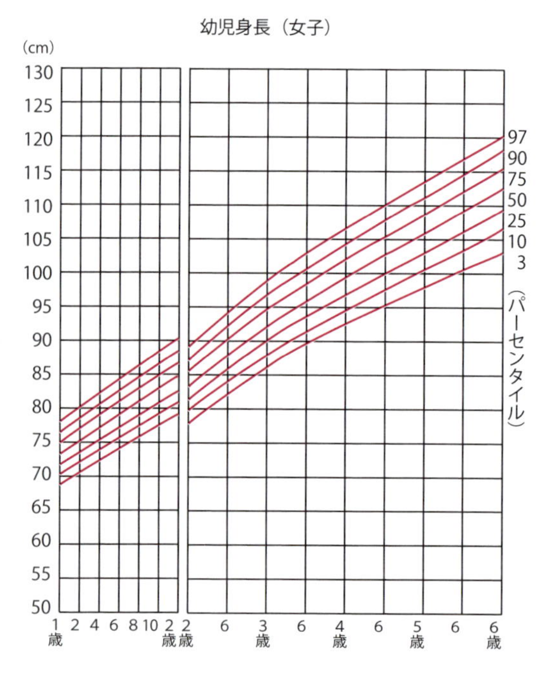
幼児身長（女子）
(cm)
130
125
120
115
110
105
100
95
90
85
80
75
70
65
60
55
50
1歳 2 4 6 8 10 2歳 2歳 6 3歳 6 4歳 6 5歳 6 6歳
97
90
75
50
25
10
3
（パーセンタイル）

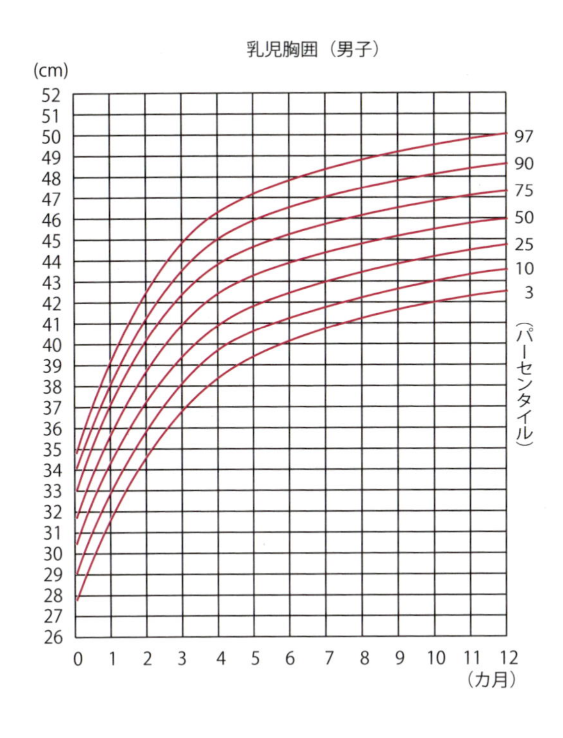
乳児胸囲（男子）
(cm)
52
51
50
49
48
47
46
45
44
43
42
41
40
39
38
37
36
35
34
33
32
31
30
29
28
27
26
0
1
2
3
4
5
6
7
8
9
10
11
12
（カ月）
97
90
75
50
25
10
3
（パーセンタイル）

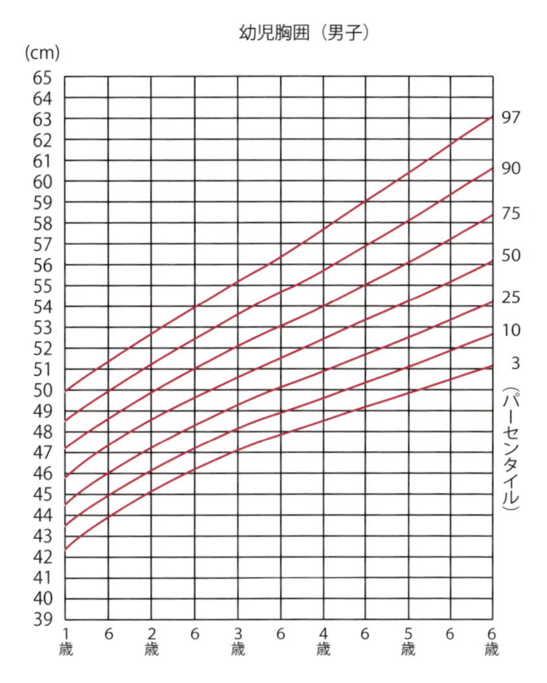
幼児胸囲（男子）
(cm)
65
64
63
62
61
60
59
58
57
56
55
54
53
52
51
50
49
48
47
46
45
44
43
42
41
40
39
1歳
6
2歳
6
3歳
6
4歳
6
5歳
6
6歳
97
90
75
50
25
10
3
（パーセンタイル）

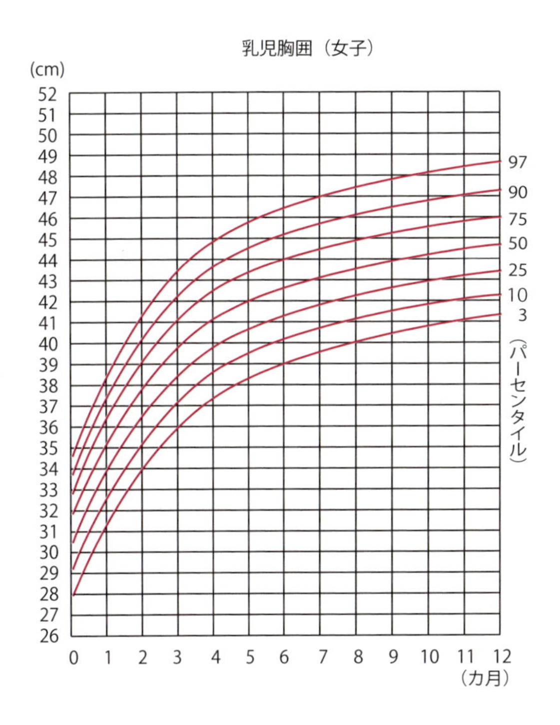
乳児胸囲（女子）
(cm)
52
51
50
49
48
47
46
45
44
43
42
41
40
39
38
37
36
35
34
33
32
31
30
29
28
27
26
0
1
2
3
4
5
6
7
8
9
10
11
12
（カ月）
97
90
75
50
25
10
3
（パーセンタイル）

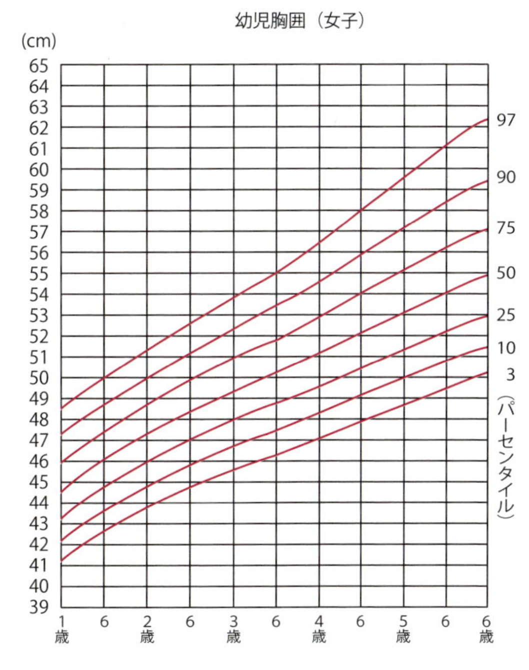
幼児胸囲（女子）
(cm)
65
64
63
62
61
60
59
58
57
56
55
54
53
52
51
50
49
48
47
46
45
44
43
42
41
40
39
1歳
6
2歳
6
3歳
6
4歳
6
5歳
6
6歳
97
90
75
50
25
10
3
（パーセンタイル）

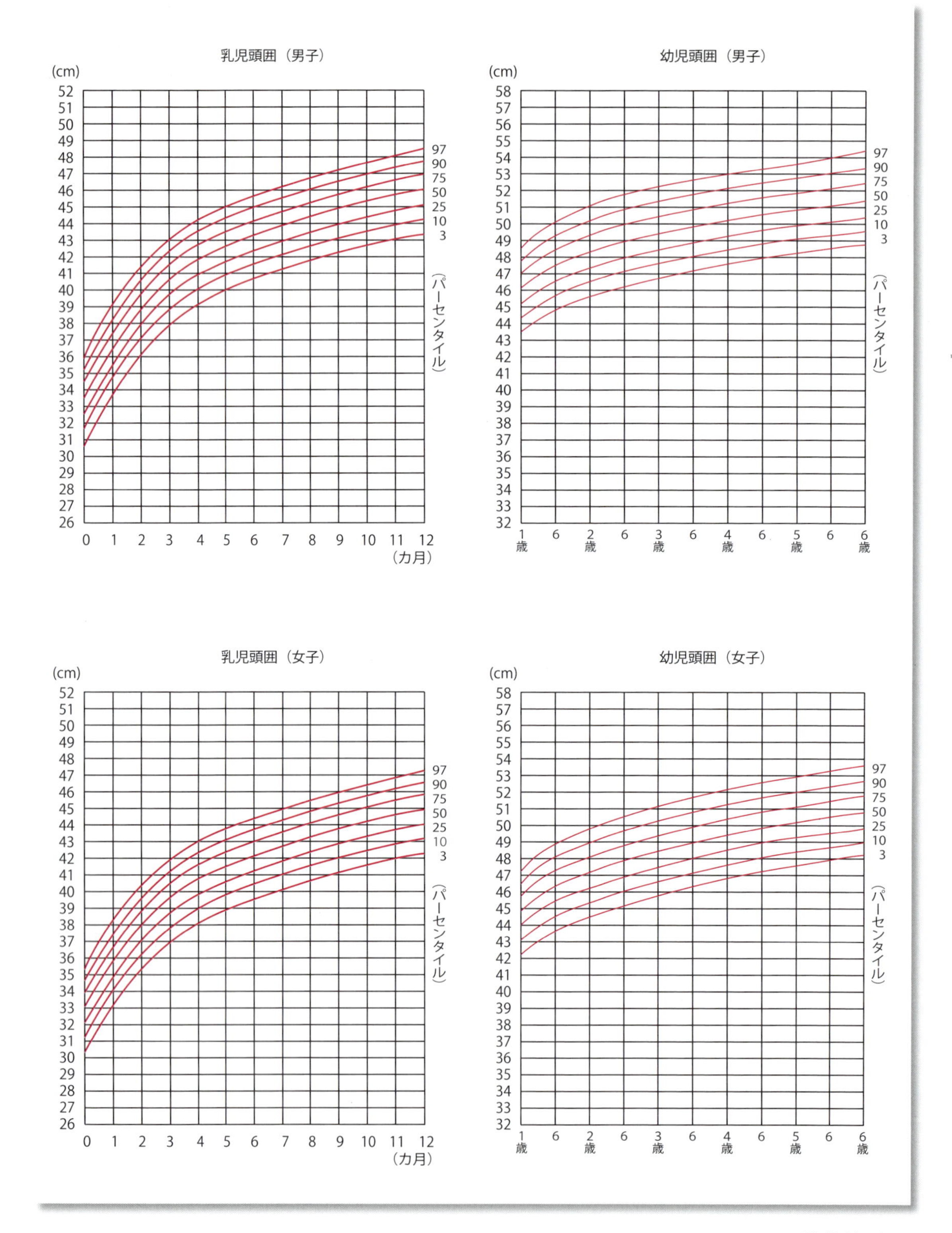

乳児頭囲（男子）
(cm)
52
51
50
49
48
47
46
45
44
43
42
41
40
39
38
37
36
35
34
33
32
31
30
29
28
27
26
0 1 2 3 4 5 6 7 8 9 10 11 12
（カ月）
97
90
75
50
25
10
3
（パーセンタイル）
幼児頭囲（男子）
(cm)
58
57
56
55
54
53
52
51
50
49
48
47
46
45
44
43
42
41
40
39
38
37
36
35
34
33
32
1歳 6 2歳 6 3歳 6 4歳 6 5歳 6 6歳
97
90
75
50
25
10
3
（パーセンタイル）
乳児頭囲（女子）
(cm)
52
51
50
49
48
47
46
45
44
43
42
41
40
39
38
37
36
35
34
33
32
31
30
29
28
27
26
0 1 2 3 4 5 6 7 8 9 10 11 12
（カ月）
97
90
75
50
25
10
3
（パーセンタイル）
幼児頭囲（女子）
(cm)
58
57
56
55
54
53
52
51
50
49
48
47
46
45
44
43
42
41
40
39
38
37
36
35
34
33
32
1歳 6 2歳 6 3歳 6 4歳 6 5歳 6 6歳
97
90
75
50
25
10
3
（パーセンタイル）


（佐藤益子）

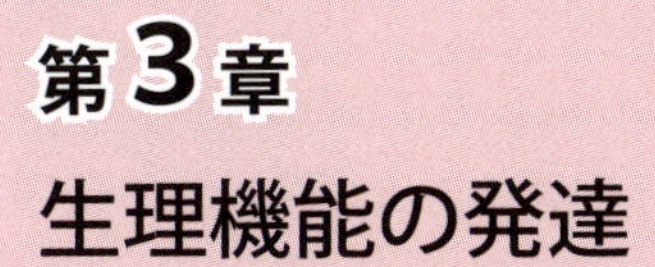

# 第3章 生理機能の発達

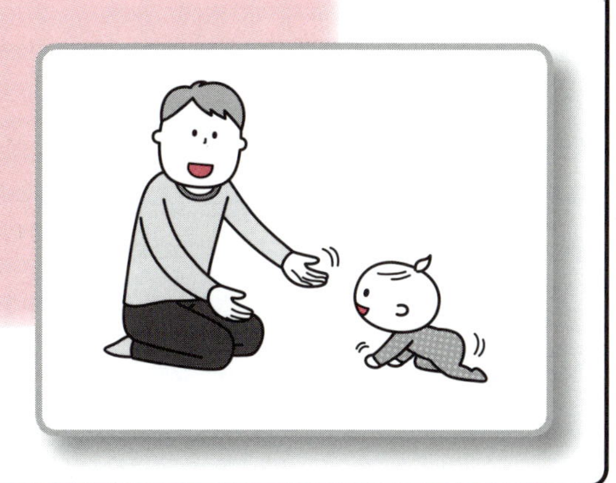

小児の身体機能は，発育に応じて分化するとともに，相互に神経の科学的調節を受けながら，統合的にヒトとして成熟する。ここでは，便宜的に各器官別の機能発達について述べるが，小児保健を理解するためには，年齢に応じた統合機能としての生理的特徴を相対的に認識することが肝要である。

## 1 呼　吸　機　能

### 1 呼吸を構成する組織・器官とその発育

呼吸機能は，以下の組織・器官によって構成される。

① 脳幹の呼吸中枢
② 中脳・頸動脈・大動脈にある化学受容体
③ 末梢神経（遠心性の運動神経と求心性の感覚神経）
④ 呼吸筋を含む胸郭
⑤ 肺および気道
⑥ 肺血管系

## 2 呼吸機能の発達

### 1 胎生期・新生児期

肺は胎生７か月頃に管状の気管支末端より，次第に拡張して肺胞（はいほう）に発育する。新生児は娩出後，第１吸気によりはじめて空気が肺胞内に流入し，ついで産声（うぶごえ）とよばれる第１呼吸を始める。**第１呼吸**が開始されるのは，血中酸素濃度の低下，血中炭酸ガス濃度の上昇，皮膚に対する寒冷刺激などが呼吸中枢を刺激するためと考えられる。自発呼吸を繰り返すうちに肺は十分拡張し，肺内に残った羊水（ようすい）も吸収される。新生児の呼吸数は１分間に 40 ～ 50 回である。出生後１分の状態で，**アプガースコア**（表３－１）を採点し，児の仮死状態を判定する。

| | ０　点 | １　点 | ２　点 |
|---|---|---|---|
| 心拍数 | な　し | 100 以下 | 100 以上 |
| 呼　吸 | な　し | 弱々しい泣き声<br>不規則な浅い呼吸 | 強く泣く<br>規則的な呼吸 |
| 筋緊張 | だらんとしている | いくらか四肢を屈曲 | 四肢を活発に動かす |
| 反　射 | 反応しない | 顔をしかめる | くしゃみ・咳嗽・<br>嘔吐反射 |
| 皮膚色 | 全身チアノーゼ<br>または蒼白 | 体幹ピンク<br>四肢チアノーゼ | 全身ピンク |

１分後に判定　重症仮死（0 ～ 3 点）　軽症仮死（4 ～ 6 点）　正常（7 ～ 10 点）

**表３－１**
アプガースコア

### 2 乳児期以後の呼吸

乳児期もなお鼻道（びどう）が狭く，喉頭周囲組織（こうとうしゅういそしき）が軟弱であるため，呼吸困難や喘鳴（ぜんめい）（ゼーゼー）を起こしやすい。胸郭（きょうかく）は，乳児期より幼児期にかけて形態が大きく変わり，以後成長とともに成人型に移行する。学童期に入ると顔面発育が進み，上気道（じょうきどう）はその広さを増す。８歳までは肺胞の数が増え，以後は肺胞が拡張する。

肺活量は，出生直後より青年期まで身長と相関し，14 歳頃より急速に成人値に近づく。

## 3 呼　吸　形　式

新生児・乳児は腹式呼吸が主であり，２歳頃より胸腹式となり，３～４歳頃より胸式となる。

# 2 循　環　機　能

## 1 循環機能を構成する組織

循環機能を構成する組織は次のとおりである。

❶ 脳幹（のうかん）の心臓中枢，中脳・頸動脈・大動脈にある化学受容体
❷ 末梢神経
❸ 心筋，心嚢（しんのう）

❹ 心血管系

❺ 血　液

### 2　出生後の循環変化

胎児期特有の循環経路（図３－１左）である臍帯（さいたい）を通じての胎盤への循環は出生とともになくなり，肺拡張により図３－２右のように，大静脈 ➡ 右心房（うしんぼう） ➡ 右心室（うしんしつ） ➡ 肺 ➡ 左心房 ➡ 左心室 ➡ 大動脈という生後の正常な血液の流れができる。これに伴い，胎児の循環に必要であった卵円孔（らんえんこう），動脈管（どうみゃくかん）などは，血液が流れなくなり，機能的に，次いで器質的に閉鎖（へいさ）する。

肺循環が始まると全身循環に直接関係する左心室は急速に発育し，２～３か月で右室肥大は見られなくなる。心臓は他の臓器に比べ発育が早く，９歳頃にほぼ成人型となる。

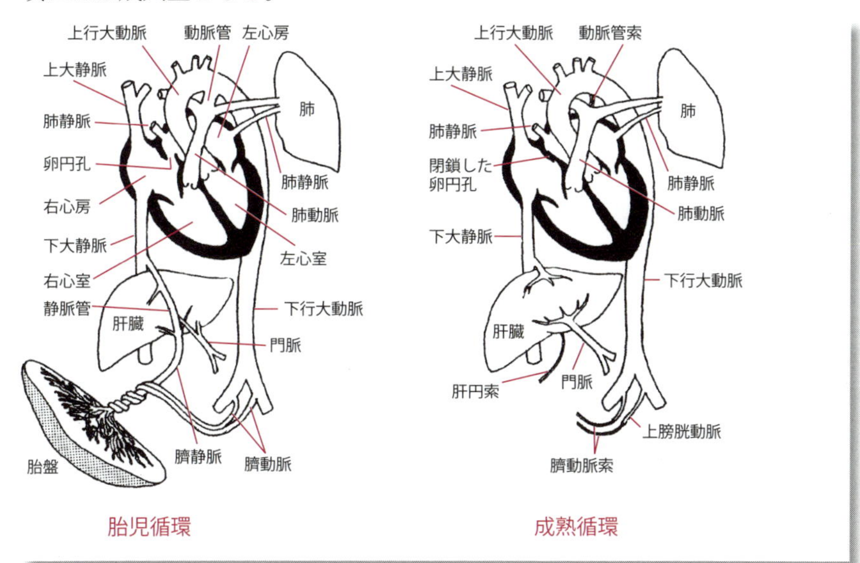


**図３－１**
**胎児循環（左）と成熟循環（右）**

（文部省『小児保健』東京電機大学出版局　1994）

### 3　血　　圧

小児の血圧は，測定に用いる圧迫帯の幅により，また精神的影響により変動が大きい。新生児期には 50㎜ Hg と低いが，乳児期では 70 ～ 80㎜ Hg に上昇し，以後年齢とともに増加する。高血圧の基準は，表３－２の通りである。

**表３－２**
**高血圧判定基準**

（日本高血圧治療ガイドライン作成委員会編『高血圧治療ガイドライン 2000』）

| | | 収縮期血圧（mm Hg） | 拡張期血圧（mm Hg） |
|---|---|---|---|
| 乳　児 | | ≧ 100 | ≧ 65 |
| 幼　児 | | ≧ 120 | ≧ 70 |
| 小学校 | 低学年 | ≧ 130 | ≧ 80 |
| | 高学年 | ≧ 135 | ≧ 80 |
| 中学校 | 男　子 | ≧ 140 | ≧ 85 |
| | 女　子 | ≧ 135 | ≧ 80 |
| 高等学校 | | ≧ 140 | ≧ 85 |

### 4　血　　液

小児の血液性状は，新生児期から３か月頃に大きく変動する。

小児の主な血液正常値の推移は，表３－３に示す通りである。

| | 新生児 | 乳 児 | 幼 児 | 学 童 |
|---|---|---|---|---|
| 血色素量（g/dℓ） | 19（13～24） | 12（10～15） | 13（12～15） | 14（13～15.5） |
| 赤血球数×$10^4$/mm$^3$ | 550<br>（400～730） | 450<br>（350～520） | 470<br>（420～520） | 500<br>（450～540） |
| 血小板数×$10^4$/mm$^3$ | 30～35 | 26 | 26 | 26 |
| 白血球数/mm$^3$ | 12,000～17,000 | 10,000～12,000 | 8,000～10,000 | 8,000 |
| 百分率 好中球 | 50～57 | 33～39 | 42～55 | 60 |
| 百分率 リンパ球 | 20～55 | 53～57 | 36～53 | 31 |

平均値（年齢・個人差）　（C.H.Kempe(1976) より佐藤作成）

**表3－3**
小児血液正常値

出生と同時に，呼吸の場が，低酸素環境の胎盤から肺へ移行すると，新生児の血液は赤血球過剰となり，生後1週間に約50万個の赤血球が崩壊する。赤血球は，その寿命が平均120日であるため，生後3～4か月に赤血球数が最低値（400万個/mm$^3$）となり，乳児生理的貧血をきたす。

乳児生理的貧血：
通常であれば，自然に回復する。

白血球は，出生時，生理的増多を示すが，生後1週間で著減，幼児期以後は漸減して成人値に近づく。

白血球の種類では，新生児は好中球増多であるが，乳幼児期にリンパ球が増加し，4歳頃両者の比が1：1となり，以後ふたたび好中球増多の成人値に近づく。

## 3　免 疫 機 能

### 1　免 疫 と は

免疫とは，生体を守る特異的な防御のしくみであるが，単に感染症や癌など個体に不利益となるものの発生を抑えるのみならず，移植臓器に対する拒絶反応や気管支喘息などのアレルギー疾患，自己免疫疾患といった一般にアレルギーと呼ばれる（免疫応答反応が過敏に働き）生体に苦痛や不利益をもたらす働きも含まれる。

### 2　免疫のしくみ

体内に侵入する異物より生体を守るしくみには，食細胞，粘膜上皮細胞などによる非特異的防御機構と特異的生体防御機構がある。後者は，ウイルス，細菌などの他，ヒトのものでないたんぱく質，あるいは自己成分であっても炎症や腫瘍で変性した成分を特異的（鍵と鍵穴の関係）に抗原として認識し，これに対応する抗体を作り，抗原抗体反応を起こさせ，非自己（異物）を排除しようとする働きである。

#### 1　非特異的免疫

生体が自己を環境の中で防御，保全するためには，非自己を認識，監視してこれを排除することが必要である。この不特定異物排除法として，たとえばヒト気道粘膜上の異物であれば，まず粘液・繊毛(せんもう)運動や，くしゃみ，咳などの物理的，神経反射的排除法がとられる。

次に，食細胞の遊走(ゆうそう)や抗ウイルス・抗菌物質（リゾチーム，ラクトフェリンなど）の産生のほか，ヒスタミンなどの遊離(ゆうり)と毛細管透過性(とうかせい)の亢進(こうしん)などで，非特異的な異物除去が図られる。

### 2　特異的免疫

非自己すなわち異物を抗原として識別し，これに対応する抗体を作って抗原抗体反応を起こさせ，特異的に異物の無毒化，低活性化，感染力低下，すなわち中和して，非自己を排除しようとする。そのあとは非特異的（炎症性）に処理が図られる。

### 3　免疫担当細胞

免疫機能を担当する細胞にはリンパ球（Ｂ細胞，Ｔ細胞，ＮＫ細胞），食細胞（好中球，マクロファージ），好塩基球(こうえんききゅう)，好酸球(こうさんきゅう)などがある。抗原が進入するとマクロファージなどの抗原提示細胞に取り込まれ，抗原ペプチドが細胞膜表面に提示される。これをＴ細胞が認識して，種々の情報伝達系を介して活性化される。その結果，Ｔ細胞をはじめとする細胞から種々のサイトカイン［IL1 ～ 18 など，インターフェロン（IFN）α(アルファ)，β(ベータ)，γ(ガンマ)，腫瘍壊死(しゅようえし)因子（TNF α，βなど）］が産生され，免疫反応が進む。

そのしくみは，大きく細胞性免疫と液性免疫に分けられる。

細胞性免疫は，Ｔ細胞，食細胞などが関与(かんよ)する（図３－２）。胎生期に骨髄の幹細胞から分化して，前Ｂ細胞や前Ｔ細胞として血中に送り出され，前Ｂ細胞は，脾臓(ひぞう)やリンパ節でＢ細胞へと成熟し，前Ｔ細胞は胸腺に入りＴ細胞に成熟する。Ｂ細胞の表面には特異免疫グロブリンが存在し，対応する抗原と反応するリセプター（受容体）からなっている。抗原が進入するとＢ細胞は増殖してクローン（１個の細胞が分裂・増殖してできた均質な形質・機

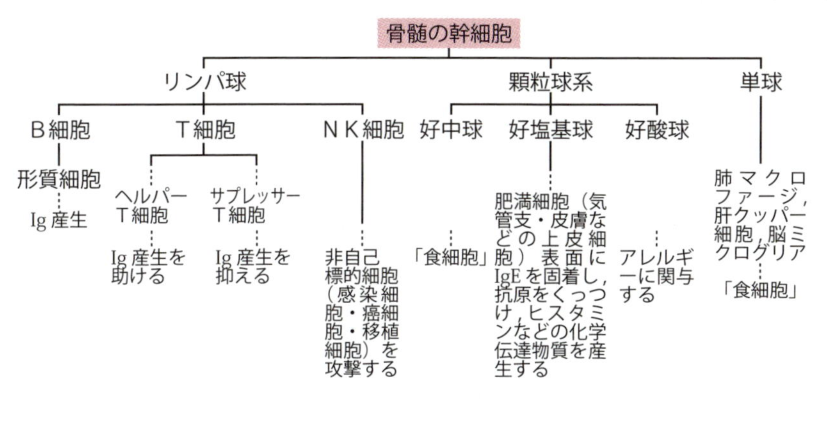


図３－２
免疫の細胞成分と働き

能を持った細胞集団）となり，T細胞の制御を受けながら，形質細胞へと分化し，その間に５種類の免疫グロブリン（Ig）よりなる特異的液性抗体を産生する。

一方，食細胞には，血中を循環する好中球や単球のほか，臓器に定着しその局所免疫に役立つ肝臓のクッパー細胞，肺，リンパ節のマクロファージ，脳のミクログリア細胞などがあり，細菌などを貪食殺菌するほか，癌細胞などの膜抗原情報をT細胞に与える。T細胞は，B細胞の形質細胞への成熟を助けるヘルパーT細胞と抑えるサプレッサーT細胞に分化する。

液性免疫は，血清たんぱくのグロブリン分画にある免疫グロブリンが関与する。免疫グロブリンは，分子量により，IgM，IgG，IgA，IgEなどに分けられるが，大部分がIgGである。

IgMは，大腸菌などグラム陰性菌の抗体となるが，分子量が大きいので胎盤を通過しない。従って，新生児はグラム陰性菌の感染症を起こしやすい。

IgGは，胎盤を通過する唯一のIgで，母体の麻疹や風疹の中和抗体は，生後６か月頃までの感染予防に役立つが，以後減弱し，感染の危険がでてくる。

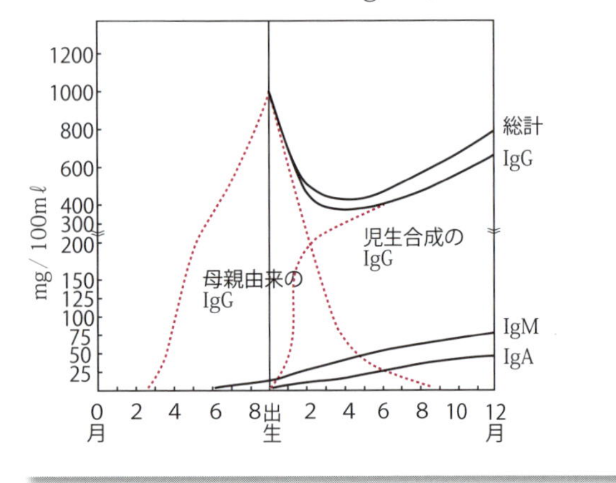


図３－３
胎児期ならびに出生後における血中免疫グロブリン値の変化

（Stiehm. E.R.）

IgAは，気道や消化管の粘膜下固有層の形質細胞で産生され，局所免疫の主役を演じる。母乳特に初乳中のIgA抗体は，新生児の胃腸では消化されず，腸管で受動免疫の役割を果たす。

IgEは，血清中に微量存在し，10歳頃にピークがある。肥満細胞などの好塩基球表面と固着性が強く，化学伝達物質（ヒスタミン，ヘパリン，好中球遊走因子，血小板活性因子）などを放出して即時型過敏反応を起こし，抗原異物を急速に排除しようとする。

免疫グロブリンの生合成能は胎児期よりみられ，IgMは妊娠10.5週，IgGは12週，IgAは30週よりみられるが，子宮内感染がない限り，胎児自身による免疫グロブリン産生は，極めて低値である（図３－３）。

## 4　消　化　機　能（図３－４）

消化・吸収する能力は，消化管の形態学的発達と摂食行動の発達，消化酵素の発達，腸内細菌叢の形成などに伴い，年齢とともに徐々に発達する。

### 1　口　　腔

成熟新生児は，吸啜反射により乳首を口腔内に十分に入れ，陰圧にして乳汁を吸い，嚥下反射により，口腔より食道へ送ることができる。

生後３か月頃になると，次第に随意的な吸飲に移行するので，ミルク嫌いを起こすことがある。

唾液の分泌は，新生児には少なく，乳児期後半に増加し，生後２年では成人とほぼ等しくなる。でんぷん分解酵素は，でんぷん類を与えられるようになると増量する。

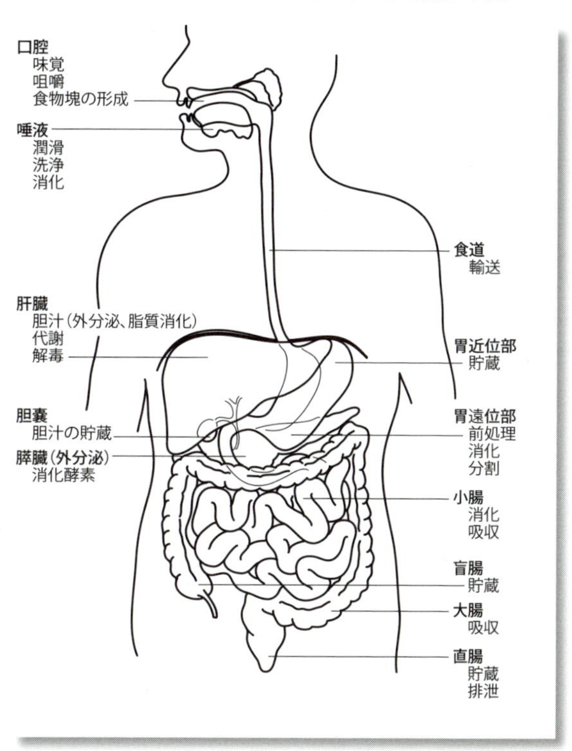


**図３－４**
消化器系臓器

## 2　胃

### 1　胃の形態

乳児では胃底部が形成されておらず，生後２～３か月ごろまでは，胃の入り口の**噴門**（ふんもん）括約筋（かつやくきん）が未発達のため，授乳後に**溢乳**（いつにゅう）を起こしやすい。

### 2　胃の消化

胃では主にたんぱく質，脂肪の一部が分解される。摂取された乳汁は，胃液中のペプシンと塩酸の作用で凝固し，**カード**（curd）を形成する。このカードは，母乳たんぱくの方が牛乳たんぱくより微細で柔らかいので，消化酵素の作用を受けやすい。

乳幼児期にはリパーゼ活性は低いため，脂肪の分解は母乳中に含まれるリパーゼに負うところが大きい。

粉ミルクは乳汁と比べてカゼインの割合が高いため，胃内停滞時間が長くなる。

## 3　小　腸

小腸は，小腸自身が消化酵素を分泌または保有するほか，胆汁（たんじゅう），膵液（すいえき）などが腸管内に送られ，消化・吸収機能の中心となる。

炭水化物は，膵アミラーゼにより２糖類にまで分解されるが，その活性は，生後徐々に強くなり，２～３歳で成人値となる。２糖類は，腸粘膜に存在しているラクターゼ，アミラーゼ，マルターゼなどにより単糖類（ブトウ糖，果糖など）に分解され吸収される。

たんぱく質は，大部分が小腸で，膵液中のトリプシン，キモトリプシン，ペプチダーゼなどにより，アミノ酸にまで分解されて吸収される。トリプシン活性は，新生児は低く，生後１～２か月以降に高くなる。２～３か月までの乳児は，腸管壁の透過性が高く，時に**ポリペプタイド**のまま吸収され，これが牛乳アレルギーとなり下痢をきたすことがある。

食物中の中性脂肪は，膵リパーゼにより分解された後，肝臓より分泌され

噴門：
第４章**4**消化器疾患　図４－５（p.73）参照

溢乳：乳をはき出すこと。乳児は胃からの逆流を防ぐ機能が未発達なため起こりやすい。病気による嘔吐とは区別される生理現象である。

カード：
最近の粉ミルクもソフトカード化されて消化されやすくなっている。

ポリペプタイド：
天然由来のタンパク質加水分解物（Polypeptide・ポリペプチド）のこと。PPT はタンパク質と同じようにアミノ酸が連なって構成される成分だが，通常はタンパク質とは呼べない程度の比較的分子量の低いアミノ酸重合体をポリペプチドと呼ぶ。分解して水に溶けやすくなっている。

ミセル：
中性脂肪は，消化を受けたのちに胆汁酸によって「ミセル」という微細粒子を形成し，腸での吸収がしやすくなる。

る胆汁によりミセルを形成し吸収される。膵リパーゼ活性は，生後１か月で成人値に達する。

胆汁の分泌は，胎生期からみられるが，乳児期は，胆汁酸の含量が少ないため，幼児期まで脂肪の消化は不十分である。

### 4 肝　臓

肝臓（かんぞう）では消化管から吸収された栄養素を含んだ血液が集められ，身体に適合するようにつくり替えられる。糖質は肝臓でグリコーゲンとして貯蔵され，糖分が必要になると分解され，血中にブドウ糖が放出される。たん白質は小腸でアミノ酸に分解され，吸収されて肝臓に運ばれる。肝臓ではアミノ酸からさまざまなたん白質が合成される。使用されないアミノ酸は分解され，窒素酸化物，アンモニアを経（へ）て尿素になり，尿中に排泄（はいせつ）される。

### 5 大　腸

大腸では，消化液の分泌はなく水分だけが吸収される。最終産物である糞便は，水・食物繊維・未消化のカゼイン・脂肪・でんぷんのほか，多量の腸内細菌を含んでいる。

腸内細菌叢：
ヒトや動物の腸の中で一群を形成しながら存在している細菌の集まり。バランスが崩れると下痢や便秘，また病気やアレルギーなど体の不調を引き起こす。

生後２～３日に排泄される便は，暗緑色，粘稠（ねんちゅう），無臭であり，これを胎便という。

胎便（たいべん）の排泄は，通常生後 24 時間以内であるが，低酸素状態では，出生前のことがある。哺乳量が増える生後３～４日目には，乳汁由来（ゆらい）の黄色便を混じた移行便を排泄し，４～５日で黄色便となる。

その後は，大腸に細菌叢（そう）が形成される。母乳栄養児では，大部分がビフィズス菌である。近年は粉ミルク成分が改善され，人工栄養児も下痢，便秘などの有病率は変わりがない。

図３－５
泌尿器系臓器

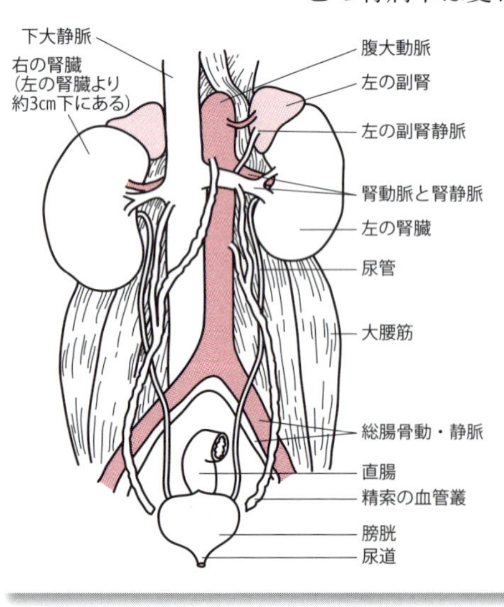


## 5 尿 排 泄 機 能

### 1 尿排泄機能を構成する組織

尿は腎臓（じんぞう）で生成され，尿管，膀胱（ぼうこう），尿道を経て排泄される（図３－５）。腎臓の基本単位であるネフロンは，図３－６のように，① 毛細血管の集合体である糸球体（しきゅうたい），② 糸球体でろ過された原尿を受けるボウマン嚢（のう），③ 生体の体液環境の恒常性（こうじょうせい）を保つための調節を受ける尿細管からなる。

## 2　尿排泄機能の発達

❶尿の生成は，胎生９～12週に開始されるが，出生までは，胎盤における物質交換が主である。腎血流量は，在胎週数と比例し，40週では35mℓ / 分と低値であるが，生後２か月間で２倍，２歳で成人値に達する。

❷尿細管機能は，糸球体濾液（ろえき）の再吸収と分泌である。新生児，とくに未熟児では，ネフロンの発達が未熟であるため，再吸収率が低く，アミノ酸尿をきたしたり，塩類を喪失（そうしつ）しやすい。

❸尿濃縮（のうしゅく）能は，新生児では成人の1/ 2であり，乳児でもなお低い。

❹尿希釈（きしゃく）能は，生後１週以内に成人と同程度に働くようになる。

小児の尿量，尿比重，排尿回数は，表３－４の通りである。

❺排尿は，成人の場合，膀胱に一定量以上の尿がたまると，その刺激が大脳皮質に伝達され尿意を感じ，時と場所を選択して，膀胱の筋肉を収縮・尿道括約筋を弛緩（しかん）させて排尿する。これに対して新生児は膀胱に尿がたまったという刺激が大脳皮質まで届かず，脊髄反射で行われる（図３－７）。尿意の知覚は１歳頃できるが，２歳頃になると大脳皮質の調節が可能になり，自分の意思で排尿できるようになる（表３－５）。

腎皮質　腎髄質
糸球体　ボウマン嚢
髄質外帯　髄質内帯
ブドウ糖，アミノ酸，尿素，$H_2O$，$Na^+$，$K^+$，$HCO_3^-$，$Cl^-$，$SO_4^{--}$，$PO_4^{--}$
$Na^+$，$K^+$，$HCO_3^-$，$Cl^-$，$Ca^{++}$，$Mg^{++}$
$H^+$，$NH_3$
$H^+$，$NH_3$　PAH，有機酸
$Na^+$，$Cl^-$
$H_2O$
Na　尿素
$NH_3$
尿細管
$H_2O$　Na　尿素

図３－６
尿の生成

表３－４
小児の尿量，尿比重，排尿回数

| 年　齢 | 尿量（mℓ） | 尿比重 | 排尿回数（回） |
|---|---|---|---|
| 1～2日 | 0～60 | | |
| 新生児 | 100～300 | 1.005 | 18～25 |
| 乳　児 | 300～500 | ～1.010 | 15～20 |
| 2年 | 600～700 | ～1.012 | 10 |
| 5年 | 600～1000 | ～1.012 | 7 |
| 10年 | 800～1200 | ～1.016 | 5～7 |

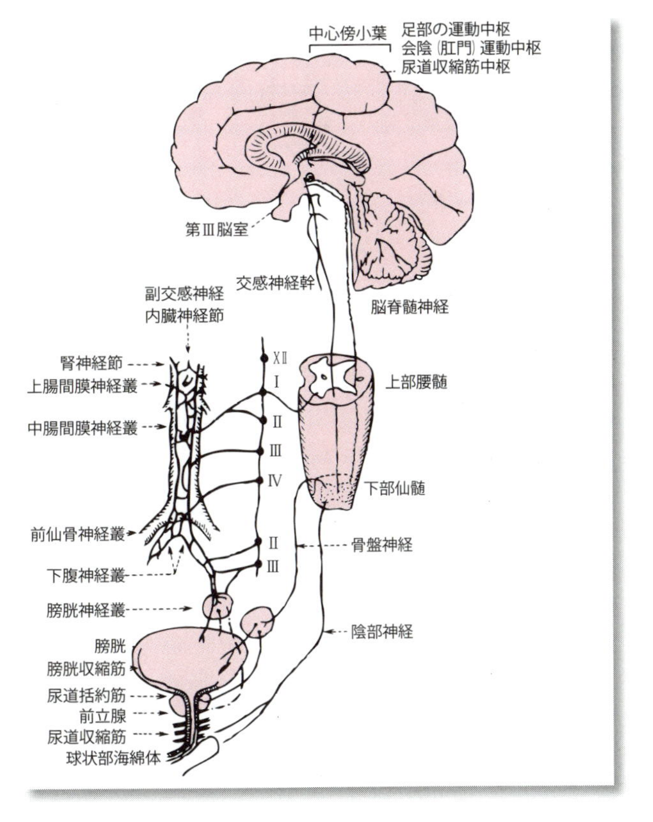


図３－７
膀胱支配神経の経路

| 月年齢 | 着　衣 | 食　事 | 排　泄 | 清　潔 | あいさつ | 片付け |
|---|---|---|---|---|---|---|
| 6か月 | | | | | •人の顔の判別<br>•人見知り | |
| 1歳 | | •スプーンやフォークを握る<br>•指でつまんで食べる | | | •知らない人のあやしに対する，うれしさと恥じらい<br>•手でバイバイをする | |
| 1歳6か月 | •靴下を脱ぐ | •スプーンを使って飲む | •排便を知らせる | | | •大人の模倣をする |
| 2歳 | •興味を持つ<br>•ひとりで脱ごうとする | •茶わんを持つ | •排尿を知らせる<br>•おむつ不要な子がではじめる | •口をゆすぐ<br>•手を洗う<br>•歯みがきの真似をする<br>•泡石鹸使用 | | •その度ごとの指示に従う（保育者は，よくできたらしっかりとほめる） |
| 2歳6か月 | •ひとりで着ようとする<br>•ズック靴をはく | •スプーンと茶碗を両手に持つ | | •固形石鹸使用 | •促されるとあいさつをする | （記憶と理解が進むので，保育者は繰り返し教える） |
| 3歳 | •帽子をかぶる<br>•パンツをはく | •食事のあいさつができる<br>•だいたいこぼさない<br>•箸の使用開始 | •排尿が自立する | •顔を洗う<br>•顔を拭く<br>•うがい | | •おもちゃを片付ける |
| 3歳6か月 | •ズボンをはく<br>•シャツを着る | •ひとりで食べられる（親の補助を求める） | | | •知っている人にあいさつをする | •おもちゃに加えタオルや衣類を片付ける |
| 4歳 | •靴下をはく<br>•ボタンをかける<br>•ひとりで脱ぐ | •あそび食べがなくなる<br>•食卓の支度を手伝う | •夜尿がほぼなくなる | •歯みがきの自立 | | •積極的に行う時と，そうでない時の差が大きい |
| 4歳6か月 | •ひとりで着る | •一時期，好き嫌いが目立つ | •排便が自立する | •鼻をかむ | •場を察してあいさつをする | |
| 5歳 | | •箸使いが上手になる | | •髪をとかす<br>•痰をだす | | （理解も進むので，保育者は片付けの動機付けをする） |
| 5歳6か月 | | •食べ物の栄養を理解する | | | | |
| 6歳 | •暑さ寒さの調節ができる | •好き嫌いがはっきりする | | | | |
| 6歳6か月 | •ひもを片結びする | •嫌いな物も食べる | | | | |

**表3－5**
基本的生活習慣の獲得時期の目安

（井狩　2002）

## 6　水　分　代　謝

### 1　身体の水分構成

水分は，人体中最大の構成成分であり，その中に多量の無機物や有機物を溶解しており，これを体液（たいえき）という。体液は，細胞内液と外液に分けられる。**細胞外液**は血漿と組織液より成り，**細胞内液**は，脂肪，筋肉，骨などの細胞内にあり，組織の発育と関係して増加する。総水分量の体重にしめる割合は，表3－6のとおりである。

**表3－6**
総水分量の体重に占める割合

| | 胎生早期 | 新生児期 | 生後6か月以後 |
|---|---|---|---|
| 総水分量 | 95 | 80 | 60 |
| 細胞内液 | 30 | 40 | 40 |
| 細胞外液 | 65 | 40 | 20 |

（%）

幼児の細胞外液は，体重の30%すなわち300mℓ/kgであり，この中150mℓ/kgが，摂取・排泄されることになるため，摂取量が少量であったり，また環境温度の上昇，発汗（はっかん），発熱などのために排泄量が多いと，容易に脱水症（だっすいしょう）を起こす。

### 2　水分必要量

１日の水分必要量は，①皮膚・肺からの不感蒸泄量，②溶質の尿排泄に必要な水分量，③糞便からの水分喪失量，④発育に必要な水分量の和である。

体重あたりの水分必要量は，表３－７に示すとおり，水分は新陳代謝に欠くことができず，体重当たりの基礎代謝率が大きい幼若小児ほど，体重当たりの必要水分量も多くなる。

| | 乳児 | 幼児 | 学童 | 成人 |
|---|---|---|---|---|
| 不感蒸泄量 | 50 | 40 | 30 | 20 |
| 尿　量 | 90 | 50 | 40 | 30 |
| 発育・その他 | 10 | 10 | 10 | |
| 生理的必要量 | 150 | 100 | 80 | 50 |

（mℓ／kg／日）

表３－７
水分の生理的必要量

## 7　体温調節

### 1　小児の平熱

小児は新陳代謝が盛んで，運動も活発であるため熱の産生も多く，一般に体温は成人よりも高い。平熱は36.5～37℃の例が多い。年齢とともに，①体重あたりの運動量の減少，②発育に伴う熱産生の減少により，次第に下降する。

近年，学童期の活動量減少による体温低下が指摘されている。

寒冷障害：
低体温が長時間続くと，脳障害をきたすことがある。

### 2　体温調節機能の発達

新生児・乳児では，体温の恒常性（図３－８）が維持されにくく，環境温度に左右されやすい。ことに新生児では，寒冷障害に注意し，保温を心がけるべきである。

新生児の体温が低下しやすい理由は，次のとおりである。

① 基礎代謝が低く，筋活動が不活発である。
② 皮下脂肪が少なく，体重あたりの体表面積が大きい。
③ 皮膚血管の温度に対する反応が未熟である。
④ 視床下部の体温調節中枢が未熟である。

図３－８
体温の調整と維持を行うしくみ

（中野昭一　2001）

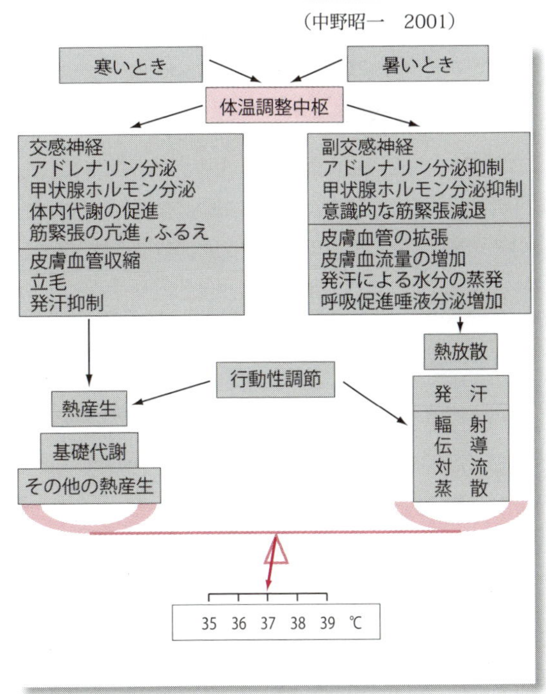

## 8 内分泌機能（図3－9）

内分泌機能の実体はホルモンにある。ホルモンは，細胞間の情報伝達物質であり，広義には神経伝達物質も含まれる。ホルモンの分泌は，主に次の3機構により調節されている。

① negative feed back 機構（ホルモンが標的器官にある効果を発揮し，その効果が逆にホルモン分泌を調節する。）
② 神経系による調節（たとえば下垂体ホルモンの分泌は，中枢神経系により調節され，また消化管ホルモンの分泌は，自律神経系の調節をうける。）
③ 他のホルモンによるホルモンの分泌調節（たとえば下垂体ホルモンは，視床下部ホルモンにより調節される。）

現在，多数のホルモンが次々と発見されているが，主な内分泌器官とその機能発達は，次のようである。

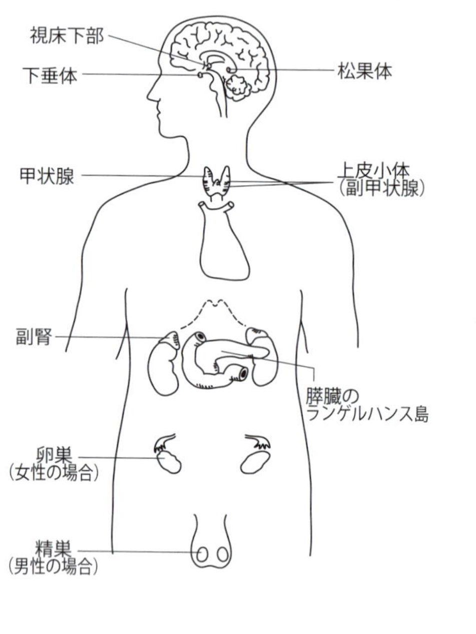


図3－9
ヒトの内分泌腺

### 1 視床・視床下部

情動脳である視床の影響を受け，視床下部（ししょうかぶ）は下垂体ホルモンを放出あるいは抑制させるホルモンを分泌する。たとえば，視床下部の成長ホルモン放出ホルモン（GRH）が分泌されると，下垂体前葉（かすいたいぜんよう）より成長ホルモンが分泌される。また，視床下部のゴナドトロピン放出ホルモン（GnRH）により，下垂体前葉の性腺刺激ホルモンが分泌される。思春期には，周期的にゴナドトロピンの放出が行われるようになる。

### 2 松果体ホルモン

視神経交叉（こうさ）部の上にあり，昼夜リズムに関係する松果体（しょうかたい）ホルモン（**メラトニン**）を分泌し，睡眠覚醒（かくせい）リズムを調整する。

メラトニン：
『子どもの保健Ⅱ』第2章1睡眠の意義（p.36）参照

### 3 下垂体ホルモン

#### 1 前葉ホルモン

##### 1 成長ホルモン

6～8週の胎児においても分泌がみられ，新生時期には著しく高値であるが，生後2～8週で成人値に達する。下垂体性小人症は，生後1年頃まで，しばしば正常に発育することより，成長ホルモンは，乳児期では成長よりむしろ代謝に関係すると考えられている。

成長ホルモンはその蛋白同化作用により骨の長軸成長を促すが，思春期成長促進は，男性ホルモンことにテストステロンの分泌増加との協同作用による。

#### ❷ 甲状腺刺激ホルモン

新生児期から十分量が分泌されている。

#### ❸ 副腎皮質刺激ホルモン

新生児期から十分量が分泌されている。

#### ❹ 性腺刺激ホルモン

乳幼児期には僅かで，思春期に増大をはじめ性成熟期に分泌が安定する。

### 2 中葉ホルモン

メラニン細胞刺激ホルモン。

### 3 後葉ホルモン

抗利尿ホルモンは新生児期から分泌されているが，腎尿細管の感受性は低い。昼間の排尿の自立は，だいたい3歳前後であるが，夜間は排尿を抑制する抗利尿ホルモンの分泌が十分でないため夜尿があることも多い。心理的な問題も関係しているが，分泌の増加とともに徐々に改善する。

## 4 甲状腺ホルモン

成長ホルモン，男性ホルモンとともに，成長・発達に大きく影響するホルモンである。新生児を除けば，ほぼ成人値に等しい。

先天性甲状腺機能低下症（クレチン症）では，乳児期の発育ことに脳発育の障害が大きく，高度の骨発育遅延，精神発達遅滞をきたす。

## 5 副甲状腺（上皮小体）

甲状腺の裏側に4個存在し，パラトルモン（PTH）を分泌する。これは血中Ca濃度が低下すると，骨からCaを動員し，腎臓からのCa排泄を抑制する。

## 6 副腎皮質ホルモン

皮質は外側から球状帯，束状帯，網状帯に分かれ，ミネラルコルチコイド，糖質コルチコイド，アンドロゲンが分泌される。その主なデヒドロエピアンドロステロン（DHEA）は，出生時より副腎や生殖腺で多くつくられ，テストステロン（男性ホルモン）およびエストロゲン（女性ホルモン）に変化する。分娩ストレスにより，臍帯血中コルチゾルが高値であるが，乳児期に漸減し，3～4歳で一定値となる。副腎皮質ホルモンの分泌を，体表面積あたりの尿中終末代謝産物（17-OHCS）でみると，乳児期早期以後，成人値とほぼ同様である。尿中17KS（アンドロゲン）は，生後急減し，3～4週で最低となり，その後僅かずつ増加し，思春期に急増する。

### 7 性ホルモン

#### 1 男 児

アンドロゲンは，臍帯血では性差なく，2～3か月まで高値，6か月まで漸減，以後6か月より7～8歳まで変動なく，8歳より漸増，11歳より著増する。

#### 2 女 児

母体由来のエストロゲンは急減し，6か月より7～8歳まで変動なく，9歳より漸増，13～14歳で急増する。

### 8 副腎髄質ホルモン

乳児期ではアドレナリンの産生が低い。自律神経からの刺激が神経節細胞を介して髄質の細胞に伝わり，副腎髄質ホルモンを分泌させる。

### 9 膵臓の内分泌腺

ランゲルハンス島のグルカゴンを分泌するα細胞とインスリンを分泌するβ細胞の比率は，年齢により異なり，新生児期は両者ほぼ同率であるが，思春期に成人と同様，α細胞20％，β細胞80％の比率となる。他にソマトスタチンを分泌するδ細胞がある。

## 9 睡眠・覚醒リズム

睡眠・覚醒リズムは，乳児期後半に松果体より分泌が増加するメラトニンが夜間に促進され，朝の強い光で抑制されることによる概日リズムで形成される。新生児期の睡眠・覚醒リズムは，昼夜リズムと一致せず，2～3時間ごとに数10分覚醒し，哺乳する多相性睡眠である。乳児期半ば頃より次第にメラトニンの分泌が増加し，3歳頃には夜間睡眠が長くなり，昼間の午睡が0～1回となる（図3－10）。

図3－10 ヒトの睡眠ー覚醒パターン

（大熊輝雄 1977）

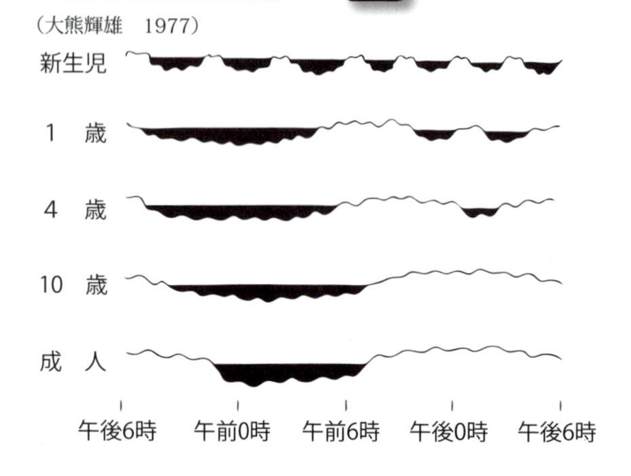

## 10　感　覚　機　能

「ピンク色」
だから赤ちゃんって
言われるのね！

正常成熟児では，皮膚覚，味覚，嗅覚，聴覚，視覚のいずれも，成人と程度の差はあるが，新生児期にすでに機能している。

### 1　皮　膚　覚（図3－11）

在胎12週頃にコラーゲン繊維が発生し，在胎16～24週に表皮角化が起こり，皮脂腺・汗腺・毛髪などの付属器官ができ，皮膚の大部分が整う。在胎28～32週にエラスチン線維が発生し，真皮と表皮の境界面が波型となり皮膚らしくなる。新生児は表皮がまだ薄く，色素顆粒も少ないので皮膚の透明度が高く，血液循環が反映して**ピンク色**に見える。乳幼児期は真皮･表皮ともにまだ薄いが，皮下組織は厚くなっていく。

皮膚の知覚は，真皮の上層まで末梢神経が伸びており，圧覚を受容するパチニ小体，痛覚・温度覚を受容する神経終末は出生時にすでに存在する。とりわけ口唇，舌における温度覚は敏感である。

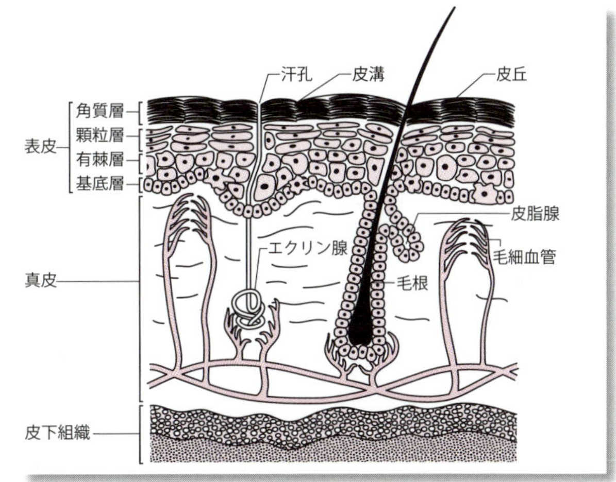


図3－11
皮膚の構造

### 2　嗅　　覚（図3－12）

生後6日には母乳と人工乳のにおいの区別がつく。新生児期においても，母親のブラジャーと哺乳している他の母親のブラジャーを区別することができる。においの物質は嗅細胞に受容され，嗅神経を介して大脳皮質嗅覚野の脳細胞に伝達され嗅覚を形成する。

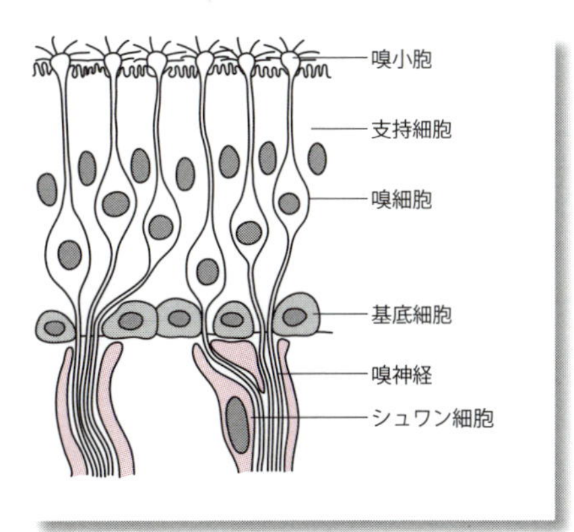


図3－12
嗅覚受容器

### 3　味　　覚

味は甘味，うま味，塩味，苦味，酸味の5つに分類され，水に溶けているものを感知する。味覚器で受容された情報は，4系統（甘味，塩味，苦味，酸味）の神経を介して延髄に伝えられ，延髄から視床を経て大脳皮質の味覚野に伝えられる。化学物質の受容器は胎児期に形成され，早期から機能している。新生児でも，苦味を嫌い，甘味を好む。2～3か月になると，味覚は一層敏感となり，粉ミルクの種類の変化に気づく。1歳頃に明確な意識として味覚が発達し，好き嫌いがでる。

## 4 聴　　覚（図3－13）

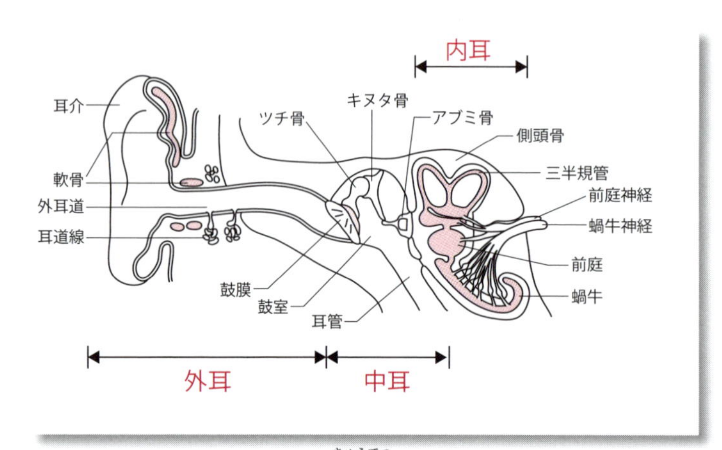


図3－13
耳の構造

胎生7～8か月より聴力はある。出産時は，耳腔（じくう）に羊水（ようすい）や胎脂（たいし）などが詰まっているため伝音障害があるが，生後6～14時間で音に反応する。反応しやすい音刺激としては，生後7～10日以後に，2,000～4,000サイクルの金属音，母親の子宮胎内音に反応し，1～2か月で女性，ことに母親の声を判別することができる。聞こえているかどうかは，吸綴（きゅうてつ）運動などの動作が中断されることにより，また，生後3～4か月では，音のする方向に頭を向ける定位反応でわかる。

## 5 視　　覚（図3－14）

### 1 瞬目反射（まばたき反射）

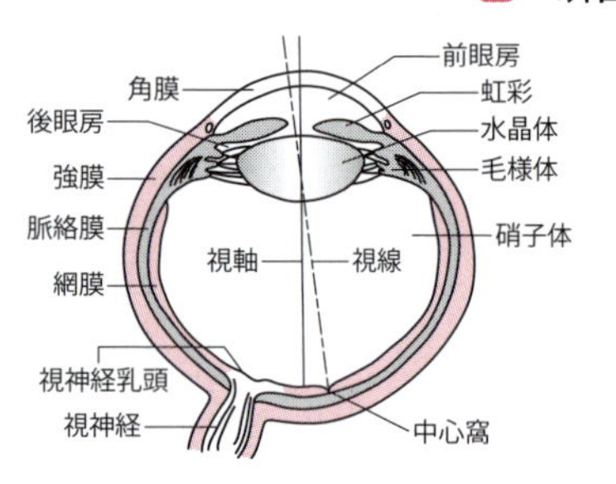


図3－14
目の構造

光覚は，胎生30週頃に認められ，強い光刺激に対し，瞬時に瞼（まぶた）を閉じる反射は，新生児に存在している。対象物が急に眼の前に近づいたときに起こる瞬目（しゅんもく）反射は，新生児にはなく生後2～3か月頃よりみられる。これには，大脳視覚野が関係するためである。

### 2 注視（固視）

新生児は眼前20㎝くらいにある赤いボールをぼんやり見ることができる（注視）。固視（こし）（物を見つめる）は，6週頃に発達し始め，生後4か月で可能となるが，完成は5～6か月である。固視時間は，パターンにより異なる。

**ファンツ**は1965年に，生後1週以内の新生児に6種類のパターンを呈示して，固視時間が，白色や単色の卵形より造作の乱れた顔，さらに整った顔への固視時間が長いことを明らかにした。

ファンツ：
R.L.Fantz（1925-1981）アメリカの発達心理学者。視覚的に提示された対象を注視する時間や頻度から視覚機能を明らかにしようとする方法（選好注視法）によって乳児の認知機能の研究を広めた。

### 3 追　　視

動く物を目で追うのは，水平方向は生後6週頃，垂直方向は3か月といわれている。

### 4 遠近調節

生後3か月で遠近調節が可能になるとされている。

### 5　色覚の発達

生後15～70日では，普通光より着色光を追う。生後3～5か月で赤，黄，緑，青の識別が可能となるが，乳児はしばしば色を混同する。

### 6　視力の発達

乳児は，眼軸（がんじく）が未発達のため遠視であるが，成長とともに正視に近づく。視力は，1歳で0.2，2歳で0.5，3歳で0.9～1.2となる。しかし，視力1.0以上は，4歳で71%，5歳では83%である。

## 11　神　経　機　能

### 1　神経系を構成する組織とその発育（図3－15）

神経系を構成する組織は次のとおりである。

① 脳の基本単位：ニューロン（神経細胞体・神経繊維・髄鞘（ずいしょう））
② 神経接合部：シナプス
③ 脳膜
④ 血管・脳脊髄液（のうせきずいえき）

胎生50日頃より，脳室をとりまくマトリックス細胞が分化・増殖し，次第に皮質へ移動して，大脳の構築は，出生時にほぼ完成している。出生後は，脳細胞の数は増えず機能的に淘汰（とうた）されるが，神経突起の伸展（しんてん）・分岐（ぶんき）（図3－16），髄鞘（ずいしょう）形成（図3－17），シナプス形成が，2歳頃までは活発に行われる。

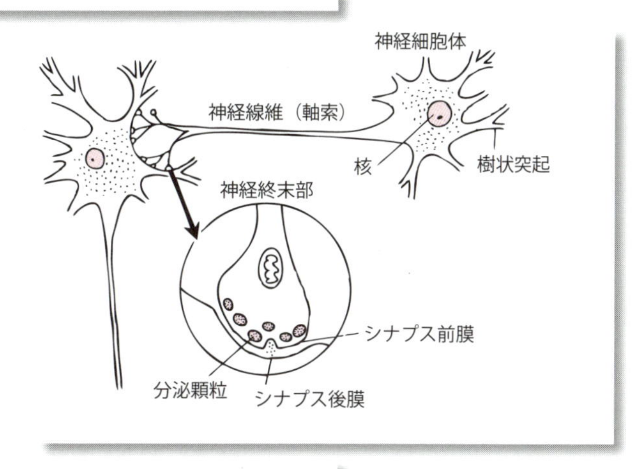


図3－15
ニューロンとシナプス

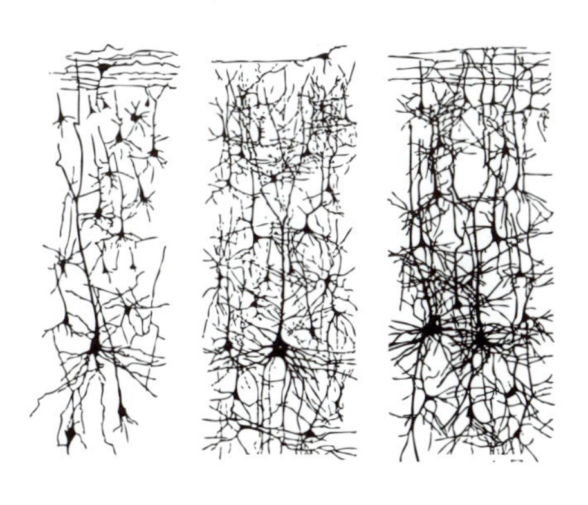

図3－16
大脳皮質前中心回の発達
（Conel）

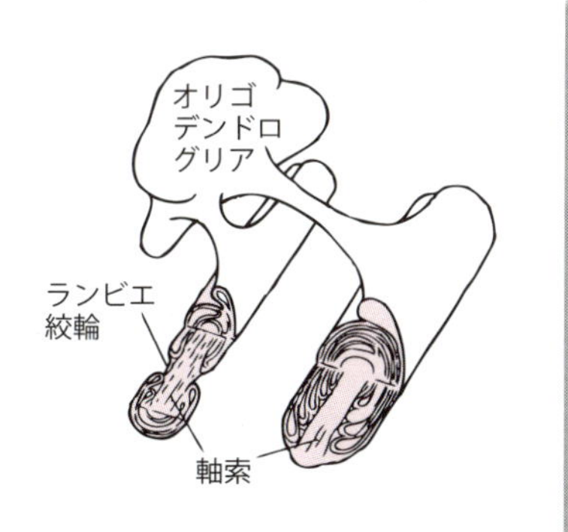


図3－17
稀突起膠細胞によって髄鞘化されつつある2本の軸索

（Jacobson）

## 2　神経機能の発達

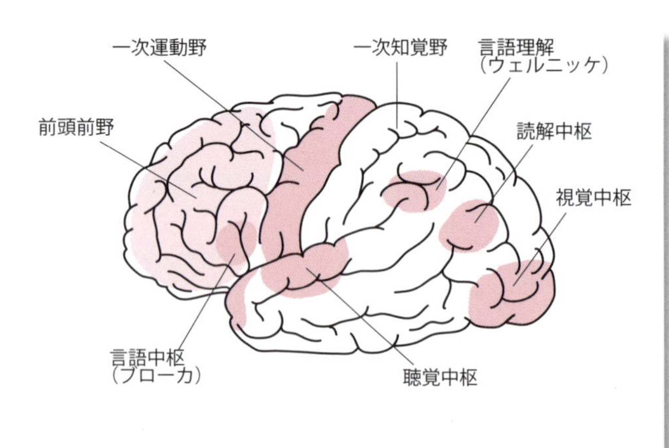


**図 3 − 18**
脳表面の運動野と知覚野

成熟新生児においても，神経系の発達は未熟である。

生後の神経系発達の基本は，形態的には髄鞘（ずいしょう）化のレベルに一致し，機能的には，皮質下優位より皮質優位に統合される。大脳皮質は，**運動野**・**知覚野**など機能が局在（きょくざい）している（図 3 − 18）。

神経系の発達に基（もと）づいて，姿勢，運動・精神，行動の様相が変容する。

### 1　姿勢の発達

姿勢は，骨格，筋力，神経，平衡（へいこう）感覚，身体の重心の位置により決まる。

とりわけ，乳児の姿勢は，中枢神経系の発達が急速であるため，著（いちじる）しく変わる。さまざまな体位で取り得る姿勢の推移（すいい）を図示すると，図 3 − 19（p.49）のようになる。

### 2　運動機能の発達

新生児・乳児期初期の運動は，全身の筋トーヌスが強いため，運動は制限され，特有の反射運動（図 3 − 20）以外には，仰臥位（ぎょうがい）で首を左右に回すが，上肢（じょうし）は，伸展と外転，下肢（かし）は足踏み運動にとどまる。

乳幼児期の主な**運動機能発達**は，表 3 − 8 に示す通りである。

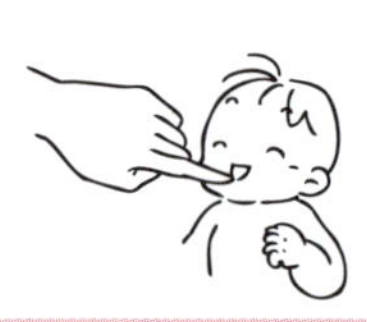

探索（ルーティング）反射

唇や頬に触れると，口をとがらせ顔を上下左右に動かして口でとらえようとする。口で捕らえて吸う反射は吸啜（サッキング）反射という。

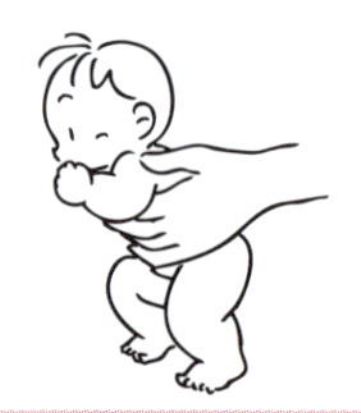

自動歩行（歩行反射）

起立した姿勢で足を床につけ前傾させると歩行動作をする。

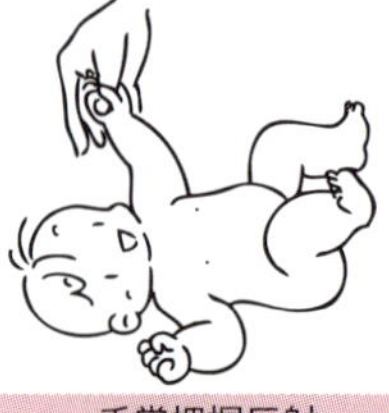

手掌把握反射

手掌を圧迫すると全指を屈曲して握り返してくる。

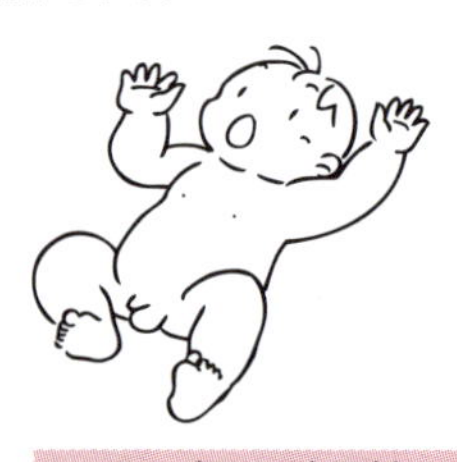

Moro（モロー）反射

仰臥位で少し持ち上げた頭を急に降ろすと，両腕を伸ばして大きく広げてから，抱きつくような動作をする。

**図 3 − 20**
反射運動

（前川喜平・小枝達也）

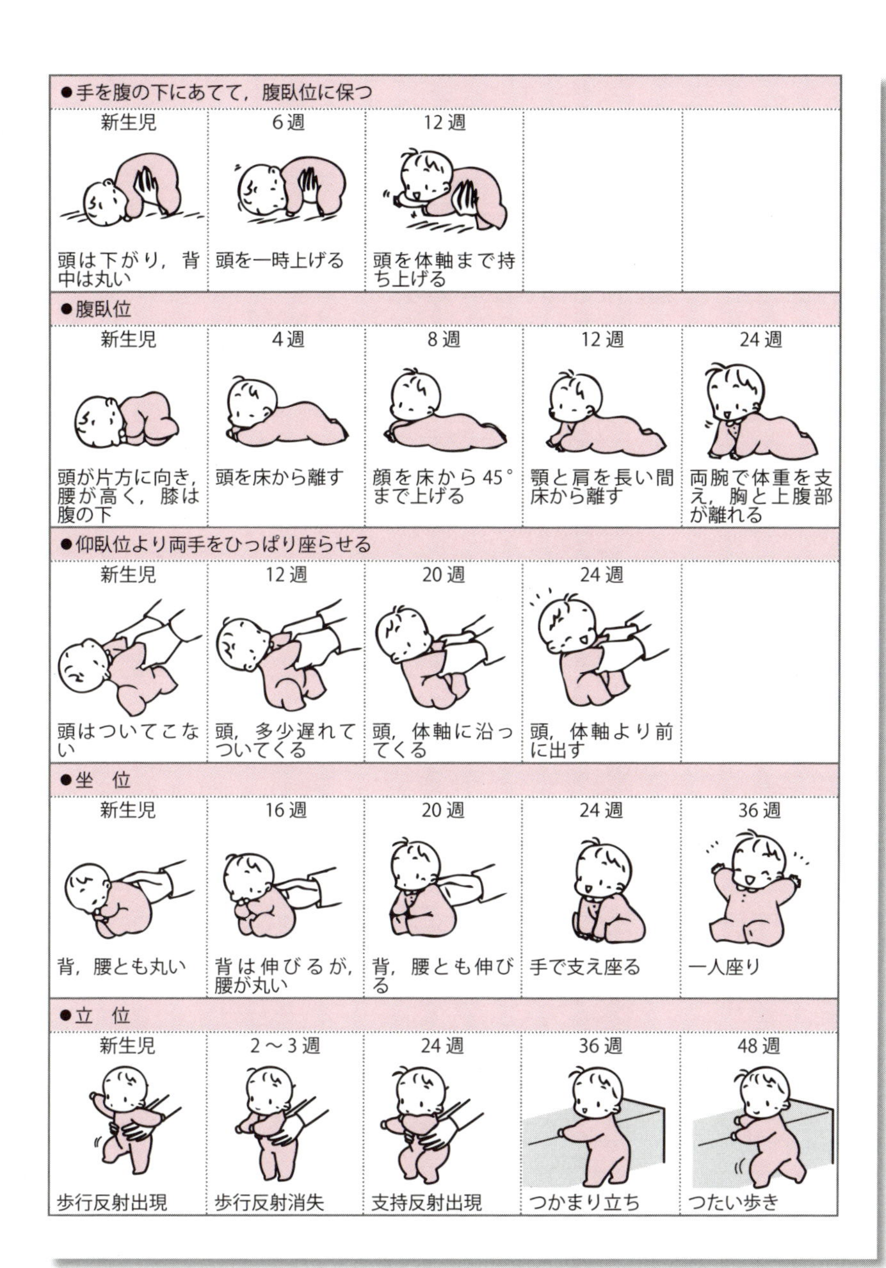


**図3－19**
姿勢の発達

（佐藤益子）

| 月齢 | 運動発達 |
| --- | --- |
| 一か月 | ❶寝ていて自由に顔を左右に向ける。<br>❷引きおこすと首が背屈し，正中位となると数秒間首がすわったのちに前屈する。<br>❸腹臥位では顔を一方に向け，四肢を屈曲し，臀部が頭部よりも高い。ときに正中位で瞬間的に顔をあげることがある。<br>❹仰臥位では，四肢は半屈曲位で顔を一方に向け，緊張性頸反射の姿勢をとる。 |
| 二か月 | ❶手を口へもっていく。<br>❷仰臥位で肘関節を伸展し，上肢を下におろしている姿勢をとることがみられる。<br>❸手をなかば開き，ガラガラなどを持たせると少しの間握っている。<br>❹腹臥位では顔を瞬間的にあげる。<br>❺引きおこすと首がわずかに背屈し，正中位でしばらくの間すわっている。 |
| 三か月 | ❶両手を持って引きおこすと首はほぼすわっている。ゆするとゆれる。<br>❷腹臥位では顔をベッドより 45 度ぐらいまで挙上する。<br>❸ガラガラを握らせるとしばらくの間握っている。 |
| 四か月 | ❶首は完全にすわる。<br>❷半分まで寝がえる。<br>❸手にふれたものをつかむ。<br>❹腹臥位では顔をベッドより 45 ～ 90 度あげる。両腕で前胸部も挙上しようとする。<br>❺立たせると足を曲げたりのばしたりする。<br>❻仰臥位で非典型的緊張性頸反射の肢位をとることもあるが，顔を正中位とした対称性の肢位をとることが多くなる。 |
| 五か月 | ❶寝がえりをうつ。<br>❷腰を支えると座れる。<br>❸顔にかけた布を両手でさっととる。<br>❹近くにあるものはとる。<br>❺腹臥位で前腕で体重を支え顔をベッドより 90 度あげられる。<br>❻立たせると大分体重を支える。<br>❼仰臥位で顔を正中位とし，両手をおろした対称性肢位を呈する。 |
| 六か月 | ❶背を丸くして両手をついて数秒間座れる。<br>❷腹臥位で両腕をのばして顔をあげ，両手で体重が支えられる。<br>❸両手を持って引きおこすと，自分から首を前屈しておきあがろうとする。<br>❹腹臥位から仰臥位に寝がえる。<br>❺一方の手から他方の手へおもちゃを持ちかえる。<br>❻手をのばしてものをつかむ。 |
| 七か月 | ❶背をのばしてお座りができる。ときにその姿勢で両手でおもちゃを持って遊べる。<br>❷腹臥位で片手で体重を支え，もう一方の手でおもちゃがとれる。<br>❸少しの支えで立っていられる。 |
| 八か月 | ❶お座りをして横のものがとれる。<br>❷仰臥位になるといやがってすぐ腹ばいになってしまう。はうように手足をバタバタさせる。<br>❸お座りからものにつかまって途中まで腰をあげる。<br>❹立たせておくとしばらくの間つかまって立っている。<br>❺母指・示指・中指でものをつかむ。 |
| 九か月 | ❶つかまり立ちする。<br>❷腹ばいで後ろにすすむ。<br>❸畳・ベットの上をコロコロところがる。<br>❹座っていると後ろのものをとろうと身体をねじる。<br>❺床に落ちている小さいものに気づき指を出す。<br>❻両手で遊べる。 |
| 十か月 | ❶お座りからものにつかまって立ちあがり，つかまり立ちからひとりで座れる。<br>❷はいはいする。<br>❸小さいものをつかむ。<br>❹片手におもちゃを持ってつかまって立てる。 |
| 十一か月 | ❶つたい歩きする。<br>❷両手を引くと歩く。<br>❸手おし車・カタカタなどをおして歩く。<br>❹テーブルを回ってほしいものを取りに行く。<br>❺はさみもちをする。 |
| 十二か月 | ❶ひとり立ちする（数秒）。<br>❷片手を引くと歩く。<br>❸いざる。<br>❹座った姿勢から手をついて立ちあがれる。<br>❺母指と示指でものをつまむ。<br>❻立って両手を高くあげる。 |
| 一歳三か月 | ❶数メートル以上歩行する。<br>❷階段をはって登る。<br>❸立っている姿勢からしゃがめる。 |
| 一歳六か月 | ❶めったにころばないで歩く。<br>❷手を引くと階段を登る。<br>❸いすによじ登る。<br>❹ぎこちなく走る。<br>❺積木を２つ積める。 |
| 二歳 | ❶走る。<br>❷手すりを持って両下肢をそろえて１段ずつ階段を登れる。<br>❸ボールがけれる。<br>❹両下肢でピョンピョンとべる（へた）。 |
| 二歳六か月 | ❶鉛筆・クレヨンをもってメチャメチャ書きをする。<br>❷ひとりで１段ずつ両下肢をそろえて階段をあがりおりする。<br>❸すべり台にのぼり，すべれる。<br>❹つま先歩きをする。 |
| 三歳 | ❶足を交互に出して階段をあがる。両下肢をそろえておりる。<br>❷三輪車に乗ってこぐ。<br>❸片足立ちする。<br>❹とびおりられる。<br>❺丸がかける。 |
| 四歳 | ❶１段ずつ交互に足を出して階段がおりられる。<br>❷片足ケンケンができる。<br>❸はさみが使える。<br>❹上手投げでボールが投げられる。<br>❺四角がかける。 |
| 五歳 | ❶スキップをする。<br>❷でんぐりかえしをする。<br>❸ぶらんこを立ってこげる<br>❹はさみで線の上を切れる。<br>❺上着の下のボタンをはめられる。 |

表３－８　乳幼児期の運動発達　（前川喜平）

正中位：
正中線に沿って身体を
真ん中に保つ姿勢

# 12　精　神　機　能

## 1　知能の発達

### 1　乳児の知能

ウェクスラーは，個人が目的的に行動し，合理的に思考し，環境を能率的に処理し得る統合的，相対的適応能力を「知能」と定義している。言語機能が未発達な乳児では，置かれた環境の事物に対し，どのように行動するかによって発達の様子を知ることができる。

ウェクスラー：D.Wechsler（1896-1981）アメリカの心理学者。（WPPSI）のほかに，ウェクスラーが中心となって開発した心理検査に，ウェクスラー成人知能検査（WAIS），児童向けウェクスラー式知能検査（WISC）（p.54）がある。

### 2　空間認知

生後6か月頃より，視覚と身体の移動が広がるに伴い，空間認知が急速に発達する。2歳6か月頃には，自分を中心とした上下の関係が理解できる。2～3歳では正方形，正三角形，円のような幾何学(きかがく)的な形の弁別(べんべつ)が可能となり，4歳頃には左右の関係が理解できるようになる。5～6歳になると，数字や文字の弁別能力が発達するが，時に文字を裏返しに書くことがある。

### 3　時間の概念

幼児では，食事や睡眠などの生活習慣との関連で理解できるが，まだ過去や未来ははっきりしない。幼児期の終わり頃には，日と曜日，月と年などの時間概念が次第に発達してくる。

### 4　数の概念

1～2歳頃はかたまりとして把握するが，4～5歳までに，1つと2つと3つ以上，というように，かたまりの大きさが広がる。数詞(すうし)と物を1対1に対応させて数えられるのはさらに遅れる。

### 5　記　憶

胎生7か月でも子宮内の音を記憶しているが，発達が著しくなるのは生後6か月頃からであり，8～9か月頃には，見せていたおもちゃを隠(かく)すと探す。幼児の記憶保持の特徴は，強い感情を伴ったり，繰り返しの経験によって，よりよく記憶し，部分的でなく全体的な記憶である。

### 6　注意力の発達

胎生7か月……騒音に対し，胎動が増す。

新生児…………光刺激や動く指標により，ほ乳行動が中断される。音刺激に対して，定位反応がみられる（首を音の方向にまわす）。

生後４週………ベルの音に，動作が抑制される。

生後６か月……両手でおもちゃを持つことができる。

幼　児…………興味が注意持続に大きく関係する。努力を要する注意の持続時間は，３歳でもなお短い。

### 7　思考の発達（図３－21）

乳児期の終わり頃には，テーブルを回ってお菓子を取る。紐（ひも）のついたおもちゃを手繰（たぐ）りよせるなど，具体的な思考が始まる。幼児の思考の特徴は，具体的な事物や行動を通して理解し，自己中心的である（相対的関係が理解できず，統合力に欠ける）。７～８歳では，主観的，自己中心的思考より，客観的思考へと発達する。９～11歳になると，個別的判断より全体的判断が可能となる。論理的，抽象的な思考に発達する。

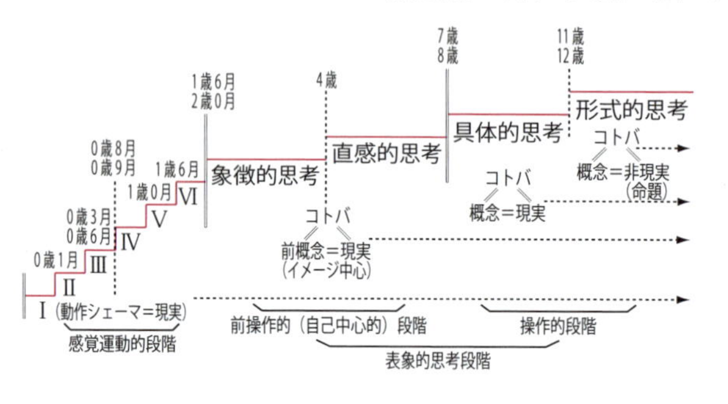


図３－21
思考の発達

（岡本夏木　1983）

## 2　言　語　発　達

言語の発達とは，言葉によって他人とのコミュニケーションを成立させる機能の発達である。したがって，言語機能の過程には，言葉を話す機能（表出）と言葉を聞く機能（受容）と，さらにこの２層の間に，重要な脳中枢のプロセスがある。

通常，音の認識は生後３か月で可能であるが，言葉の認知は数か月遅れて獲得される。次いで，話し言葉の意味を理解するようになる過程は，中枢プロセスの活動を意味しており，これに伴って発達する言語表出の過程は次の順に進む。

### ❶　叫声（きょうせい）期

発声能力は，出生時にあらわれ，初めは未分化な泣き声であるが，通常１か月頃に，空腹，痛みなど，乳児の状態による泣き声の区別が可能となる。

### ❷　喃（なん）語期

生後２か月頃より，泣き叫びのない発声（ガー，クー）があらわれる。初めは単純な音であるが，生後３～４か月になると，より多くの音が加わり，反復的要素（アーアー，ブーブー）があらわれ，これを喃語という。

### ❸ 模倣期

生後7か月頃より周囲の人の言葉をまねるようになり，言語に対応する音として学習していく。10か月頃には，思考と構音能力の違いから，ジャルゴン（Jargon）という，あたかも話しているような発声がみられる。このような時には，声を出す遊びで小児とやりとりができる。

### ❹ 発語期

発声が語の音を出すように変容させられる時，音を選び，まねする能力が肝要である。通常，生後10～18か月の間に初めて意味のある言語（初語）がみられる。

一つの語音が，一定の意味をもち，第3者にその意味が通じるには，母子が繰り返し，近密な接触をもつことにより本格的になる。

発語が始まると，話す単語の数は，1歳6か月では10～20語であるが，2歳頃に約300語，3歳では約900語，4歳には1,500語と，2歳から4歳にかけて急速に増加する。

言語学的には，1歳10か月頃より**2語文**が，3歳では従属文（……だから，……する）を話すようになる。

言語発達には，親子や周囲の人との言語関係が大きく影響する。

2語文：
幼児が2つの単語をつなげて表現することば。

## 3　精神発達の評価法

精神機能の内容は多岐にわたっているが，精神発達の状態を知ることは小児の保健指導を効果的に行うのに重要である。乳児期前半は未分化であるが，成長とともに多くの分野で分化が急速に進むため，発達の遅れを早期に発見し，適切な対処を行う上で，正しい発達評価は不可欠である。精神発達の評価には，直接テスト法，観察法，質問紙法など多くの方法があるが，比較的よく利用されているのは次の通りである。

### 1 乳幼児精神発達診断法（津守式）

母親との面接で，日常生活の中での母親の観察に基づき，5つの領域（運動，探索操作，社会，食事・排泄・生活習慣，言語・社会性）の質問項目により小児の発達プロフィールを診断する。1～12か月，1～3歳，3～7歳の3部に分かれている。

### 2 乳幼児分析的発達検査法（遠城寺式）

移動運動，手の運動，基本的習慣，対人関係，発語，言語理解の6領域に関する問題について，0か月～4歳7か月までの発達プロフィールを知る。

### 3 ＭＣＣ乳幼児精神発達検査

全般的行動発達について，2か月～2歳6か月までを対象として，乳幼児に対面して行う。

### 4 鈴木，ビネー式知能検査

2歳児以上の知能検査として，年齢によって多岐（たき）にわたる項目より知能指数を知る。

### 5 新版Ｋ式発達検査（増補版）

1か月～成人までが適用年齢であり，姿勢・運動，認知・適応，言語・社会の3領域のプロフィール，発達年齢，発達指数を診断する。

### 6 改訂版日本版デンバー式発達スクリーニング検査（図3－22）

アメリカのデンバーで0～6歳児を対象に作られたものを，1980年，日本人の乳幼児において標準化した。簡単な検査用具と記録紙によって子どもに遂行させ，潜在的な発達障害の可能性のある子どもを抽出することを目的としている。

### 7 WPPSI（就学前幼児用知能検査）

ウェクスラーにより，WISC－Ⅲについで幼児向け（4～7歳）に開発され，言語性・動作性・全検査の発達指数・下位検査プロフィールが出る。

### 8 精神発達検査結果の表示

発達指数（DQ），知能指数（IQ）：暦年齢（CA）に対する発達年齢（DA），精神年齢（MA）の比として，次の式で表わされる。

$$\mathrm{IQ\ (DQ)} = \frac{\mathrm{MA\ (DA)}}{\mathrm{CA}} \times 100$$

精神発達評価は，発達段階がどのレベルか，正常値とのひらき（差）がどれくらいあるかという数値をみる検査だけでは正しい評価はできない。

その子なりの発達はどうか，養育過誤，経験不足はないか，何歳レベルの域値に達しているか，達してない場合はどの部分でつまづいているのかなど広く精神発達の状態を知って，正常な発達が遂（と）げられるよう支援することが重要である。

# DENVER II 記録票

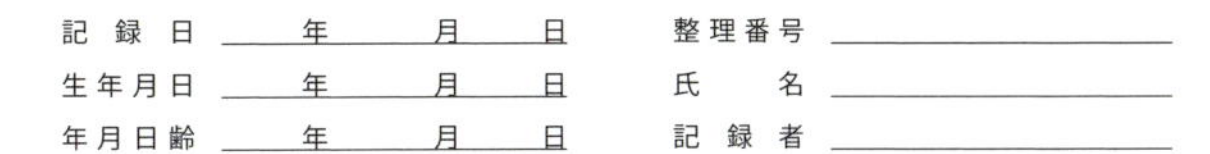


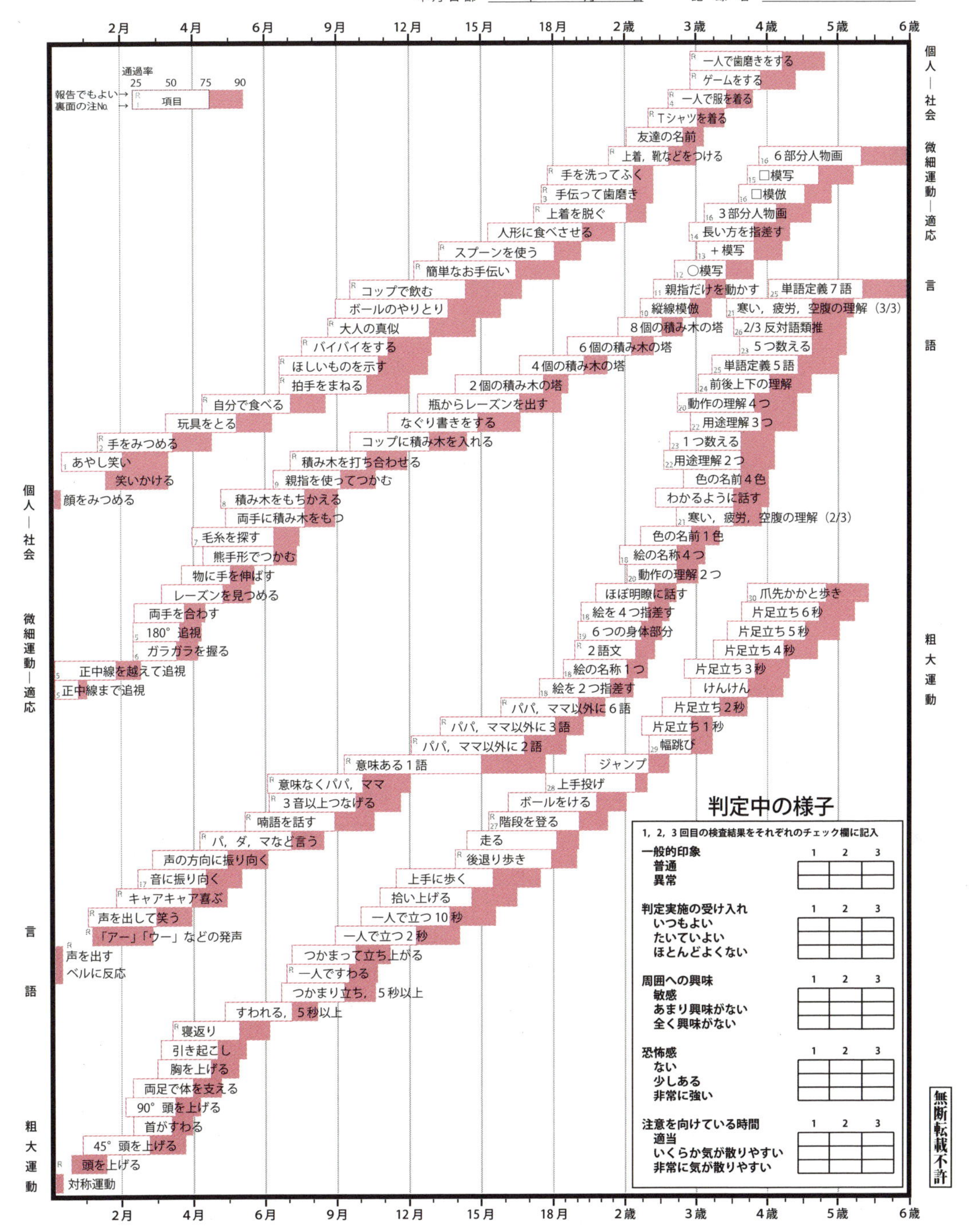




図３－22　DENVER II 記録表

# 13 情緒・行動発達

ブリッジェス：
K. M. B. Bridges（1897 - 1995）イギリスの心理学者。子ども行動や社会的，情緒的発達の研究を行い，いくつかの評価尺度を作成し，心理学的方法の革新に寄与した。

フィッシャー：
K..W. Fischer（1943 - ）アメリカの認知・発達心理学者。認知と情動の発達と誕生から成人までの学習について研究している。

## 1 情緒の発達

情緒は，喜び，悲しみ，怒り，恐れなど，自律神経系や内分泌系の身体の変化を伴う一時的に強くまとまった経過として体験される感情であり，心理的および生理的変動を伴う一時的な感情の動きをいう。情緒が分化する過程は，図３－23（**ブリッジェス**）に示すように，生後まもなくは興奮の状態であり，ほぼ２歳頃までに種々の情緒が分化するが，分化が達成されるのは５歳頃である。学童前期は情緒が動揺しやすいが，感情の抑制ができるようになり，学童後期には自制心が増してくる。

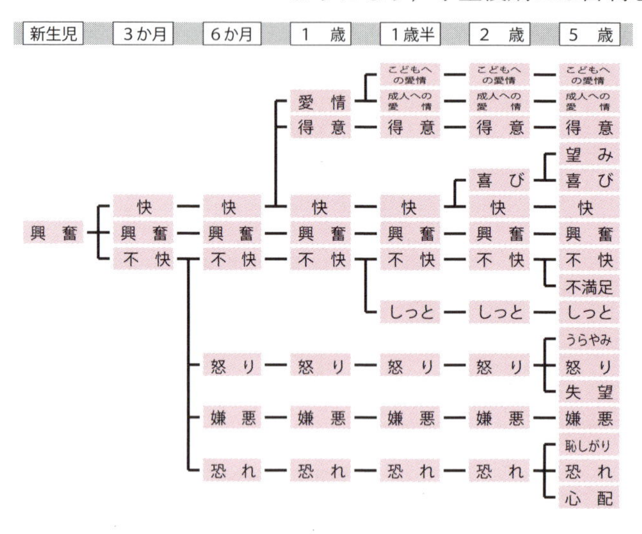


**図３－23**
**情緒の分化**

（ブリッジェス　1932）

ブリッジェス以来，60年を経て，これを支持する研究が盛んになり，その一つに**フィッシャー**他の「基本的情緒から下位カテゴリー情緒へ」(1989)がある。この分化は，養育者との基本的信頼感が基礎になり，やがて自己，他者，社会との関係性の中で発達する。

子どもが養育者との間で形成する情緒的絆を愛着という。乳児の愛着行動は，泣き叫ぶ･ほほ笑む（信号行動)，抱きつき（接近行動)，目で追う・声のする方を向く（定位行動）がある。これを発達的にまとめると，乳児と養育者の関係は共生的で相補的な依存関係の中で，自己感や人間観を形成する。子どもは生後，養育者に完全に依存的であり，愛着（アタッチメント）を形成し，６か月頃までに強くなる。６～８か月ごろに人見知りと自主性が現れる。対人関係システムとアタッチメントは，親子，夫婦，友人など様々な関係性の中で，その後の発達との関連にも留意されるべきである。

愛着関係は，**ボウルビー**が1969年に愛着行動を発表以来，「情緒的絆」と考えられてきた。これを受けて，**エインズワース**らにより，ストレンジシチュエーションのような危機的場面を守ってくれる強い対象があるという関係性を行動システムの中で捉えられている。近年はさらに子どもの個体差とそれに対する養育者の応答性が重要であることが指摘されている。

ボウルビー：J.Bowlby（1907 - 1990）イギリスの医学者，精神科医，精神分析家。精神医学に動物行動学的視点を取り入れ，愛着理論をはじめとする早期母子関係理論などを提唱した。

エインズワース：
M. D. S. Ainsworth（1913 - 1999）アメリカの発達心理学者。乳児と母親のアタッチメントの発達やその類型を明らかにするための実験観察法を開発した。愛着理論，安全基地などの研究で知られる。

### 愛着行動の変化

**❶ 生後２～３か月**

誰に対しても視線を向けたり，声を発したり，手を伸ばす。

**❷ 生後４～６か月**

日常関わりの多い特定の人（多くは母親だが，適切な刺激を与えられれば，父親他短い接触時間の人でも）に常に視線を向け凝視する（定位行動）。

**❸ 生後８～９か月**

愛着の対象である母親の安全基地を頼りに，泣き叫ぶ・微笑むといった母親を子どものほうに引き寄せる行動（信号行動）に次いで，しがみつきや後追いなどのように子どもを母親のほうに接近させる（接近行動）が１歳頃に顕著（けんちょ）となる。

エインズワースは，愛着を測定する手法として，ストレンジ・シチュエーションという母子に８つの分離再開場面を設定し，２回目の母子の再会場面における行動から，子どもの母親に対する愛着スタイルを，① 安定型，② 不安－回避型，③ 不安－抵抗型，の３つに分けている。

その後，自分の親に対する成人の愛着パターンを調べるものとして，「**成人愛着インタビュー**」がマインらにより開発され，愛着パターンが世代を超えて伝達される可能性が示唆され，虐待の世代間伝達などの課題解決に重要である。

成人愛着インタビュー：（AAI：Adult Attachment Interview）1984 年に，キャロル・ジョージ，ナンシー・カプラン，メアリー・マインによって開発された準臨床的な半構造化されたインタビュー。

## 2　社会性の発達

社会的反応は，生後２か月頃人の声や近くの音に関係した微笑反応を示すことにはじまり，次第に親の姿に対して，発声，泣き声，喜びなどの愛着行動が見られるようになる。やがて歩行やことばの発達に伴い，行動が家庭外に拡大されると，同年齢の子どもや成人との接触において，自己意識との間に葛藤を生じ，反抗現象（第一反抗期）を示す。

３歳児は自我意識が強く，集団行動が始まるが，**平行遊び**が遊びの 30％を占め，組織的遊びは 23％に過ぎず，最もよくけんかする。

５～６歳では，自制心ができ，集団の規範（きはん）を身につける。

９～11 歳頃は，活動，興味に性差が見られる。この時期はギャングエイジと呼ばれ，グループを作り，リーダーが発生し，こうした遊び集団の中で，自己主張や自己抑制，自己調整の力といった社会的**コンピテンス**が高められ，それがやがて社会的スキルの発達につながっていく。

児童期の社会性の発達にとって最も重要な課題の一つに，他者の感情や意図を適切に理解し，共感性にもとづく向社会的な行動がとれることがある。向社会的な行動の発現に影響するのは，その子どもが日常的に保持している

平行遊び：一人遊びをしていた子どもが，少しずつ周りの子どもの遊びに興味を示すようになること。例えば，他の子どもが積み木遊びをしているのを見て，近くで一緒になって積み木遊びを始める。このように，一緒に協力して遊ぶのではなく，ただ同時並行で同じ遊びをしているという段階。

コンピテンス：環境に対する適応能力。個人が，経験や学習を通して獲得した能力であり，深層構造にある言語能力といった潜在能力の側面と，ある環境条件においてその潜在能力を有効に活用し自分を発揮しようとする動機付けの側面，という２つの側面を統合した概念。

パーテン：
M.B.Parten
（1902 - 1970）1930年代に活躍した発達心理学者。平行遊びの研究を最初に発表した学者。

道徳観や正義感，共感性の強さといったパーソナリティである。

子どもの社会性の発達は，仲間遊びの発達段階から知ることができる。すなわち，2～5歳の幼児の自由遊びの場面は，パーテンによると，① 何もしない状態，② ひとり遊び，③ 傍観行動，④ 平行遊び，⑤ 連合遊び（同じ内容の遊びで会話はするが，役割分担など組織化された遊びはない），⑥ 協同遊び（役割分担，協力関係のある組織化された遊び）に分類できる。

（佐藤益子）

# 第4章
# 小児の主な病気

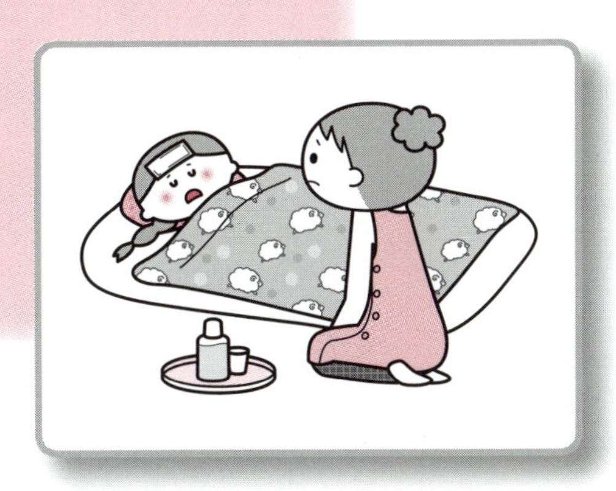

## 1 小児の病気の特徴

小児は成人のミニチュアではない。これは小児科領域でよく使用される言葉である。小児は日々，前章で述べているように肉体が成長し，身体機能や精神機能が発達している。そのため成人とは異なる病気の特徴がある。

具体的には以下のことが挙(あ)げられる。

❶ 先天性の要因による疾患が多い（遺伝子異常，染色体異常など）
❷ 慢性疾患は少なく，急性疾患がほとんどである。
❸ 感染症が圧倒的に多く，発熱もきたしやすい。
❹ **水分量**が多く，脱水症をきたしやすい。
❺ 急激に悪化することもあるが，回復も早いことが多い。

小児の水分量：
第3章⑥水分代謝（p.40）参照

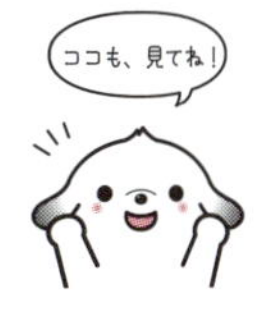

# 2 保育の現場でよくある疾患

## 1 感 染 症

感染症（かんせんしょう）とは病原性微生物（ウイルス，細菌，真菌（しんきん）など）が体内に侵入（しんにゅう）することにより発症する。小児にみられるほとんどの感染症において発熱を認める。保育の現場では患児への対応のほか，感染拡大防止のための隔離（かくり）・消毒・登園制限などが重要である（表4－2）。また，予防接種により多くの感染症が減少傾向にあり，ワクチンで予防できる病気（ＶＰＤ）と呼ばれる。日本では定期の予防接種と任意の予防接種があり，それぞれに接種時期が決まっている（表4－3）。

VPD：
Vaccine（ワクチン），
Preventable（防げる），
Disease（病気）
の略です

感染症は病原微生物からの分類のほかに，法的な分類（表4－4），感染経路による分類（表4－1）がある。

**表4－1**
感染の仕方

| | 感染の仕方 | 主な病気 | 予防法 |
|---|---|---|---|
| 接触感染 | •病原体が直接粘膜や皮膚に接触<br>•傷から侵入<br>•タオルなどを介して | とびひ<br>性感染症<br>破傷風<br>水いぼ | 直接の接触を避ける<br>タオルやビート板の共有を避ける |
| 飛沫感染 | 咳やくしゃみによって病原体を含んだ粒子を吸入したり食べたりして | 多くの風邪<br>インフルエンザ | 感染者がマスクを着用<br>手洗い・うがい |
| 空気感染 | 空気中に浮遊した病原体を吸い込んだり食べたりして | 結核<br>麻疹，水痘<br>（ノロウイルス） | 換気，消毒<br>予防しにくい |
| 経口感染 | 病原体を手や食物を介して食べることにより | 食中毒<br>ウイルス性腸炎 | 手洗い，排泄物の処理<br>食品の加熱 |
| 昆虫媒介感染 | 病原体を保有する昆虫に刺されて | 日本脳炎<br>デング熱，ジカ熱<br>マラリア | 昆虫の駆除 |
| 垂直感染 | 母から児へ<br>胎盤・産道・母乳 | TORCH<br>HIV，B 型肝炎 | 母体の予防接種<br>母乳禁止 |

＊垂直感染：小児に特有の感染様式であり，母から児への感染様式である。子宮の中で胎盤を介して感染する場合や，分娩時に産道で感染する場合がある。生後も母乳や唾液を介して感染する場合もある。

| 感染症・病原体名 | 潜伏期間 | 感染経路 | 登校・登園基準 |
|---|---|---|---|
| インフルエンザ | 1－3日 | 飛　沫 | 発熱後５日、かつ解熱後２日（幼児は解熱後３日）経過するまで |
| 麻　疹 | 10－12日 | 空　気 | 解熱後３日を経過するまで |
| 風　疹 | 14－21日 | 飛　沫・母　子 | 発疹が消失後 |
| 流行性耳下腺炎 | 14－21日 | 飛　沫 | 耳下腺などの腫脹が出現した後５日経過し、全身状態が良好となるまで |
| 水　痘 | 10－21日 | 空　気 | すべての発疹が痂皮化した後 |
| 溶連菌感染症 | 2－7日 | 飛　沫 | 適切な抗菌薬治療開始後 24 時間を経過後 |
| 手足口病<br>ヘルパンギーナ | 2－7日 | 経　口 | 全身状態が安定した後 |
| 伝染性紅斑 | 4－20日 | 飛　沫 | 全身状態が安定した後 |
| 咽頭結膜熱 | 2－14日 | 飛　沫 | 主要症状が消失して２日経過後 |
| 百日咳 | 5－10日 | 飛　沫 | 特有な咳の消失または５日間の抗菌薬治療が終了するまで |
| マイコプラズマ | 1－4週間 | 飛　沫 | 症状が安定した後 |
| ロタウイルス<br>ノロウイルス | 1－3日 | 経　口 | 下痢・嘔吐が消失した後 |
| 突発性発疹 | 9－11日 | 唾液から | 解熱後 |
| 腸管出血性大腸菌 | 数時間－8日 | 経　口 | 感染のおそれがないと診断まで |
| カンピロバクター | 1－7日 | 経　口 | 下痢・嘔吐が消失した後 |
| サルモネラ | 数時間－3日 | 経　口 | 下痢・嘔吐が消失した後 |
| RS ウイルス | 1－8日 | 飛　沫 | 症状が安定した後 |
| EB ウイルス | 1－2か月 | 唾液から | 症状が安定した後 |
| 流行性角結膜炎 | 2－14日 | 飛　沫 | 感染のおそれがないと診断まで |
| ヘルペス口内炎 | 2日－2週 | 接　触 | 制限はない（タオル・コップは別に） |
| 伝染性膿痂疹 | 2－10日 | 接　触 | 全身状態が安定した後 |
| 伝染性軟属腫 | 数日－数か月 | 接　触 | 制限はない |
| アタマジラミ | 孵化後すぐ | 接　触 | 制限はない |
| ぎょう虫 | 数か月 | 経　口 | 制限はない |

表４－２　学校，幼稚園，保育所で予防すべき感染症
（名古屋市小児科医会「保育園や幼稚園に通う子どもたちの健康のために」第３版　山菊出版 2013　より改変）

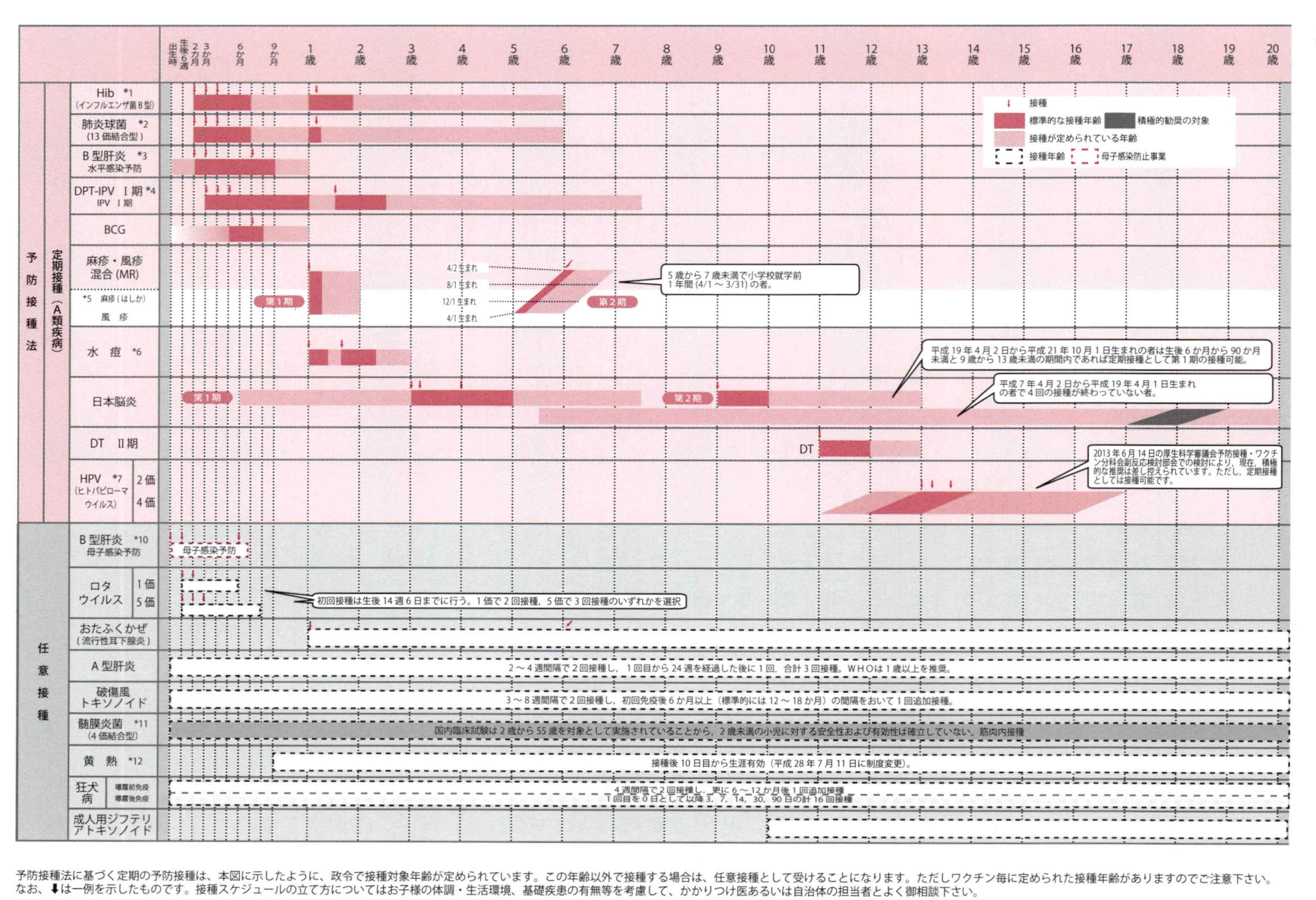


**表4－3　日本の定期・任意予防接種スケジュール（平成28年10月1日以降）**

*1　2008年12月19日から国内での接種開始。生後2か月以上5歳未満の間にある者に行うが，標準として生後2か月以上7か月未満で接種を開始すること。
接種方法は，通常，生後12か月に至るまでの間に27日以上の間隔で3回皮下接種（医師が必要と認めた場合には20日間隔で接種可能）。
接種開始が生後7か月以上12か月未満の場合は，通常，生後12か月に至るまでの間に27日以上の間隔で2回皮下接種（医師が必要と認めた場合には20日間隔で接種可能）
初回接種から7か月以上あけて，1回皮下接種（追加）。接種開始が1歳以上5歳未満の場合，通常，1回皮下接種。

*2　2013年11月1日から7価結合型に替わって定期接種に導入。生後2か月以上7か月未満で開始し，27日以上の間隔で3回接種。追加免疫は通常，生後12～15か月に1回接種の合計4回接種。
接種もれ者には，次のようなスケジュールで接種。接種開始が生後7か月以上12か月未満の場合：27日以上の間隔で2回接種したのち，60日間以上あけてかつ1歳以降に1回追加接種。
1歳：60日間以上の間隔で2回接種。2歳以上6歳未満：1回接種。なお5歳以上は任意接種。

*3　2016年10月1日から定期接種導入。2016年4月1日以降に生まれた者が対象。母子感染予防はHBグロブリンと併用して健康保険で受ける(任意接種*10の欄参照)。

*4　D：ジフテリア，P：百日咳，T：破傷風，IPV：不活化ポリオを表す。IPVは2012年9月1日から，DPT-IPV混合ワクチンは2012年11月1日から定期接種に導入。
回数は4回接種だが，OPV(生ポリオワクチン)を1回接種している場合は，IPVをあと3回接種。OPVは2012年9月1日以降定期接種としては使用できなくなった。
2015年12月9日から，野生株ポリオウイルスを不活化したIPV（ソークワクチン）を混合したDPT-cIPVワクチンの接種開始。従来のDPT-IPVワクチンは，生ポリオワクチン株であるセービン株を不活化したIPVを混合したDPT-sIPVワクチン（2015年12月9日追記）。
DPTワクチンは2016年7月15日に有効期限が切れたことから，現在，国内で使用可能なDPTワクチンは流通していない。

*5　原則としてMRワクチンを接種。なお，同じ期内で麻疹ワクチンまたは風疹ワクチンのいずれか一方を受けた者，あるいは特に単抗原ワクチンの接種を希望する者は単抗原ワクチンの選択可能。

*6　2014年10月1日から定期接種導入。

*7　互換性に関するデータがないため，同一のワクチンを3回続けて筋肉内に接種。接種間隔はワクチンによって異なる。

*8　6か月～13歳未満：毎年2回（2～4週間隔）。13歳以上毎年1又は2回（1～4週間隔）。定期接種は毎年1回。3歳未満は1回0.25mL。3歳以上は1回0.5mLを接種する。（表から割愛。定期接種[B類疾患]インフルエンザ，65歳以上が定期接種の対象者）

*9　2014年10月1日から定期接種導入。脾臓摘出患者における肺炎球菌感染症予防には健康保険適用有り。接種年齢は2歳以上。（表から割愛。肺炎球菌23価多糖体，65歳から5年おきに対象）

*10　健康保険適用：【HBワクチン】通常，0.25mLを1回，生後12時間以内を目安に皮下接種（被接種者の状況に応じて生後12時間以降とすることも可能。その場合であっても生後できるだけ早期に行う）。
更に0.25mLずつを初回接種の1か月後及び6か月後の2回，皮下接種。ただし，能動的HBｓ抗体が獲得されていない場合には追加接種。
【HBIG（原則としてHBワクチンとの併用）】初回注射は0.5～1.0mLを筋肉内注射。時期は生後5日以内（なお，生後12時間以内が望ましい）。また，追加注射には0.16～0.24mL/kgを投与。2013年10月18日から接種月齢変更。

*11　2015年5月18日から国内での接種開始。血清型A,C,Y,Wによる侵襲性髄膜炎菌感染症を予防する。発作性夜間ヘモグロビン尿症における溶血抑制あるいは非典型溶血性尿毒症症候群における血栓性微小血管障害の抑制等でエクリズマブ（製品名：ソリリス点滴静注）を投与する場合は健康保険適用あり。

*12　一般医療機関での接種は行われておらず，検疫所での接種。

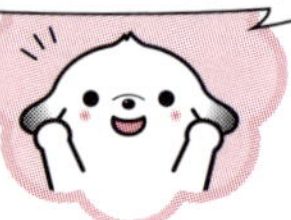
「予防接種スケジュール」が変わったら
新しいものをここに貼ってね！

| 類型 | 感染症名 | 対　応 | 対　象 | 届け出 |
|---|---|---|---|---|
| 1類感染症 | エボラ出血熱，クリミア・コンゴ出血熱，痘そう，南米出血熱，ペスト，マールブルグ病，ラッサ熱 | 原則入院 | •患者・疑似症患者<br>•無症状病原体保有者 | 診断したら直ちに |
| 2類感染症 | 急性灰白髄炎，結核，ジフテリア，重症急性呼吸器症候群，中東呼吸器症候群（MERS），鳥インフルエンザ（H5N1），鳥インフルエンザ（H7N9） | 状況に応じて入院 | •患者<br>•無症状病原体保有者 | |
| 3類感染症 | コレラ，細菌性赤痢，腸管出血性大腸菌感染症，腸チフス，パラチフス | 特定職種への職業規制 | •患者<br>•無症状病原体保有者 | |
| 4類感染症 | E型肝炎，ウエストナイル熱，A型肝炎，エキノコックス症，黄熱，オウム病，オムスク出血熱，回帰熱，キャサヌル森林病，Q熱，狂犬病，コクシジオイデス症，サル痘，重症熱性血小板減少症候群（病原体がフレボウイルス属SFTSウイルスであるもの），腎症候性出血熱，西部ウマ脳炎，ダニ媒介脳炎，炭疽，チクングニア熱，つつが虫病，デング熱，東部ウマ脳炎，鳥インフルエンザ（H5N1，H7N9を除く），ニパウイルス感染症，日本紅斑熱，日本脳炎，ハンタウイルス肺症候群，Bウイルス病，鼻疽，ブルセラ症，ベネズエラウマ脳炎，ヘンドラウイルス感染症，発しんチフス，ボツリヌス症，マラリア，野兎病，ライム病，リッサウイルス感染症，リフトバレー熱，類鼻疽，レジオネラ症，レプトスピラ症，ロッキー山紅斑熱，ジカウイルス感染症 | 媒介動物の輸入規制，消毒，蚊，ネズミなどの駆除物件にかかわる措置 | •患者<br>•無症状病原体保有者 | |
| 5類感染症 | アメーバ赤痢，ウイルス性肝炎（E・A型肝炎を除く），カルバペネム耐性腸内細菌科細菌感染症，急性脳炎（日本脳炎，ウエストナイル脳炎を除く），クリプトスポリジウム症，クロイツフェルト・ヤコブ病，劇症型溶血性レンサ球菌感染症，後天性免疫不全症候群，ジアルジア症，侵襲性インフルエンザ菌感染症，侵襲性髄膜炎菌感染症，侵襲性肺炎球菌感染症，水痘（入院例に限る），先天性風しん症候群，梅毒，播種性クリプトコックス症，破傷風，バンコマイシン耐性黄色ブドウ球菌感染症，バンコマイシン耐性腸球菌感染症，風しん，薬剤耐性アシネトバクター感染症，麻しん（直ちに報告） | | •患者（ただし，後天性免疫不全症候群及び梅毒は無症状病原体保有者も届け出対象となります） | 診断から7日以内 |
| 5類感染症（定点把握） | RSウイルス感染症，咽頭結膜熱，A群溶血性レンサ球菌咽頭炎，感染性胃腸炎，水痘，手足口病，伝染性紅斑，突発性発しん，百日咳，ヘルパンギーナ，流行性耳下腺炎，インフルエンザ（鳥インフルエンザ及び新型インフルエンザ等感染症を除く），急性出血性結膜炎，流行性角結膜炎，性器クラミジア感染症，性器ヘルペスウイルス感染症，尖圭コンジローマ，淋菌感染症，クラミジア肺炎（オウム病を除く），細菌性髄膜炎，マイコプラズマ肺炎，無菌性髄膜炎，ペニシリン耐性肺炎球菌感染症，メチシリン耐性黄色ブドウ球菌感染症，薬剤耐性緑膿菌感染症 | | •患者 | |
| 指定感染症 | | | | 直ちに |
| 新型インフルエンザ等感染症 | 新型インフルエンザ，再興型インフルエンザ | 特定職種への就業規制 | •患者・疑似症患者 | |

**表4－4　感染症法の対象疾患（2015年5月21日現在）**

## 1　ウイルス感染症

一般的に風邪といわれる疾患のほとんどがウイルス感染症である。鼻粘膜・気管支粘膜などから浸入し，増殖する。増殖したウイルスは血中に放出され，発熱を含むさまざまな症状を引き起こす。

インフルエンザや水痘といった特殊なウイルスを除いては特異な治療法はなく，対症療法が中心となる。発熱期間や症状は個々のウイルスによって異なり，最終的には免疫力によって治癒する。

### 1　麻　疹

一般的に「**はしか**」と呼ばれる麻疹ウイルスによる感染症である。空気感染のためきわめて感染力が強く，症状も重症である。数年に一度は局地での感染の流行が問題となる。約10日の潜伏期間の後に発熱，咳，鼻水，目やになどの症状が出現する（カタル期）。その後いったん解熱傾向を示すが，再度発熱し，**発疹**も出現する（発疹期）。発疹は首・胸部から出現し，全身に広がる紅斑であり，癒合傾向および色素沈着をきたすのが特徴である。合併症をきたしやすく肺炎，中耳炎，脳炎などがあり，死亡する例もみられる。予防はＭＲワクチン（麻疹・風疹混合ワクチン）が有効であり，現在は１歳，小学校入学前の２回，定期接種をおこなっている。

学校保健安全法により解熱後３日間は出席停止となる。

**発疹：**
小児の感染症は発疹を伴うことが多く，多くの育児書などでも発疹が専門用語を使用して表現されており，ここで各発疹の特徴をまとめておく。
- 斑：皮膚の表面から盛り上がっていない限局した色の変化
  (例) 紅斑，白斑
- 丘疹：皮膚の表面から盛り上がった直径 1㎝より小さい発疹
- 膨疹：皮膚の表面から扁平に盛り上がった限局性の発疹で，じんま疹としてみられる。
- 水疱：液体成分を含み，皮膚を通して透けて見える発疹

### ❷ 風　疹

一般的には「**３日はしか**」と呼ばれる風疹ウイルスによる感染症である。麻疹と異なり飛沫感染であり，潜伏期間は約３週間である。発熱とともに全身に淡い紅斑が出現して３日程で軽快する。合併症としては関節炎，血小板減少性紫斑病などをきたすことがある。抗体のない妊婦が罹患すると，胎児に先天性風疹症候群（白内障，難聴，心疾患など）と呼ばれる障害をきたすことがあるため注意を要する。

麻疹とともにＭＲワクチンにて予防を行う。学校保健安全法では発疹が消失するまで出席停止となる。

### ❸ 水　痘

一般的には「**水ぼうそう**」と呼ばれる水痘・帯状疱疹ウイルスによる感染症である。空気感染をきたし，約２週間の潜伏期間の後，全身に発疹をきたす。発疹は頭皮内や粘膜にも出現し，発赤・水疱・痂皮（かさぶた）が混在する。

予防はワクチンで行い，重症例には抗ウイルス剤の投与を行う。

一度水痘に罹患するとウイルスが神経細胞に潜み，免疫力が低下したときに帯状疱疹として発症する。すべての発疹が痂皮化すれば登園してもかまわない。

### ❹ 流行性耳下腺炎

一般的には「**おたふく風邪**」と呼ばれるムンプスウイルスによる感染症である。潜伏期間は２～３週間であり，両側の耳下腺や顎下腺が腫脹する。安静のみで軽快するが，合併症として髄膜炎，**難聴**，膵炎，精巣（卵巣）炎などがおこる可能性がある。鑑別診断として反復性耳下腺炎があり，片側のみの耳下腺が何度も腫脹する疾患であるが，感染症ではなく隔離も必要ない。流行性耳下腺炎の予防は任意接種のワクチンにて行う。学校保健安全法により耳下腺腫脹開始から５日は出席停止となる。

**難聴：**
文献により 1000 人から数万人に一人が耳下腺炎が治った後でも片方の耳が聞こえなくなる（片側性難聴）ことがある。ごく稀に両側の耳が聞こえなくなる例もある。治療は困難であり，人工内耳となることもある。

### 5 突発性発疹

ヘルペスウイルス6型および7型による感染症であり，生後2歳までにほぼ全ての子どもが感染する。生後初めての熱の場合が多く，発熱の割に機嫌が良いことが多い。3～4日の持続する高熱が解熱した後に，体を中心に紅斑が出現し，鼻水や軟便などの症状を認めることもある。多くは予後良好であるが，熱性痙攣や脳炎をきたす場合もある。

### 6 伝染性紅斑

一般的に「りんご病」と呼ばれるパルボウイルスB 19による感染症である。感冒症状の1週間ほど後に両側頬部に紅斑が出現し，手足にもレース状の紅斑が出現する。発疹の出現時には感染力はなく，出席停止の必要はない。痒みを伴う場合は対症療法を行い，日光暴露により紅斑が増悪するため注意を要する。妊婦が罹患すると流産や死産の可能性がある。

### 7 手足口病，ヘルパンギーナ

ともにエンテロウイルスやコクサッキーウイルスの感染症である。夏場に多く「夏風邪」といわれることも多い。ヘルパンギーナは数日間の高熱および口腔内にアフタを認める。手足口病は高熱はでないこともあるが，手，足，臀部などにも発疹を認める。ともに嚥下痛のために脱水症になりやすく，疼痛を増悪する果汁などの摂取を控えることが必要となる。比較的予後良好であるが，まれに脳炎をきたす。

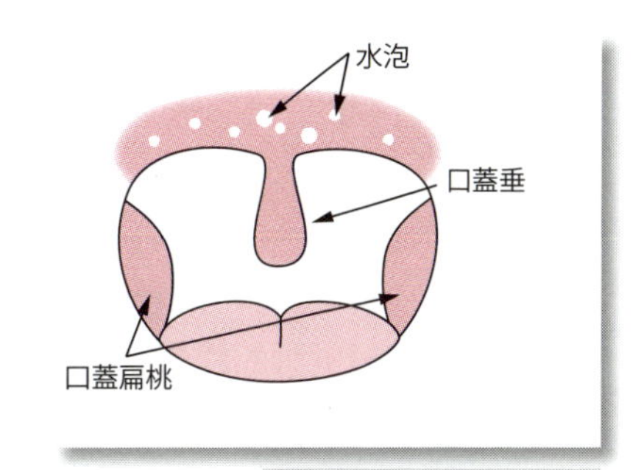


図4－1
ヘルパンギーナ

解熱しており，全身状態が良好で普段の食事がとれれば，登園してもかまわない。

### 8 アデノウイルス感染症

一般的には「プール熱」と呼ばれる咽頭結膜熱や流行性角結膜炎の原因となる。夏場に多く，プールなどでも粘膜を介してうつることもある（規定の消毒を行っていれば水から直接感染することはない）。高熱が4～5日と長く続くことが特徴であり，扁桃炎，肺炎，結膜炎などをきたす。

ワクチンはなく，手洗いやタオルを共用しないなどで予防する。

学校保健安全法では症状消失後2日は出席停止となり，流行性角結膜炎の場合は医師により感染のおそれがないと診断されるまでは出席停止となる。

### 9 インフルエンザ

冬場に大流行するインフルエンザウイルスによる感染症である。潜伏期間は1～2日であり，突然の高熱で発症することが多い。頭痛，倦怠感，関節痛などが強いことも特徴である。肺炎，中耳炎などさまざまな合併症をきたすが，脳炎・脳症をきたした場合は予後不良である。

予防は不活化ワクチンにて行うが，変異も強く，毎年接種しても完全に予防することは困難である。

発症早期には抗ウイルス剤が有効であり，有熱期間を短縮できる。

発症後５日が経過しかつ，解熱後２日（幼児は３日）経過するまでは出席停止となる。

#### ⑩ 蚊が媒介するウイルス感染症

蚊を媒介して罹患する感染症は，以前から日本脳炎が知られている。日本脳炎はコガタアカイエカが媒介し，ほとんどの場合は発症しないが，発症した場合は極めて予後不良である。定期の不活化ワクチンにて予防する。

近年，温暖化などにより他の蚊が媒介するウイルス感染が問題となってきている。デング熱やジカ熱など，重症感染や胎児に異常をきたすウイルスが，今後，日本でも繁殖する可能性があり注意が必要である。

### 2 細菌感染症

細菌感染症はウイルス感染症と比較して頻度は少ないが，適切な抗菌薬を投与しないと重症化する場合がある。

#### ❶ 溶連菌感染症

Ａ群 β 溶血性連鎖球菌感染症のことで，一般的に溶連菌感染症と略している。強い咽頭痛と咽頭発赤，発熱，全身の細かい紅斑が特徴的である。咽頭の迅速検査が診断に有用である。抗菌薬の投与をしっかり行わないと，数週間後に急性腎炎やリウマチ熱といった合併症をきたす場合がある，適切な抗菌薬の投与開始後 24 時間までは出席停止となる。

#### ❷ 百日咳

百日咳菌の飛沫感染により生じる呼吸器感染であり，夜間を中心とした刺激性の咳が特徴である（レプリーゼ・スタッカートと呼ばれる）。乳児では無呼吸をきたすこともある。４種混合ワクチンにて予防を行う。

#### ❸ クロストリジウム属の感染症

##### ❶ 破傷風

破傷風菌は土の中に何年も芽胞と呼ばれる種の状態で生き延びている。怪我により芽胞が体内に侵入すると発芽し，毒素を産生する。毒素により痙攣や呼吸筋麻痺が起こり，発症すると予後不良である。４種混合や２種混合ワクチンにて予防を行う。

##### ❷ 乳児ボツリヌス

蜂蜜の中にはボツリヌス菌の芽胞が存在する。乳児が摂取すると胃内で殺菌できずに腸内で増殖する。増殖した菌は毒素を産生し，筋力低下，呼吸筋麻痺をきたす。このため，乳児には蜂蜜を与えてはならない。

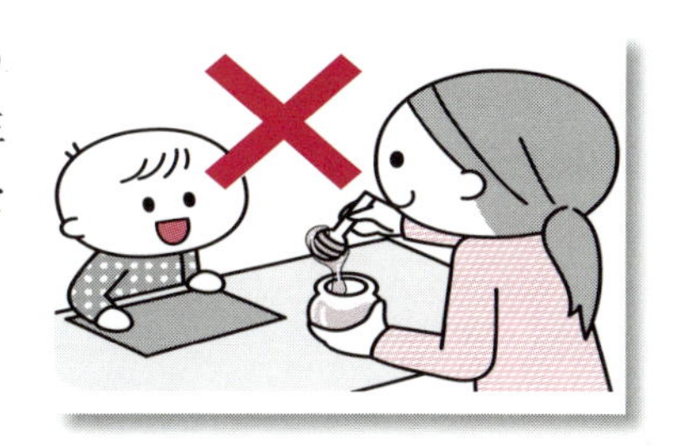

蜂蜜：
乳児には与えないようにしましょう。

#### ❹ マイコプラズマ感染

マイコプラズマはウイルスと細菌の中間に分類される微生物であるが，抗菌薬が有効である。学童期の肺炎の多くはマイコプラズマによるものであり，早期に適切な抗菌薬が必要である。

#### ❺ クラミジア感染症

クラミジアにはマイコプラズマと同様の肺炎を起こすもの，人畜共通感染症のオウム病，母体からの垂直感染をきたす新生児感染症，性感染症を起こすものがある。適切な抗菌薬で治療を行うが，性感染症の場合にはパートナーも同時に治療を行う必要がある。また，女性は症状に乏しいため，感染に気づかずに広範囲の炎症を起こし不妊となる場合がある。

### ❸ 寄生虫，その他の感染症

寄生虫感染は近年では減少しており，まれである。しかし特殊な治療が必要となる場合が多く，注意を要する。

#### ❶ ぎょう虫

ぎょう虫はヒトが虫卵を経口摂取し，腸内で成虫になることにより感染が成立する。成虫はヒトの睡眠中に肛門より出てきて産卵する。そのため肛門周囲に痒（かゆ）みを生じる。セロファンテープ法で虫卵を採取して診断する。

#### ❷ その他の寄生虫（回虫（かいちゅう），条虫（じょうちゅう），線虫（せんちゅう））

回虫は虫卵の付着した野菜，条虫（一般的にはサナダムシ）はサケ・マス類の生食などで起こることが多い。駆虫（くちゅう）薬の内服を行う。

線虫の中でもアニサキスは鯖（さば）やイカの生食により生じ，胃粘膜に虫体が侵入し，激しい腹痛と嘔吐をきたす。内視鏡的に虫体を除去する。

#### ❸ し　ら　み

体長が３㎜ほどのアタマジラミが頭髪に寄生することにより生じる。ヒトからヒトへの伝播であり，一度頭から離れると１～２日で死滅する。毛髪に付いた卵により診断が可能である。

治療にはスミスリン®（処方箋のいらない市販薬）のパウダーやシャンプーが用いられる。

遺伝子：
遺伝子の本態はDNAであり，DNAを構成する塩基の並び方によって遺伝情報となる。遺伝情報はすべてたんぱく質を決めるものであり，並び方に異常があれば，たんぱく質が作られなかったり，働かないたんぱく質が作られる。それにより，形態異常や機能異常が生じる。

## 2　先天異常

### 1　先天異常とは

先天異常とは生まれたときからすでにある疾患のことであり，形態（けいたい）のものは先天奇形，代謝（たいしゃ）酵素の異常などは先天性代謝異常と呼ばれる。原因としては遺伝子の異常，染色体の異常，外的要因などがあるが，原因不明であることも多い（図4－2，図4－3）。

先天異常の児を持つ親は自責（じせき）の念など複雑な感情である場合があり，配慮が必要である。遺伝カウンセリングなどを施行している医療機関もある。

常染色体優性遺伝

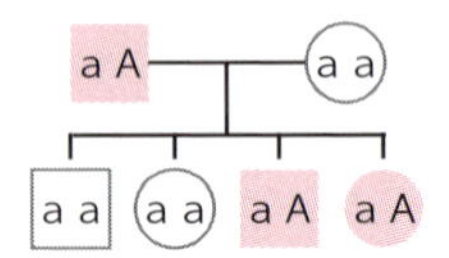


a：正常遺伝子
A：変異遺伝子
aa：正常
aA：患者
両親どちらかが患者であれば子どもが病気になる確率は50%
■：患者

常染色体劣性遺伝

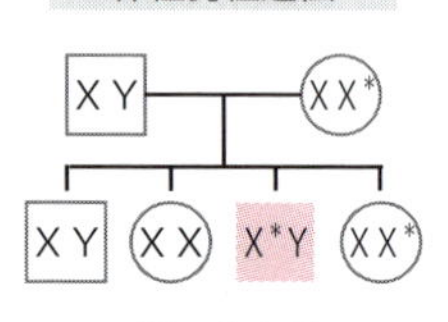


a：正常遺伝子
A：変異遺伝子
aa：正常
aA：保因者
AA：患者
両親どちらか保因者であれば子どもが病気になる確率は25%
■：患者

伴性劣性遺伝

XY　XX*
XY　XX　X*Y　XX*

X：正常X染色体
X*：変異遺伝子を持つX染色体
XX*：保因者
子どもが病気になる確率は全体で25%
男児だけでみれば50%
■：患者

図4－2
遺伝形成

### 2　染色体異常による疾患

#### 1　ダウン症候群

21番染色体が通常よりも1本多く，3本あるためにおこる症候群である。通常出生1000人に1人の頻度であるが，母体が高齢になるほど頻度が高くなる。母体年齢が40歳では約100人に1人となる。

特異的な顔貌（がんぼう）（目尻がやや上がっている，低い鼻，耳の低位など），精神発達遅延，先天性心疾患などがみられ，感染症を繰り返したり，白血病の頻度が高かったりといった特徴もある。

精神発達や運動発達に関しては個人差が大きいが，一般に性格は温厚で人懐（なつ）っこい。

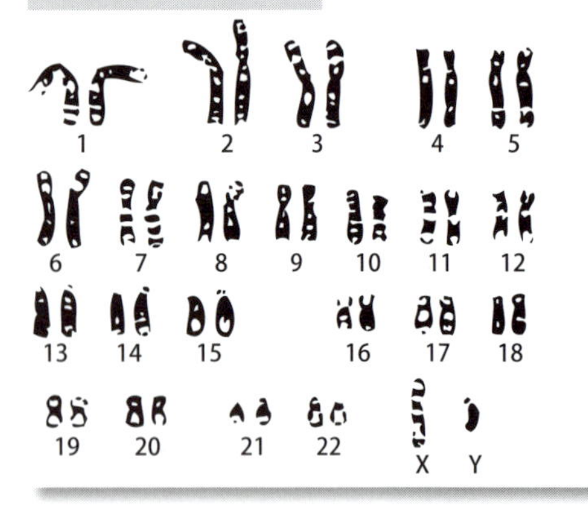


図4－3
染色体

#### 2　ターナー症候群

女児の性染色体異常の代表的なものであり，X染色体が1本しかない。低身長や卵巣機能不全・無月経などが起こる。成長ホルモンや性ホルモンによる治療が行われる。

### 3　外因・環境要因による影響

#### 1　子宮内感染症

先天異常をきたす子宮内感染は以前より代表的な病原体の頭文字をとってTORCH症候群と呼ばれる。これらのうち風疹に関しては先述した先天性風疹症候群をきたすことがあり，また予防可能な疾患であるため重要である。近年，梅毒の増加が指摘されており，先天梅毒の児の増加が危惧（きぐ）される。

TORCH：
T：トキソプラズマ
O：その他，梅毒など
R：風疹
C：サイトロメガロ
H：ヘルペス
肝炎ウイルス

### 2 薬物・化学物質の影響

一般に受精直後では，妊娠が気付かれないうちに自然流産してしまうことが多い。妊娠初期は様々な器官形成に重要な時期であり，この時期に化学物質の影響を受けると様々な器官に影響を及ぼす。有名なものとしてはサリドマイドの四肢短縮症などがある。

ココも，見てね！

## 3 アレルギー性疾患，免疫疾患

生体にとって有害な病原体などを排除する機構を免疫と呼ぶが，アレルギーはこの免疫反応が食物や花粉などそれ自体は生体にとって有害ではないものに対して免疫反応を起こすことである。

IgEを介した急性のアレルギーとリンパ球を介した遅延性のアレルギーがある。全身性の激しい**急性アレルギー反応**をアナフィラキシーと呼ぶ。日本におけるアナフィラキシーでの死亡数を表4－5に示す。

IgE：免疫グロブリンE
第3章（p.36）参照

| | 2006 | 2007 | 2008 | 2009 | 2010 | 2011 |
|---|---|---|---|---|---|---|
| 有害食物によるアナフィラキシー | 5 | 5 | 4 | 4 | 4 | 5 |
| アナフィラキシー，詳細不明 | 6 | 12 | 10 | 7 | 6 | 18 |
| 血清によるアナフラキシー | 1 | 1 | 0 | 1 | 0 | 0 |
| 薬物の有害作用によるアナフィラキシー | 34 | 29 | 19 | 26 | 21 | 32 |
| スズメバチ，ジガバチ，ミツバチとの接触 | 20 | 19 | 15 | 13 | 20 | 16 |
| 合計（人） | 66 | 66 | 48 | 51 | 51 | 71 |

厚生労働省：平成18～23年「人口動態統計」より

**表4－5**
日本におけるアナフィラキシーによる死亡例数

### 1 食物アレルギー

小児のアレルギーは食物アレルギーより発症することが多い。乳児期早期から母乳を介して摂取した食物により発疹，下痢，蕁麻疹（じんましん）などを認めることがある。乳幼児では鶏卵，牛乳，小麦などの頻度が高いが，これらは自然軽快することが多い（アウトグロー）。学童期などでは甲殻類，そば，ピーナッツなどが多く，アウトグローは少ない。

特殊な病型として口腔アレルギー症候群（OAS）は果実や野菜を摂取した数分後に口腔内の違和感，咽頭痛などをきたすものであり，花粉症や**ラテックス**アレルギーと関連するとされている。食物依存性運動誘発アナフィラキシーは，物を食べるだけでは症状を認めないが，特定の食物（小麦・エビが多い）を摂取後3時間以内に運動することにより全身のアナフィラキシーを生じるものである。

治療は軽症であれば抗アレルギー剤の内服でよいが，重症であればアドレナリンの注射が必要となる。最近ではエピペン® と呼ばれるアドレナリン自己注射が処方でき，既往のある児では積極的に使用される。

児がエピペン® を所持しているということは，アナフィラキシーの可能性が高いということであるため，アレルギー反応を起こしている児には積極的に使用するようにしなければならず，助けようとエピペン® を使用したために生じた不都合に対しては法的にも守られている。

急性と遅延性のアレルギー：
急性のアレルギーは食物や蜂などに対してIgEと呼ばれる物質が作用して起こる。症状としては蕁麻疹や呼吸困難，ショックなどがある。遅延性のアレルギーは金属アレルギーや移植の拒絶反応など，リンパ球が作用してゆっくり反応を起こす。

ラテックス：
医療用手袋などに使用される合成したゴムである。ラテックスアレルギーの人はバナナ，アボカドなどにもアレルギーを起こすことが多い。

学校におけるエピペン® の所持数（表４－６），使用数（表４－７）および，エピペン® の使用方法（図４－４）を示す。

|  | 食物アレルギー | アナフィラキシー | エピペン保持者 |
|---|---|---|---|
| 小学校 | 210,461<br>（4.5%） | 28,280<br>（0.6%） | 16,718<br>（0.4%） |
| 中学校／中等教育学校 | 114,404<br>（4.8%） | 10,254<br>（0.4%） | 5,092<br>（0.2%） |
| 高等学校 | 67,519<br>（4.0%） | 4,245<br>（0.3%） | 1,112<br>（0.1%） |
| 合計（人） | 453,962<br>（4.5%） | 49,855<br>（0.5%） | 27,312<br>（0.3%） |

277 人に１人

調査対象児童生徒数：小学校　4,642,473 人（14,963 校）
中学校・中等教育学校 2,401,024 人（7,208 校）
高等学校 1,693,084 人（2,675 校）
合計 10,153,188 人（28,958 校）
（合計には，校種不明の対象数 1,416,607 人（4,112 校）を含む。）
「学校生活における健康管理に関する調査」平成 25 年 12 月 16 日より

|  | 本　人 | 学校職員 | 保護者 | 救命救急士 | 合計（人） |
|---|---|---|---|---|---|
| 小学校 | 50 | 66 | 79 | 47 | 252 |
| 中学校／中等教育学校 | 37 | 19 | 11 | 4 | 71 |
| 高等学校 | 24 | 9 | 2 | 1 | 36 |
| 合計（人） | 122 | 106 | 114 | 66 | 408 |

調査対象児童生徒数：小学校　4,642,473 人（14,963 校）
中学校・中等教育学校 2,401,024 人（7,208 校）
高等学校 1,693,084 人（2,675 校）
合計 10,153,188 人（28,958 校）
（合計には，校種不明の対象数 1,416,607 人（4,112 校）を含む。）
「学校生活における健康管理に関する調査」平成 25 年 12 月 16 日より

**表４－６（上左）**
**エピペン® の所持数**

**表４－７（上右）**
**エピペン® の使用数**

## エピペン® 使用の手順

**子どもに声をかけながら，できる限り複数の教職員で対応する。**

**❶ 注射ができる体制を整える**
- 仰向けに寝かせる
- 自分は，子どもの脇に座る
- 手足が動かないように押さえる

**❷ エピペン® をケースから取り出して，利き手で握る**
- オレンジ先端が注射側，青色が安全キャップ
- 利き手に「グー」で握る
- 握ったら，できる限り持ち替えない

安全キャップ
ケース
注射側

**❸ 注射部位を決めてから，安全キャップを引き抜く**
- 自分の位置と反対側の太ももが打ちやすい
- 注射部位は，太もも前外側，足の付け根と膝の中央
- ズボンを脱がせる必要はない
- ポケット内のものに当たらないよう注意
- 青い安全キャップを，真っ直ぐ引き抜く

安全キャップ

**❹ 太ももに注射する**
- オレンジ色の先端を目標位置に軽くあてる
- そのまま垂直にグッと押し付ける
- “パン！” と音がしたら押し当てたまま５秒間待つ

● 介助者がいる場合

介助者は，子どもの太ももの付け根と膝をしっかり押さえ，動かないように固定する。

**❺ 注射完了の確認**
- エピペン® を太ももからゆっくり離す
- オレンジ色のニードルカバーが伸びていれば注射完了
- 伸びていなければ ❸ に戻る
- 使用後のエピペンは，病院に持っていく

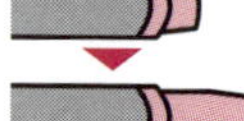


**❻ 観察と記録**
- 注射部位は，軽く揉む
- 注射した時間を記録
- 症状をよく観察する（分単位で変化する）

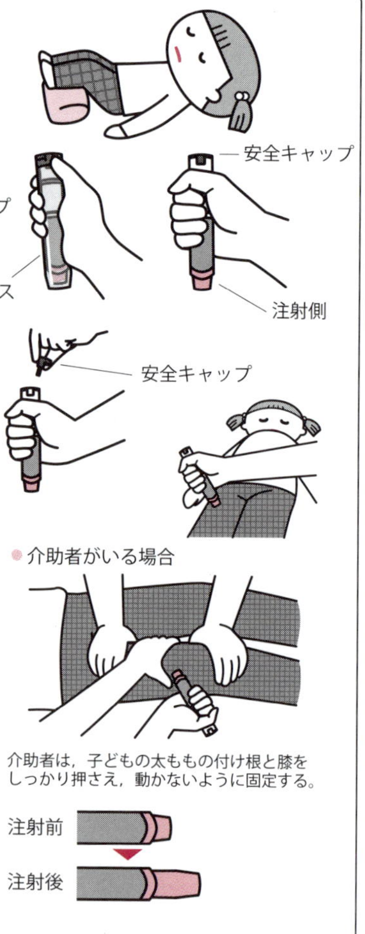

**効果は１～２分で出現し，15 ～ 20 分持続する**

**図４－４**
**エピペン® の使用方法**

（名古屋市教育委員会 HP）

### 2 気管支喘息

小児の気管支喘息は食物アレルギーやアトピー性皮膚炎などがある児に多い。ハウスダストやダニ，ペットの毛といった吸入抗原が誘引になる事が多く，気道が狭窄して呼吸困難となる。気管支粘膜の慢性炎症がもとであるため，発作のときだけではなく，継続的な治療が必要である。

症状は咳，喘鳴（ヒューヒュー・ゼーゼー）であり，悪化すると起座呼吸（横になれない），呼吸困難となる。

治療は発作時の気管支拡張剤，ステロイドに加えて，持続的に抗アレルギー剤や吸入ステロイドを使用する。

### 3 アトピー性皮膚炎

アレルギー反応が慢性的に皮膚におこるものであり，痒みを伴う湿疹が軽快や増悪を繰り返す疾患である。食物，ダニなどが皮膚に接触し，症状が増悪すると考えられている。

治療の基本はスキンケア（清潔と保湿）および適切なステロイド外用である。以前の誤ったステロイド使用により，現在もステロイドを極端に嫌悪する人がおり，根拠のない民間療法を行う人が多いが，医学的には適切なステロイドを適切な量使用することが重要である。

### 4 川　崎　病

1歳前後の児に多く，発熱，発疹，眼の充血などが特徴である。持続する発熱の精査により発見され治療されるため，急性期は医療機関で管理されるが，合併症である冠動脈瘤が問題となる。

冠動脈瘤をきたした患児は程度により抗血小板薬や抗凝固薬などを服用しているため，怪我の際に血が止まりにくい場合がある。また，大きな冠動脈瘤を形成している場合には運動制限などが必要な例もある。

## 4 消化器疾患

### 1 肥厚性幽門狭窄症

生後2週間から2か月に多い疾患であり，胃の出口（幽門）の筋肉が肥厚するために腸への通過障害をきたす。ミルクを飲んだ後に噴水状に嘔吐することが特徴である。筋肉を弛緩させる内科的な治療と幽門の筋を切開する外科的治療がある。

図4－5
肥厚性幽門狭窄症

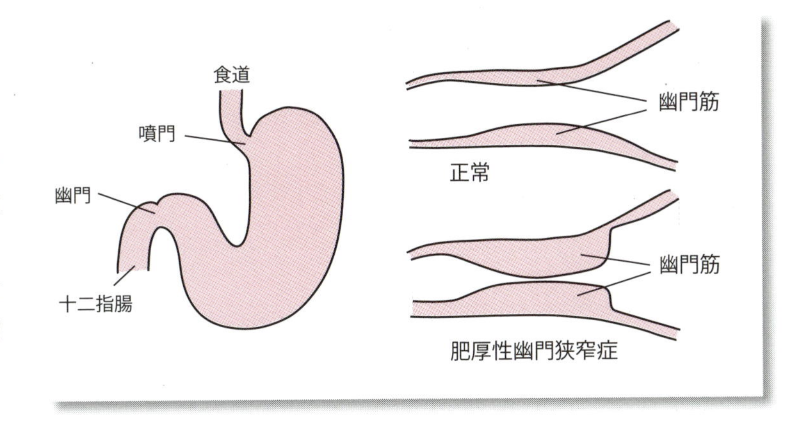

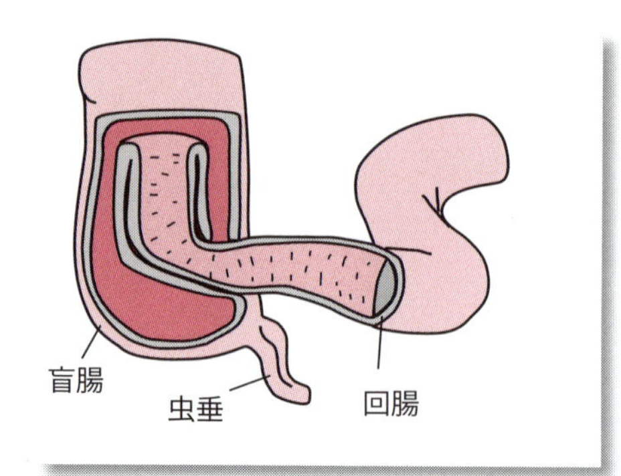


図４－６
腸重積症

## ２ 腸重積

生後４か月から１歳に多く，腸が腸の中にはまり込んでしまう疾患である（図４－６）。定期的に激しい腹痛にて泣き，収まることを繰り返し（間歇的啼泣），イチゴゼリーのような下痢を認める。はまり込んだ腸は血流が途絶されるために，一刻も早い解除が必要である。

造影剤の入った液を肛門から注入して治し（高圧注腸），それができなければ外科的な手術となる。

## ３ そ径ヘルニア

大腿の付け根（そ径部）に腸管が入り込む状態である。泣いたときなどのお腹の圧力をかけた時に膨らんで気付かれることが多い。

男児は精巣が腫大したように見える。はまり込んで戻らなくなった場合（嵌頓）した場合は緊急手術が必要となる場合があるが，通常は落ち着いているときに予定して手術を行う。

## ４ 急性虫垂炎

一般的には「もうちょう」と呼ばれる疾患である。乳幼児には少なく，学童から多くなる。最初は腹部中心の痛みが徐々に右下腹部に移動していく。まっすぐ立ったり，衝撃で痛みが増強する。

**穿孔**することが多く，抗菌薬で軽快しない場合は手術となる。

穿孔：
人体の器官に穴があくこと。消化管の穿孔は腸の貯留物が漏出するため腹膜炎をおこしやすい。

## ５ 食中毒

食中毒とは有毒な微生物や化学物質を摂取した結果おこる健康障害であり，飲食に起因するもの全般を指す。保育の場においては予防の観点が強い細菌性の食中毒が重要である。一般的な予防に関しては手洗いが基本である。

病原性大腸菌の中でも腸管出血性大腸菌O157感染は感染症法の３類であり，対応が異なる。また，**溶血性尿毒症症候群**（HUS）を起こす場合が

溶血性尿毒症症候群（HUS）：
腸管出血性大腸菌による腸炎の下痢が始まってから７－12日後から起こるもので，数％程度の発症率とされる。症状としては強い貧血による顔色不良，全身倦怠感，尿量の減少～無尿などでかなりの重症感がある。多くは保存的治療で回復するが，興奮や痙攣，意識障害を来たした場合は予後が不良で，死亡することがある。

表４－８
食中毒の予防

（北川）

| | 原因食材 | 潜伏期 | 主な症状 | 予　防 |
|---|---|---|---|---|
| サルモネラ | 鶏卵<br>生肉 | ６時間<br>～48時間 | 発熱<br>粘血便 | 肉の加熱<br>卵表面注意 |
| 腸炎ビブリオ | 生鮮魚介類 | 約24時間 | 腹痛<br>水様便 | 魚調理前に流水で流す |
| カンピロバクター | 鶏肉<br>井戸水 | １～７日 | 頻回の下痢 | 加熱 |
| 黄色ブドウ球菌 | 手の傷➡おにぎりなどに付着 | ２～４時間 | 激しい嘔吐<br>下痢 | 調理者の手袋着用<br>加熱は無効 |
| 病原性大腸菌 | 家畜の糞便➡野菜，肉 | ３～５日 | 血便 | 加熱 |

あり，生命の危険の可能性がある。数年に一度は集団感染が起こり，社会的にも問題となる。

### 6 ウイルス性胃腸炎

一般的に「胃腸風邪」と呼ばれるもののほとんどがウイルス性胃腸炎である。経口感染により伝播(でんぱ)し，感染力は強い。対症療法が中心となり，水分の補給が大切である。

#### 1 ロタウイルス腸炎

以前は「白痢(はくり)」とも呼ばれていた冬季の乳幼児に流行する疾患である。クリーム色〜白色の下痢が特徴である。幼児では胃腸炎関連痙攣(けいれん)と呼ばれる群発する痙攣を合併することがある。経口生ワクチン（任意接種）の普及により急激に減少している。

#### 2 ノロウイルス腸炎

牡蠣(かき)などの摂取による食中毒のほか,集団生活の場での感染が問題となる。症状は他の胃腸炎と同様に嘔吐，下痢である。このウイルスは乾燥や消毒に強く，乾燥した吐物から空気中に舞い，それを経口することでも感染が成立するとされる。吐物やオムツはビニールに包み，消毒にはアルコールは効果がなく次亜塩素酸（ミルトン®，ピューラックス®）などを使用する。

次亜塩素酸：
次亜塩素酸ナトリウム液の作り方は，第６章②保育現場における衛生管理表６－６（p.117）参照

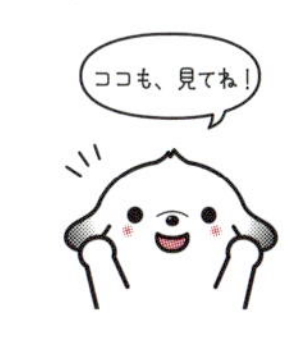


## 5 呼吸器疾患

### 1 上気道炎

一般的に「風邪」と呼ぶ上気道炎のほとんどはウイルス感染が原因である。喉の痛み，咳，鼻水，くしゃみなどが起こり，対症療法にて治療を行う。ウイルスの種類は数百種類と考えられるため,一生のうちに何度も風邪をひく。

### 2 クループ症候群

声を出す声門と呼ばれる喉の部分付近に炎症が起こる疾患である。そのため声枯れ，呼吸困難となり，オットセイや犬が吠(ほ)えるような咳をすることが特徴である。通常はウイルス感染によって起こるが，細菌感染の場合には喉頭蓋炎(こうとうがいえん)と呼ばれる呼吸ができなくなる疾患に発展することがある。

### 3 細気管支炎(さいきかんしえん)

乳幼児に好発するRSウイルス感染による疾患である。冬季に多く，乳児期早期では重症化することがある。低出生体重児や先天性心疾患の児にはRSウイルスに対する抗体（シナジス）を定期的に接種して感染を予防する。

## 6　循環器疾患

### 1　先天性心疾患

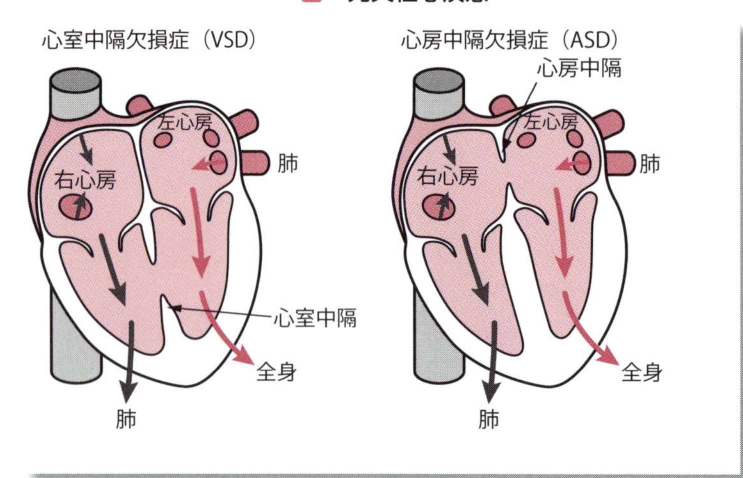


図４－７
VSD，ASD

様々な原因により正常な心臓が形成されない疾患である。発生頻度はおよそ出生 100 人に１人である。心室中隔欠損症（しんしつちゅうかくけっそんしょう）（VSD）が最も多く，次いで心房中隔欠損症（ASD），動脈管開存症が多い（図４－７）。心室中隔欠損症は自然に閉鎖するものから乳児期に手術が必要なものまで様々である。症状は哺乳力低下や体重増加不良，呼吸数が多いなどであるが，重症なタイプだと身体が紫色になるチアノーゼを認めることがある。管理は個々の症例で大きく異なるため，主治医の意見を参考にしなければならない。

### 2　不　整　脈

脈が不規則になったり，急に速くなったりする疾患である。学校検診で発見されることは多いが，ほとんどは無症状で治療も必要ないものである。しかしまれに突然死のリスクが高いタイプがあるため，タイプによっては運動制限などが必要となる。

## 7　血　液　疾　患

### 1　貧　　血

小児期の貧血の多くは赤血球の中のヘモグロビンの材料である鉄が不足しているものである。一般に売られている粉ミルクや離乳食には鉄を添加しているものが多く，通常の栄養をとっている児に極端な貧血は生じないが，偏食や被虐待児（ひぎゃくたいじ），吸収障害の疾患の場合には注意が必要である。また，牛乳を大量に飲んでいる児も注意を要する。牛乳は栄養価は高いが，鉄の含有量は低く，牛乳を飲んで食欲が低下し，食事をあまりとらないと牛乳貧血と呼ばれる状態になる。思春期女子では月経（生理）により鉄が欠乏し，思春期貧血となる。

症状は顔色が悪く，疲れやすいといった事で気付かれることが多く，食事療法や鉄剤の内服を行う。

### 2 血小板減少性紫斑病

血小板は血液の中で出血を止める働きを担っている。風邪やワクチン接種，風疹などの後に免疫状態が変化し，血小板が減少することがある。血小板が減少するため鼻血が止まらなかったり，下肢に紫斑（しはん）とよばれるあざのような出血斑が出現する。入院して治療し，ほとんどの場合は完全に回復する。

### 3 白　血　病

白血球が無秩序に増殖する血液の「がん」である。骨髄の中で白血球が増殖し，そのために本来の骨髄の機能である赤血球や血小板も作れなくなる。そのため，貧血，血小板減少で発見されることも多い。

現在はよりよい治療方法が開発され，最も頻度の高い急性リンパ性白血病であれば5年無病生存率（5年間再発もなく死亡もしていない）は約80%となっている。

## 8 悪性腫瘍であった子，悪性腫瘍である子

近年，治療法の発達により，悪性腫瘍の児や以前に悪性腫瘍であった児が園や学校に通うことは珍しくない。通常の社会生活でも危険が少ないという医学的判断から通園・通学が許可されてはいるが，他の児と比較して感染に弱かったり，体力がない場合も多く，配慮が必要である。放射線療法や化学療法の影響で髪の毛が抜けている児も多く，精神面での配慮も必要である。

## 9 神経系疾患

### 1 髄膜炎・脳炎

脳の回りには髄液（ずいえき）があり，髄膜（ずいまく）に囲まれている。髄液・髄膜にウイルスや細菌が侵入して炎症が起こったものを髄膜炎と呼び，脳の中まで炎症が起こると脳炎と呼ぶ。ウイルス性の髄膜炎では安静のみで軽快するが，脳炎や細菌性の髄膜炎では生命の危機となる場合も多い。

髄膜炎の症状は発熱，頭痛，嘔吐，痙攣などであり，脳炎では意識障害，幻覚なども認める。**大泉門**（だいせんもん）の閉じていない乳児では大泉門が膨隆する。

細菌性髄膜炎，インフルエンザ脳炎・脳症の場合などは数時間で死亡する場合があり，緊急治療の適応である。

近年，Hib ワクチン（定期接種），肺炎球菌ワクチン（定期接種）の普及により細菌性髄膜炎は減少傾向にある。このようなワクチンの接種の推奨も心がけなければならない。

大泉門：
第2章 4 大泉門（p.20）参照

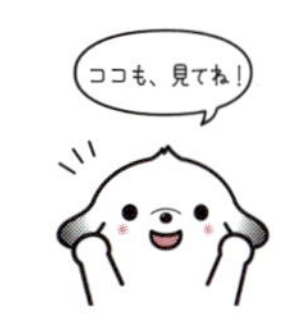


### 2 脳 性 麻 痺

胎児から新生児の間に脳に何らかのトラブルが生じ，結果として運動を中

心とした脳の機能障害をきたした状態である。出生1,000人あたり２人ほどの頻度で発生する。出生前の脳の形成異常が多いが，出生時の低酸素などによっても生じる。知的障害は合併する場合としない場合がある。

症状は手足が硬くつっぱってしまう事が多く（痙直型），背骨の変形なども認めるようになる。てんかんの合併も多い。

歩行のための装具や車椅子などを使用することで，日常生活が送れる児も多く，発達支援や成長支援が重要である。

## 3 けいれん性疾患

眼の前で子どもがけいれんしていると，冷静な判断が困難である。しかし，疾患を特定し，児の将来のために観察することが重要である。

けいれんしている児に遭遇した場合のポイントを以下に示す。

❶ 衣服を緩め，静かに寝かす。
❷ 嘔吐をする場合があるため，顔を横に向ける。
❸ 時間を測る。
❹ 片側か両側か，上半身と下半身は？
❺ 眼の位置，顔色は？

以上の観察を行い，すぐに治まれば医療機関受診を促し，５分以上持続していれば救急車を要請した方がよい。

舌を噛まないように指を入れると怪我をすることが多く，割り箸などを入れると損傷して出血し，窒息のリスクが上昇するためにしてはならない。

### 1 熱性けいれん

６か月～２歳までの児が多く小児人口の３～４％に発症するとされている。発熱に伴うけいれんで，熱のあがりかけに多い。ほとんどが全身性の数分間持続する両手足に力が入ったり抜けたりを繰り返す発作（強直間代発作）である。けいれん後は入眠することが多い。意識が回復しない場合は脳炎の可能性もあり注意を要する。後遺症を残すことはほとんどないが，繰り返す場合は坐薬などで予防する。

### 2 てんかん

無熱性けいれんの原因で最多で，小児期の有病率は１％ほどである。主に大脳神経細胞の異常放電により，反復して発作を繰り返す慢性疾患である。発作の形態は全身性強直間代けいれんから，口角のぴくつき，欠神発作，においなどを感じる部分発作など多様である。

#### ● 小児期特有のてんかん

**❶ 点頭てんかん**

点頭てんかんは乳児期に好発するてんかんであり，他のてんかんと比較してコントロールが困難であり，知的障害も伴うことが多い疾患である。発作は急に首を前屈させ四肢を屈曲させる動きを数回繰り返す（シリーズ形成）ことが特徴である。

#### ❷ 欠神発作（けっしんほっさ）

小学生に多いてんかんのタイプであり，数秒の意識消失を特徴とする。消失時も倒れたりはせずに，周囲も気が付かないことが多い。一日に数十回起こることもあり，急に学校の成績が落ちた，話を聞いていないといったエピソードの時には疑わなければならない。内服治療にてコントロールは良好である。

#### ❸ 泣き入りひきつけ

乳幼児に見られる発作で，泣いていて吸気で呼吸が停止する。チアノーゼ，意識消失，けいれんが生じる。治療の必要はなく，6歳までには消失する。

## 10　腎および泌尿生殖器疾患

### 1 尿路感染症

乳幼児の発熱の原因の一つであり，発熱以外に症状を認めない場合があるため注意を要する。繰り返す場合には尿路の先天奇形が存在することがあり検査が必要である。

### 2 停留精巣

精巣（睾丸）が腹部に留まり，陰嚢（いんのう）内に降りてこない状態である。多くは1歳ころまでには降りてくるが，2～3歳まで降りてこない場合は将来の精巣がんの可能性もあり手術を行う。

### 3 包　茎

基本的には思春期前の男児のほとんどが包茎であるため，病的とは判断できないことが多い。尿がでにくい場合や尿路感染を繰り返す場合には手術が必要であるが，それ以外では思春期ころに自然に軽快する。

### 4 急性糸球体腎炎

溶連菌感染の2～3週間後に血尿，尿量減少，むくみ，高血圧などで発症する。溶連菌の除菌が不十分なときに生じる。安静，塩分制限，水分制限を行い，数か月の経過で軽快する。

### 5 ネフローゼ症候群

尿に大量に蛋白が漏れるため，血液中の蛋白が減少し，全身のむくみなどをきたす疾患である。再燃寛解（さいねんかんかい）を繰り返しながら数年の経過で治癒するタイプが多いが，慢性の腎不全に至る場合もある。免疫を抑える治療を行うため，治療中は感染症に気をつけなければならない。

## 11 皮膚の疾患

### 1 伝染性軟属腫（でんせんせいなんぞくしゅ）

一般的には「**水いぼ**」と呼ばれる皮膚のウイルス感染症である。直接の接触やビート板などの共有により感染する。直径１～３㎜ほどの小水胞が多発する。数か月～数年の経過で自然治癒するが，水いぼがあるとプールを禁止しているような園も存在し，そのため除去や漢方治療などを行うことがある。

登園に制限はないが，かきこわし傷があり，ジュクジュクしている時はガーゼ等で患部を被う。

### 2 伝染性膿痂疹（でんせんせいのうかしん）

一般的には「**とびひ**」と呼ばれる皮膚の細菌感染症である。ブドウ球菌もしくは連鎖球菌により起こり，かさぶた（痂皮）を形成する。直接広がるほかに爪で触ることにより離れた部位にも出現する。抗菌薬の外用，内服にて治療を行う。水いぼと異なり，浸出液が出ている場合（ジュクジュクしている場合）は集団でのプールは控える。

登園に制限はないが，湿潤部位がガーゼ等で被覆（ひふく）できる程度であることを目安とする。

### 3 おむつかぶれ

おむつかぶれと呼ばれる湿疹は大きく２つに分けられる。一つは尿やあせなどの化学的な刺激で皮膚がかぶれるものである。これは清潔に保つことと適切な外用薬で軽快する。もう一つは真菌（しんきん）による感染症である。これは真菌のカンジダが感染を起こすもので，抗真菌薬を使用しなければならない。

## 12 眼，耳の疾患

### 1 眼の疾患

視力の発達には感受性期間があり，幼児期までに適切な視覚刺激がないと視力が発達しない（弱視（じゃくし））。先天性白内障，先天性眼瞼下垂（がんけんかすい）であれば両側性に弱視がおこり，片眼の斜視（しゃし）や遠視によるものであれば片側性におこる。眼帯の使用も片側性弱視の原因となる。

## 2 耳の病気

### 1 急性中耳炎

鼓膜（こまく）の内側の**中耳**に細菌感染などが起こり，炎症をきたした状態である。乳児は成人と比べて耳管（じかん）（鼻と耳をつなぐ管）が太く水平なため耳管の開口部より細菌が侵入しやすく中耳炎になりやすい（図 4 − 8）。症状は不機嫌，発熱などで分かりづらいが，幼児以後は耳の疼痛（とうつう）を訴える。抗菌薬の内服で治療を行うが，切開が必要な場合もある。

中耳：
第 3 章 4 聴覚　図 3 − 13「耳の構造」（p.46）参照
中耳は図の鼓膜，鼓室，耳小骨（ツチ，キヌタ，アブミ骨），耳管からなる。

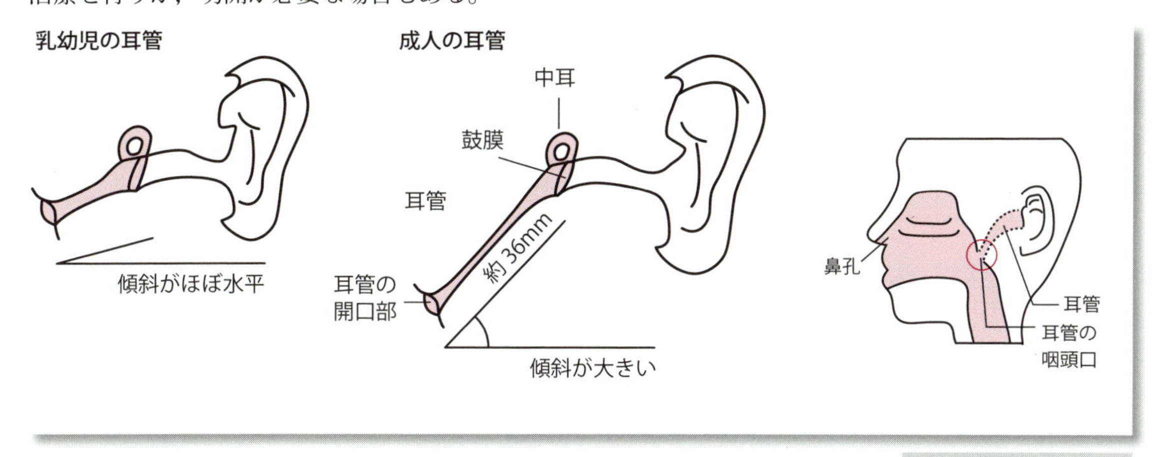


図 4 − 8
耳管の構造

### 2 滲出性中耳炎（しんしゅつせい）

中耳に液体が貯留した状態であり，急性中耳炎よりも自覚症状に乏しい。放置すると難聴の原因となることがあり，早期発見が重要である。

# 13 整形外科の疾患

## 1 成長痛

夜間に足の痛みを訴えるが，朝には治まっていることがよくある。下肢の疲労やストレスが原因といった考えがあるが，はっきりとした原因はわかっていない。膝，ふくらはぎ，大腿などが多いが，部位がはっきりしないことも多い。毎回同じところを痛がる場合や朝に痛みが増悪している場合は他の疾患の可能性が高く，受診が必要である。成長痛であればさすってあげるのが最も早く治る。

## 2 O 脚，X 脚

O 脚は膝の関節が外側に凸となる状態であり，X 脚は反対に凹になる状態である。子どもの脚は生理的に 2 歳頃までは O 脚であり 3 〜 5 歳頃で X 脚となる。歩行障害などがなければ経過観察とするが，変形が強ければ検査を行う。

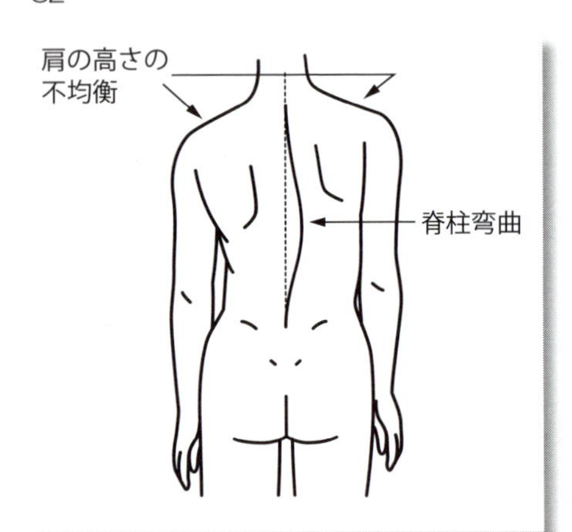


図4－9
脊柱側弯症

### 3 脊柱側弯症（せきちゅうそくわんしょう）

原因不明のもの（70％）と脳性まひなどに伴うものがある。通常は上下にまっすぐ伸びている脊柱（背骨）がねじれている状態である（図4－9）。肩の高さが違ったり，前かがみで肋骨隆起がみられる。軽度の場合は装具を着用し，重度の場合には手術療法を行う。

### 4 先天性股関節脱臼

先天性という名が付いているが，生後しばらくして起こることが多い。足の付け根の股関節が外れてしまう病態である。**新生児の足**は軽く曲げて外に開いているの形が通常であり，足をまっすぐに伸ばした状態でおむつなどをしていると発生率が増加する。放置すると歩行困難となるため，早期発見治療が重要である。通常は乳児検診にて股関節を動かしたときの音，皮膚のしわの非対象で診断できる。装具を用いて治療を行うが，重症の場合は手術となる。

新生児の足の形：
『子どもの保健Ⅱ』第2章 図2－20「乳児の自然な肢位」（p.49）参照

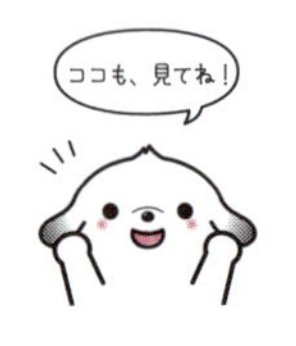


## 14 内分泌，代謝疾患

### 1 低 身 長

それぞれの年齢による成長曲線から大きく外れ，**ある一定の基準**を下回るものを低身長と呼ぶ。一時点の値ではなく，成長パターンにて考えることが重要である。基礎疾患のない体質性のものや成長ホルモン分泌が悪い下垂体性などがある。また，**愛情遮断症候群**でも低身長となるため注意を要する。

下垂体性低身長の場合は成長ホルモンの投与を行う。

ある一定の基準：
身長には個人差が大きいので，一般的には成長曲線の線の間（3～97パーセンタイル）の範囲から外れた場合を異常と考える。（第2章11身体発育とその評価「乳幼児身体発育曲線」参照）

愛情遮断症候群：
虐待や母親の精神的な疾患により，子どもに十分な愛情を注ぐことができず，成長，発達が遅れるもの。栄養不良の場合もあるが，実際成長ホルモンの分泌が悪い場合がある。

### 2 糖 尿 病

小児の糖尿病は血糖を下げるホルモンであるインスリンの分泌が悪いインスリン依存性（Ⅰ型）が多い。これは流行性耳下腺炎や他のウイルス感染によってすい臓のインスリン産生細胞が破壊されるためにおこる。

インスリンが不足すると細胞に糖が取り込まれず，高血糖となり様々な臓器にダメージをきたす。そのため，一生インスリンの注射を行わなければならない。最近は持続注入のタイプなどが普及しているが，副作用での低血糖だけではなく，児の精神的ストレスにも配慮が必要である。

最近は小児の肥満も多く，成人と同様のⅡ型糖尿病の増加が問題となっている。

### 3 甲状腺機能低下症

小児の甲状腺機能低下症（こうじょうせんきのうていかしょう）の多くは先天性であり，**新生児マス・スクリーニング**の対象疾患である。初期症状は便秘や不活発などがあり，放置すると精神発達障害をきたす。甲状腺ホルモンの内服で治療を行う。

新生児マス・スクリーニング：
生後数日目で哺乳が開始されている状態で，新生児の踵を穿刺して，血液をろ紙にしみこませ検査される。対象疾患としては，図4－10のような先天性代謝異常症と内分泌疾患である。
　フェニルケトン尿症，メープルシロップ尿症，ホモシスチン尿症，ガラクトース血症，先天性副腎過形成症，クレチン症

### 4 小児期の肥満

原因疾患による症候性肥満とエネルギー過多である単純性肥満がある。近年，外食を含めた食生活の変化や外遊びの減少により，子どもの単純性肥満が増加している。肥満を放置すると糖尿病を含めたさまざまな生活習慣病を子どものうちから発症する可能性がある。

食生活や生活習慣の改善が必要であるが，家族としての習慣も多く，指導は困難を伴う。また，患児は太っていることを気にしている場合も多く，精神的な配慮も必要である。

### 5 周期性嘔吐症（しゅうきせいおうとしょう）

一般的には「自家（じか）中毒」と呼ばれる病態である。幼児～学童にみられ，急激に嘔吐を繰り返し，尿中にはケトン体が出現する。原因は様々であるが，感染や精神的なストレスが誘引となる場合が多い。早期に点滴を施行し，水分・糖分の補給をすると軽快する。

### 6 先天性代謝異常

体内の物質を代謝する酵素が先天的に異常をきたした疾患群である。酵素の種類により様々な症状が生じる。早期に発見することによって特殊なミルクなどで進行を抑制できる場合もあり，新生児マススクリーニング対象疾患が多い。最近では**タンデムマス・スクリーニング**が施行され，様々な疾患が早期に診断可能となった。

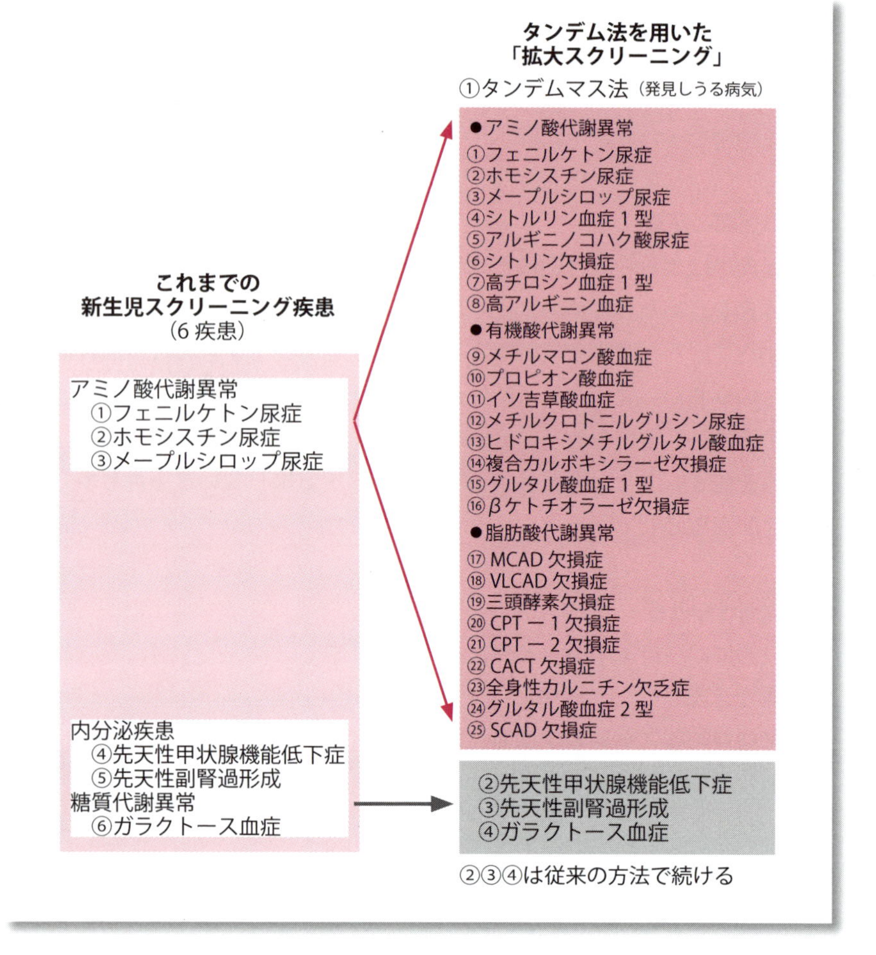


**図4－10 タンデムマス・スクリーニング**

（タンデムマス・スクリーニング普及協会）

タンデム質量分析計を使用して，新生児の検査時の負担を増やすことなく多くの検査ができるようになった。

## 15 人畜共通感染症，ペットからの感染

### 1 狂犬病

狂犬病ウイルスに感染した動物に噛（か）まれた場合などに発症する。発症すると極めて致死率は高いが，ワクチンで予防できる。日本では感染例はないが，アジアの一部の犬や北米のアライグマ，コウモリなどが保有しており，渡航の際にはワクチンの接種なども検討が必要である。

### 2 オウム病

オウム，セキセイインコ，鳩などの鳥類に感染しているクラミジアを吸入することにより発症する肺炎である。抗菌薬にて治療を行う。

### 3 エキノコックス症

主に北海道に生息するキタキツネ，犬などに寄生する寄生虫が原因である。

それらの便に汚染された野菜を食べることで感染し，肝臓に障害をもたらす。発症すると治療は困難である。

### 4　その他ペットからうつる病気

ペットとして飼われている動物の多くは，食中毒の項ででてきた細菌感染症の病原体を保有している。有名なものとしては爬虫類（亀など）のサルモネラ菌，小鳥のカンピロバクターなどがあげられるが，犬や猫でも多くの細菌を保有している。ふれあい動物園の家畜なども病原性大腸菌を保有している場合が多い。動物を触った後は流水でしっかり手洗いをすることが重要である。

## 16　乳幼児突然死症候群（SIDS）

SIDS：
（Sudden Infant Death Syndrome）

健康に暮らしている乳幼児が突然，死亡する疾患である。生後2か月から半年が多い。これらのなかでは他の疾患や事故，場合によっては虐待死などが含まれている可能性もあり，医療機関と警察，法医学教室などが連携して原因を追究している。厚労省のガイドラインによるとこの診断を得るには解剖が必須とされている。

現時点での原因は不明であるが，うつぶせ寝，児のそばでの喫煙，非母乳栄養などがリスク要因といわれている。平成23年では全国で148人の児が亡くなっており，乳児死亡の原因の第3位である。

### やってみよう！

❶予防接種スケジュール表を参考に，予防接種の計画をたててみよう。

（参考）主な小児期の予防接種

| | 開始時期 | 回数 | 生／不活化 |
|---|---|---|---|
| <定期接種> | | | |
| B型肝炎＊ | 生後２か月 | ２回，追加１回 | 不活化 |
| ヒブ＊ | 生後２か月 | ４回（初回３回，追加１回） | 不活化 |
| 肺炎球菌＊ | 生後２か月 | ４回（初回３回，追加１回） | 不活化 |
| 四種混合＊ | 生後３か月 | ４回（初回３回，追加１回） | 不活化 |
| BCG | 生後５か月 | １回 | 生 |
| MR | １歳 | ２回（１歳，小学校入学前） | 生 |
| 水痘 | １歳～１歳１か月 | ２回 | 生 |
| 日本脳炎 | ３歳 | 基礎免疫３回（初回２回，追加１回），９歳で４回目 | 不活化 |
| 二種混合 | 11歳 | １回 | 不活化 |
| <任意接種> | | | |
| ロタ＊ | 生後２か月 | ２回，３回 | 生（経口） |
| おたふく | １歳～１歳１か月 | ２回 | 生 |

＊同時接種が推奨されている
注：生ワクチン後４週、不活化ワクチン後１週はワクチン接種不可

（参考）NPO法人VPDを知って子どもを守ろうの会HP
（http://www.know-vpd.jp/）

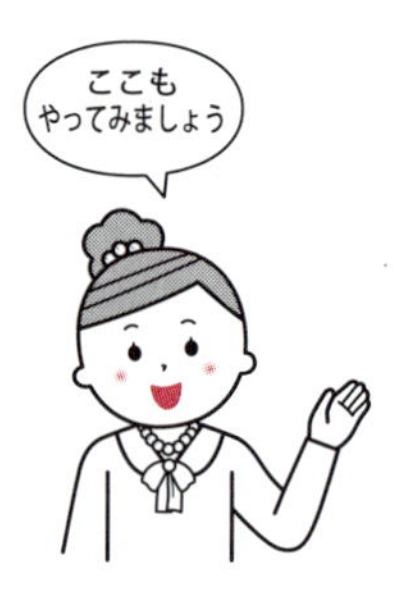


❷接触感染，飛沫感染など感染様式にあわせて，感染を拡大させない対策を考えてみよう。

❸子どもが食事中に急に嘔吐をした場合に，考えられる事とその対応について考えてみよう。（参考文献：『保育園や幼稚園に通うこどもたちの健康のために』名古屋市小児科医会編著　2013年）

（北川好郎）

●引用・参考文献
1）厚生労働省ホームページ
2）NPO法人VPDを知って，子どもを守ろうの会ホームページ
3）名古屋市教育委員会ホームページ
4）AAP,Red Book,Appendix VI Clinical syndrome associated with food borne disease, p857-860,2006

# 第5章 子どもの精神保健

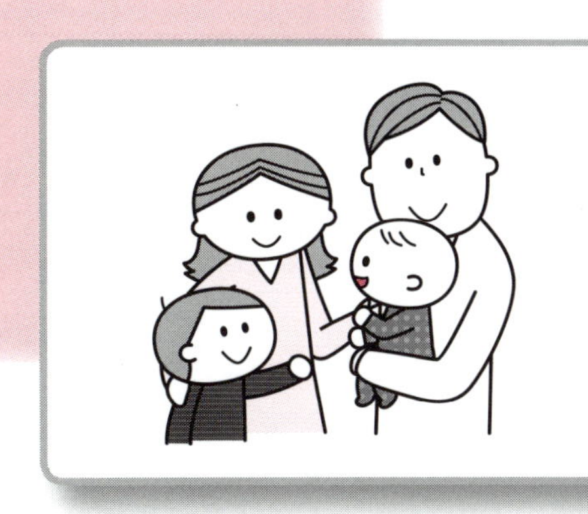

## 1 子どもの生活環境と精神保健

### 1 家 族 関 係

#### 1 核家族化・少子化

21 世紀，核家族での子育てが一般的になってきている。20 世紀半(なか)ば，「金の卵」と言われた 10 代の若者が地方から都市に流入，就職して定着した。第１次･第２次産業と第３次産業の従事者数は逆転し（1970 年代）（図５－１），仕事と家庭生活が分離し**性別役割分業**が急激に進んだ。それに伴い，家族形態が大家族から核家族へと変化をし，現在は，２～３世代目の核家族(かくかぞく)である。その世代は，大家族や地域社会で助け合いが日常的に行われていた生活を体験していない。

第１次産業が中心の社会では，家族や地域の助け合いが日常的に不可欠だった。赤ちゃんをおんぶした学童が小さい子を引き連れて，面倒をみながら一緒に遊んでいる姿が一般的であった。子どもは，親だけではなく，きょうだい・多世代の人々が育てていたのである。現代は核家族化，**単身世帯**の増加，きょうだい数の減少，地域のつながりの希薄化(きはくか)などにより，大家族や地域の多くの人々のかかわりの中で子どもが育つことは困難になった。

**性別役割分業：**
母親は家事育児をし，企業労働者として父親（夫）が仕事に専念できるように家庭を守ることが奨励された。

**単身世帯：**
1980 年 710 万５千世帯，2000 年 1291 万１千世帯，2010 年 1675 万５千世帯と急増している。
（総務省統計局ＨＰ）

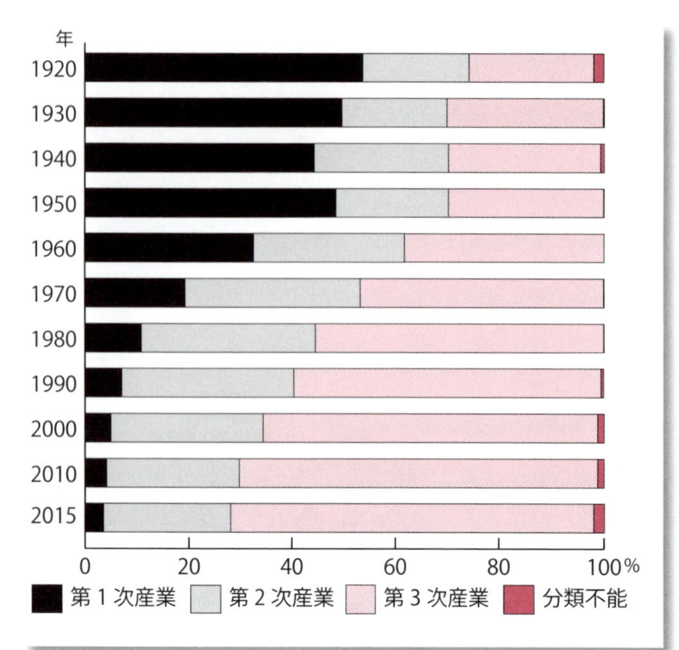


**図 5 － 1**
**産業別就業人口の推移**

（2015 年版「厚生労働白書」）

これらの社会現象に伴い，子育てにおける大きな問題は，子育て家庭への見守りや育児の基本的な知識の伝達システムが弱体化，子ども同士がかかわりあって育つことが困難になった点である。

### 2 親の育児力

**第 1 子の平均出産年齢**は 30.7 歳（2015 年）となり，年々高まっている。仕事を続け長期間キャリアを積んでから 30 代 40 代で出産する人の増加と，10 代で親になる若年出産数は全体の比率は少ないものの減少はしていない。

高年齢で親になる人は仕事のスキルは高められても育児のノウハウは身につけていない。また，若年の親は青年期の自己形成と同時に親としての役割を担うという 2 つの課題を抱えることになる。どちらの親にも育児スキルを体得する機会は不可欠である。

しかし，少子化・核家族化により育つ時に乳幼児の世話をする機会は少なく，育児の経験のないままわが子の子育てが始まる。それに加え，地域のつながりが薄く育児モデルとなる人が身近にいない。

また，大家族や地域の人が伝えていた育児スキルは伝達できなくなり，親が育児力を生活の場で磨くことが困難である。育児に関して体験的学びのない親たちの育児不安は当然の結果であり，親が安心して育児力をつける社会システムにする必要がある。

**第 1 子出生時の母の平均年齢：**
1965 年 25.7 歳，
1995 年 27.5 歳，
2015 年 30.7 歳である。（厚生労働省 2015 年人口動態月報統計）

### 3 多様な家族観

家族総出で仕事をし家庭を維持していた 20 世紀半ばから，仕事と家庭が分離され“専業主婦”が社会的ステータスとして捉えられ『男は仕事・女は家事育児』の時代を経て，現在は男女共に労働することが当たり前な社会へと変遷しつつある。その社会の変化に伴って，家族観も多様になっている。

性別役割分業の家庭，共働き家庭，少数ではあるが父親が家事・育児を担当し母親が働く家庭などが混在している。従来からの大家族や 2 世帯住宅で生計は別だが隣に住むなどさまざまな形態をとっている。離婚の増加に伴い，一人親家庭や**ステップファミリー**も特異なことではなくなってきた。また，「イクメン」との新語が生まれる程，父親が家事・育児を担うことは一般化しつつある。

**ステップファミリー：**
夫婦のどちらかが，以前のパートナーとの間にもうけた子どもを連れて再婚した家庭。

## 2　文化・教育環境

### 1　メディア社会

20世紀から21世紀にかけて，社会は大きく変化した。その要因は情報手段の進歩が最も大きいと考えられる。テレビ，ビデオ，パソコンのある環境に子どもは生まれ，乳児期からその影響を受けて育つ。テレビ放送が開始（1950年代）され，パソコン（1970年代）や携帯電話（1980年代）が一般家庭に普及し，容易に膨大（ぼうだい）な情報が瞬時に居ながらにして入手可能となった。人々はこれらの通信手段で世界の情勢や情報を共有する。経験していないことも知識として「知り」，人々はその情報を元に判断し行動している。人々は秒単位のメディア情報に，大きく影響を受けた生活を営（いとな）んでいる。

### 2　ネット文化

インターネットは，情報のスピード化，簡便（かんべん）化，そして以前には予測しなかった急速な広がりをみせた。ほしい情報が家庭に居ながら瞬時に入手可能となった。便利であるが，資料を調べてわかる発見の喜びや面白さ，達成感はうばわれている。体験的な学びの機会が減少すると同時に，工夫や考える力を養う機会が極端になくなっているのだ。

脳科学の研究では，携帯電話等の操作時には脳の本能的な部分は動くが，前頭前野（ぜんとうぜんや）の動きは弱い（森昭雄　2004）という（図5－2）。前頭前野は意欲や感情のコントロールに影響を及ぼす人間らしさをつかさどる重要な部分である。子どもが育つ時に五感を使い，考える力が意欲，感情をコントロールする力を十分養いたいものである。

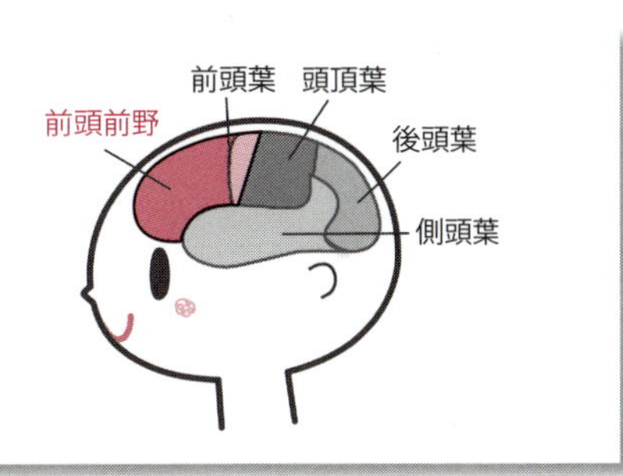


図5－2
前頭前野

ネット社会は，学ぶプロセスより，知識を知っているかいないかとの結果が優先されがちになる。しかし，体験に裏付けられた知識ではないので，空中を歩くような危うさを伴う。また，人とのつながり方にも変化をもたらしている。直接会ったことのない人と文字でのコミュニケーションが可能である。また，学校に行かなくてもメールでやり取りをして，間接的には人とつながることができる。これは，ガラス越しに会話をしているような状態であって，人との直接的なコミュニケーション能力を磨くことはできない。**社会のルール**を基盤にしたうえでは，有効な情報手段ではあるが，そのルールが守られないと凶器（きょうき）にもなり得る危険性をはらんでいる。

社会のルール：
インターネットなどの使用に関するルールである。カナダなどメディア・リテラシー教育を始めている国もある。

上述したように，さまざまな機器は生活の仕方や判断，物事への感じ方や人間の育ちにも多大な影響を与えている。機器類が大人だけではなく，子どもの日常生活でも使用され，体験の質が変化しているからである。今後もその影響を考慮して，子どもの心の健康を見ていかなければならない。

# 3 社会環境

## 1 近代化と消費社会

家庭生活で考えてみよう。半世紀前までは，おしめは古い浴衣（ゆかた）地を使って縫い，料理は３食家庭で作った。出かける時にも家庭で作ったお弁当を持参し，生活全般に手作りが当たり前であった。経済的に裕福ではなかったし，現代のようにどこにでも飲食店が並んでいなかったからでもある。20 世紀半（なか）ばまでの子どもたちは，遊具は買うものでなく，「作る」ものであった。竹トンボや竹馬，そりやカンぽっくりなど自分たちで遊具を作っては遊んでいた。おもちゃを作りながら，どのようにしたら丈夫で性能のよいものが作れるかを工夫し，作る過程で道具の使い方を覚え，細やかな手先の動きや体の使い方が鍛（きた）えられていった。また，仲間との助け合いは日常的にあり，忍耐力や人とのコミュニケーションの仕方が培（つちか）われ，制作した達成感も味わったものである。このような体験と共に生活の知恵や生き方も伝達されていた。

全国のコンビニエンスストアは 56,724 店（2016 年３月）と**小学校の数**をはるかに上回った。コンビニ数に象徴されるように，現代は，近所のお店で容易に商品を入手できるようになり，できあがった製品を買う生活が主流を占めている。「製品を購入する」生活スタイルは，人の想像力や工夫する力等をうばう。時間はかからず必要なものが手に入るが，制作するプロセスで得られていた体や心の成長ができない。ものに込められた思いを大切にする心は持ちにくい。さらに，結果を重視する思考に陥りがちである。

小学校の数：
全国の小学校は 20,852 校。99 % は公立，他は国立と私立である。（2014 年　文部科学省）

「人にとって本当の豊かさは何か」を一人ひとりが，そして社会としても真剣に考えていかねばならない時代である。

## 2 多文化社会

世界金融危機（2009）の影響で日本の**外国人登録者数**は初めて減少したものの，40 年ほど前の約３倍の 230 万人と増加し，仕事や子育てで異文化の人々とかかわる機会が珍（めずら）しいことではなくなった。中国，韓国，フィリピン，ブラジルなど，その国籍は，実に約 200 か国に及ぶ。多くは都市部に在住するが，慣れない異文化圏での生活，親族などのサポートや育児仲間が得にくい中での子育ては孤立（こりつ）しやすく，さまざまな困難を伴う。また，コミュニケーション手段である言語の違いから生じる問題も多い。母国語で地域の情報が入手しにくく，育児の見守りや適切な社会資源になかなか結び付かない。日本で育つ外国人の子どもは，異文化へのアイデンティティ形成の課題も加わる。他方，子どもを保育する側は，コミュニケーションの仕方や価値観，宗教の違いで生じる保育や給食等，新たな課題への対処が必要となる。文化の違いを持つ保護者とのコミュニケーションも大きな課題の一つである。

外国人登録者数：
1977 年に約 80 万人であったが，2016 年６月末に約 230 万人となった。（法務省）

# 2　子どもの心の健康とその課題

## 1　精神発達課題

人は生理的欲求や安全・愛情欲求，他者とつながりや認められたい欲求などを充足し，その上で，自立や独自性への欲求をもち，人間としての尊厳を尊重する存在へと成長する（マズロー）。

マズロー：（1908 ～ 1970）アメリカの心理学者。マズローは人の欲求を５段階で説明した。生理的や安全，愛情欲求からなる基本的欲求と人間らしさを求める（承認と自己実現欲求）成長欲求である。

子どもが自己受容をして安定した心の大人に育つために，各成長段階での発達課題がある（表５－１，エリクソン）。

乳児期には，生理的欲求の充足を与えられながら，安心で心地よい体験を重ね，基本的信頼感を形成する。この信頼感は，誕生した社会，人間，そして乳児自身への信頼感となり，人格の土台となる。泣く，ぐずるなどの行為でしか欲求を表せない乳児期に，基本的信頼感を形成することは，その後の発達に大きな影響を与える。

| | 【死】 | | | |
|---|---|---|---|---|
| 第８段階 | 老年期 | 統合性 | 対 | 絶　望 |
| 第７段階 | 成人期 | 生殖性 | 対 | 停　滞 |
| 第６段階 | 成人初期 | 親密性 | 対 | 孤　立 |
| 第５段階 | 青年期 | アイデンティティの確立 | 対 | 役割の拡散 |
| 第４段階 | 学童期 | 勤勉性 | 対 | 劣等感 |
| 第３段階 | 幼児期後期 | 自主性 | 対 | 罪責感 |
| 第２段階 | 幼児期前期 | 自律感 | 対 | 恥・疑惑 |
| 第１段階 | 乳児期 | 基本的信頼 | 対 | 基本的不信 |
| | 【誕生】 | 〈ポジティブ〉 | | 〈ネガティブ〉 |

表５－１
エリクソンの人格発達課題

エリクソン：（1902 ～ 1994）アメリカの心理学者。人間の社会的・文化的側面に注目し，誕生から死に至るまでの生涯を連続してとらえる「ライフサイクル」という構想を提唱した。

第２段階の課題は自律感の形成である。歩行によって行動範囲が広がり，ものに触れ，感じ，体験して自分の世界を広げていく。子どもが達成感を味わえるようにしていくと，自律感が高まる。

さらにもうひとまわり世界を広げるのが第３段階である。大人に守られた環境だけでなく，子どもとのかかわりへの欲求が強くなる。欲求を通せない葛藤を経験し，自己主張と他者との折り合いを学習する段階である。

第４段階の学童期には，努力をして物事を達成する勤勉性を磨く。そして，自分の特徴をつけ自分らしさを再構築するのが思春期・青年期の課題である。アイデンティティの形成期には，急激な身体的成長と精神的な葛藤を経験しながら，長所も短所も含めた自己受容に向かう。

## 2　乳児期の精神保健

### 1　基本的信頼感のゆがみ

個人差を持って生まれた乳児は，養育される経験（環境）を通して人格を形成していく。誕生後早期の母子分離や産後うつ病などで適切な養育環境でない時に，発達への深刻な影響が出る。養育行動の質の違いによって，１歳時点での乳児の愛着形成がすでに異なることが証明されている。見知らぬ場面での乳児の行動に関する研究（アンナフロイトセンター：イギリス）をみてみよう。

母子分離：低体重出生や乳児の疾患治療のために，入院を余儀なくされるなどで誕生直後に乳児が母親と離されること。

初めての部屋で母親としばらく過ごした後，見知らぬ人が入室し乳児と遊ぶ。その後，母親がその場から離れたときの乳児の反応は，二つのタイプに分かれる。「安定型」と「不安定型」である。

親との愛着が形成されている安定型の乳児は，不安な状況になったときに泣いて親の後を追い，その姿を見つけると親にしっかりとしがみつき安心感を得て，再び探索行動を始める。

他方，不安定型の乳児は，親の後追いをしない。親がふたたび入室しその姿を見つけた時には，さらに複雑な反応をする。親に近寄らず困惑した表情をしながらおもちゃをいじり続ける，頭を床に打ちつける乳児もいる。親が抱きあげても，なかなかぐずりが収まらないのである。親子の視線が合わず，情緒的なコミュニケーションが成立しない。

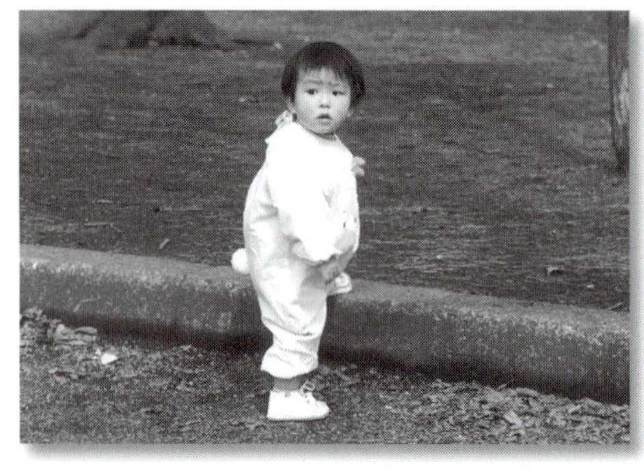

『ここのぼっていい？』と確認する時に，大人の方を振り返る１歳児

この研究が示すように，親との基本的信頼感の有無によって，親が安全基地となるかどうかが決まる。前者の安定した乳児は親以外の人でも楽しい経験ができ，自分の世界を広げていく。後者の乳児は，安心を与えてくれる存在として人を認識していないので，人とのかかわりで不安が解消されない。

歩き始め，大人が出すサインを基準として行動するようになると，この傾向はさらに顕著になる。大人の笑顔や優しい声かけは肯定されていると理解し，緊張した表情や大声は「してはいけない」行動と乳児は判断する。安定型の乳児は，時々大人の方を見ながら動く。したがって，状況の理解を深め自分の世界をスムースに広げる。一方，不安定型の乳児は人との信頼関係が形成されていないので，大人を気にせずに動きまわる。そして，人の声かけをきちんと受け止めない。その結果，制止や注意される経験が多くなり，ますます信頼関係を築きにくいという悪循環となる。

## 2 問題行動とその対応

基本的信頼感の形成が不十分な場合には，乳児は不安を自分で解消させる方法をとる。それが，しばしば次のような不適切な行動となる。

> ロッキング，極端な泣き，睡眠パターンの乱れ，食の変化，
> 養育者への極端なしがみつき，おどおどした表情，無表情　など

心身症：
身体疾患のうち，その発症と経過に心理社会的因子が密接に関与し，器質的ないし機能的障害の認められる疾患を呈するもの。ただし，うつ病などの精神疾患に伴う身体症状は除外される（日本心身医学会）

**心身症**として体の一部に症状がでる大人とは異なり，乳児は心身が未分化な分，明確な区分はできない。身体面と心理面と両面からみての対応が求められる。乳児の表す状態は多様であるが，保育上は基本的信頼感の形成が目標となる。できるだけ環境の変化を少なくし，同じ保育者がかかわるようにする。乳児の欲求にタイミングよく応じ，安心で受容される体験を重ねてい

く。乳児の感情を共感的に理解し，それを言葉で穏やかに伝える。保育者が穏やかな気持ちでいれば，乳児は安心し，心身ともにゆったりと包まれた感覚を持つであろう。乳児の保育者への愛着形成が進むと徐々に不適切な行動は解消される。混乱した気持ちは共感され軽くなると同時に，信頼感を形成していく。

## 3　幼児期の精神保健

幼児期以降の心理的な問題は図5－3のようにあらわせる。ここでは，生活習慣に表れる問題など，保育場面でみられやすい主な問題行動について述べる。

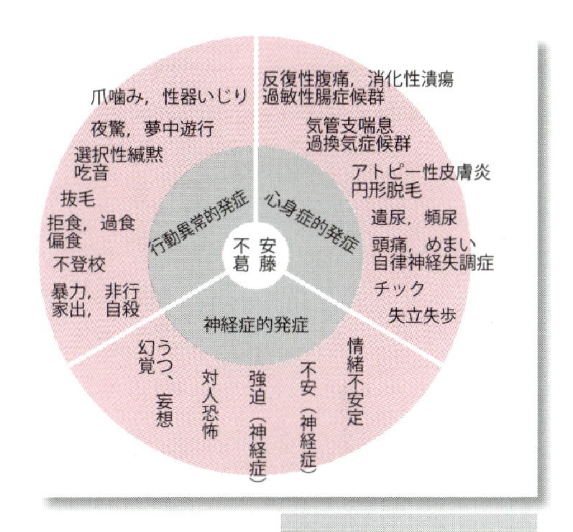


**図5－3**
**心の問題の表れ方**

（篁倫子：独立行政法人国立特別支援教育総合研究所）

### 1　生活習慣に表れる問題

#### 1　排　泄

排泄の自立後に，頻尿や夜尿，おもらし，遺糞（いふん）などがたびたび繰り返される場合には身体的原因と心因性との両面から考えていく。きょうだいの誕生や家庭内の不和，集団場面での緊張や排泄の失敗への不安など心因性の原因はさまざまである。保育者は，原因となっている状況の把握（はあく）に努め，子どもがどのような影響を受けているかを考え，対応や保育を改善していく。

一度自立しているので，排泄の仕方は理解している。失敗をとがめず，汚れた衣類を取り替え清潔にするのは，基本的な対応である。叱（しか）って治（なお）すことはできない。

排尿に関する問題は，膀胱炎（ぼうこうえん）など身体の病気による可能性も考慮する必要がある。頻尿は，尿意を感じトイレに頻繁に行く行為である。「さっき，トイレに行ったばかりで出るはずがないでしょう。」などと決めつけず，それらの行動を表す時の状況を観察してみよう。自分を安心して出せない状況がある，要求が通らなかった，叱られた，課題が難しすぎる，他児とのトラブルなど子どもにとって緊張の高い状況が考えられないだろうか。繰り返されるおもらしも同様の考え方で対応する。失敗を避（さ）けるために，頻繁（ひんぱん）にトイレに誘うことは逆効果となる。

夜尿の場合には，夕食から就寝前に取る水分量を減らし，頻尿（ひんにょう）と同様に心理的原因を考え対応していこう。失敗をとがめて治すことはできない。子どもが，安心した生活を送れているだろうか。過度な期待や家庭内のトラブルなどで子どもが緊張を高めていないかを見直してみよう。

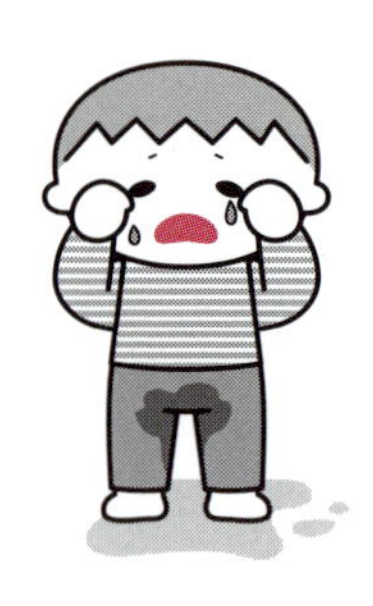

**事例５－１**

３歳児健診で，ママはかずちゃんのおもらしについて相談した。トイレで排泄ができていたのに，最近，おもらしをするようになってきた。来春の幼稚園入園を控え，「トイレでおしっこができないと，幼稚園に行けないでしょう」と注意するが，一向に改善しなかったのである。ママは相談員と話し，失敗するようになった焦りが自分にあること，弟が生まれお兄ちゃんだからと頑張らせていたことなどに気づいた。かずちゃんの甘えたい気持ちを受け止めようと思えた。そのような対応を心がけて１週間後，かずちゃんのおもらしはなくなった。それに，「僕，お兄ちゃんだから」と積極的に手伝いをするようになったのだ。

### ❷ 食　事

心理的な原因を「食」で表す場合は，食事の量，食べ方などにでる。食べても満腹感が持てず異常に食事の量が増える，あるいは，食欲が極端に落ちるなどである。

一食ごとに一喜一憂（いっきいちゆう）せず，２～３日間のスパンで子どもの食事の量を観察する。食事は体の成長と関連するだけに食べるように強要（きょうよう）しがちであるが，食欲を低下させ逆効果となる。食べられたことを褒（ほ）める，食事の雰囲気を変えるなど楽しめる工夫をして心理面への対応をしつつ，長く続くようであれば医療機関の受診をする。

きょうだいの誕生による赤ちゃん返りの時には，自分で食べず，親や保育者に食べさせて欲しがる，赤ちゃんと同じミルクやおっぱいを飲みたがる，哺乳瓶で飲む場合もある。これらは，甘えたい，自分に注目してほしいなどの気持ちの表れであるから，その甘えを十分に受け止めると自立していく。「赤ちゃんにもどっちゃったの？」「お姉ちゃんなのに変でしょ」など，無理に自立を促し甘えを我慢（がまん）させる対応は，かえって事態を長引かせる。

噛（か）む習慣が離乳食期に習得できていないと幼児期の偏食や過食につながることが多い。偏食をとがめて修正するのではなく，保育者は噛む姿を見せ，十分に噛んで食べる習慣がつくと解消する。

### ❸ 睡　眠

睡眠中に起こるのは夜驚症（やきょうしょう），夢遊病（むゆうびょう）などがある。夜驚症は，突然の悲鳴と共に起き上がり，部屋の中を歩き回る。明け方ではなく入眠して１～２時間の頃に起きやすい。４～８歳頃に最も多く，大部分は自然に治っていく。夢遊病は，眠ったまま起き上がり歩き回ったり，排尿することもある。本人は全く覚えていない。意識がないので，けがや転落に注意をする。両者とも，昼間の過ごし方や心理的負担を強く受けていないかも考え，対応していく。

暗闇や一人で寝ることを，急に極端に怖（こわ）がるようになった場合には，**虐待**などの可能性もあるので，子どもの状態をよく観察していく必要がある。

虐待：
性的虐待を受けると，怯えや暗闇を極端にこわがる，急に意欲が落ちるなど行動に大きな変化を起こすことが多い。

## 2 行動に表れる問題と対応

### 1 チック

チックは，突然起きる体の不随意(ふずいい)な運動や発声をいう。瞬(まばた)きや肩の上下，首を振る運動チックと咳払(せきばら)いなどの音声チックがある。単にその癖(くせ)を止めるように注意してもよくならない。意図的にしているのではなく，不安や叱られる怯えなど何らかの心理的緊張がある。結果だけに注目しないかかわり方や達成しやすい保育内容などに改善して，子どもの緊張を軽減したり，自信を持てる体験を増やしていく。

チック症状が長期間継続する**トゥレット症候群**は，服薬の効果が認められており，医療と心理的ケアと並行するとよい。

トゥレット症候群：運動チックと音声チックの両方が起こり，１年以上持続しているチック。名称はジル・ド・ラ・トゥレット医師の名前による。

### 2 吃　音

言葉をスムースに話すことができなくなる吃音(きつおん)は，発達の一過性のものと心因性の原因とがある。発達によるものは，情緒と言葉の発達がアンバランスな時期にみられる。一般的には文レベルの言葉を話すようになる２～３歳頃が多く，言語の発達が進むと自然に消失するのが一過性の吃音である。他方，心因性の場合には年齢と関係なく起きる。表面的な話し方に注目するのではなく，心理的対応が必要となる。夫婦間のトラブルや転居(てんきょ)などの環境の変化も大きく影響する。また，不適切あるいは過度な期待等が原因となることもある。話し方の修正は避け，話をよく聴いて受容し，言語以外の面でも自信を育てる保育をすると徐々に改善する。

吃音は，吃(ども)る時期と全く吃らない時期を繰り返し，徐々に減少する経過をたどる。一足飛びに改善することはないので，状態に一喜一憂せず，長期的な視点で自我の成長を見守ることが求められる。

事例５－２のミカちゃんの親は保育者と話し合い，両親で子どもに厳しすぎる対応になっていることに気づいた。同時に自己主張の大切さと子どもが社会性を学ぶプロセスをサポートする大人の役目についての知識を学んだ。頭ごなしに叱るのではなく，ミカちゃんの気持ちを受け取り，少し待つ対応を心がけるようになってから吃りが減ってきた。

**事例５－２**

４歳のミカちゃんは幼稚園生活に慣れ，降園後も近所の友達と遊ぶことが多くなってきた。時には子ども同士でぶつかり，ミカちゃんが相手をたたいたり物を投げたりするようになった。吃りが出てきたのは，その頃であった。以前，ミカちゃんは友達に遊具を貸していた。トラブルは少なく，両親は「いい子」と思っていた。ミカちゃんが手を出すようになってから，それまであまり子どもを叱らなかった父親が強く叱るようになった。警察官の父親はわが子が将来“暴力”をふるうようになっては困ると考えたからである。やっと自己主張をし始めたミカちゃんは親の期待と主張をしたい自分との強い葛藤をかかえ，それが吃音となって表れたのである。

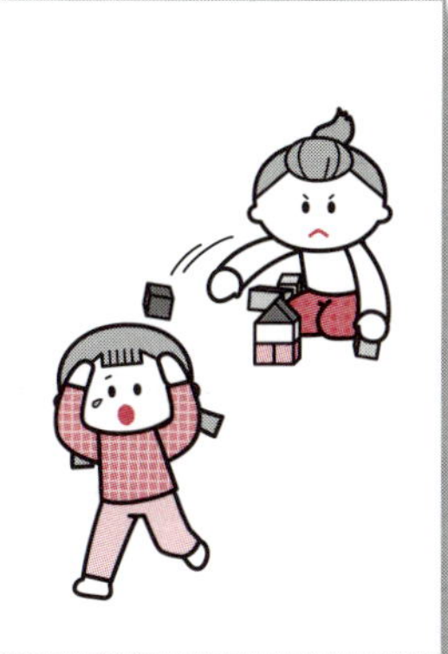

### ❸ かん黙

言葉を習得しているのに話せなくなるのが，かん（緘）黙（もく）である。幼児の場合には，家庭以外の場所や集団で話せなくなる「場面かん黙」がよくみられる。

場面かん黙が起きている原因は必ずしも集団とは限らないが，対応には配慮が必要である。吃音と同様に，根本的な問題は話し方ではなく，何らかの心理的な葛藤が原因と考えられる。大人は子どもに話させようとしがちである。それがさらにストレスとなり，改善しにくくなる。話すことを強制せず，子どもの感情を大切にし，自我の育ちを支える保育をする。

保育は，考える課題よりも体を使った遊びや熱中して思わず声や笑顔が出るような内容が適している。また，子どもたちのからかいが生じないクラスの雰囲気作りも大切である。かん黙がひどい場合や保護者の心配が大きい場合には，相談機関でのプレイセラピーやカウンセリングを並行すると改善しやすい。

上記以外にも，爪かみ，指しゃぶりやオナニー，抜毛（ばつもう）なども心理的な原因が考えられる。上述した問題と同様，それらの行動の背景にある原因を捉え，子どもへの対応と同時に環境の調整等も行う。子どもが安心して自分の感情を出しながら，成長していけるように配慮していく。

## 3 喪失体験による問題と対応

親の死や離婚により親を失った時，どの年齢の子どもも大きなショックを受ける。子どもが幼いからとの理由で，親は事実の説明を避けがちである。子どもは家庭状況から変化を感じているだけに何かわからない不安を抱える。親を失ったのは自分が原因だと思ったり，残った親も突然いなくなるのではないか等の思いを持つが，大人に話せない子が多いという。そのため，大人は子どもの遊ぶ姿を見て傷ついていないと思いやすい。しかし，子どもも大人同様深い悲しみを感じており，行動が乱暴になるなど表５－２のような表し方をする。感情を押し込めず，悲しみや怒りを表すことは健康なことである。保育者は，「お父さん，いなくても平気」等子どもの表面的な言葉ではなく，行動を観察し子どもの気もちを感じ取ろう。子どもの感情に寄り添いつつ，その適切な出し方を子どもが習得できるように支えていこう。

**表５－２**
**親を失った子どもの反応**

（S. マルタ「シングルシンフォニー」を参照に作成）

| 年　齢 | 子どもの反応 | 求められる対応 |
|---|---|---|
| 誕生～ 18 か月 | 睡眠や食事の習慣の変化，養育者へのしがみつき | 第一養育者からできるだけ離さない，言い争わないなど |
| 18 か月～２歳 | いらいら，不安，しがみつき，叩く，かむなど | 愛情の一貫性を保つ，敵意等の適切な解消法を教えるなど |
| ３～６歳 | おねしょなど退行，いらいらしやすい，攻撃性と敵意など | 変化を説明する，攻撃性解消の適切な方法を教える，愛情を伝えるなど |

## 4 集団の中での問題と対応

幼児集団では，たたく，噛みつ

くなど乱暴な行動や落ち着きがない，指示に従えず集団行動がとれないなどが問題となる。困った行動をする子に注意を与えるだけになりがちだが，もう一歩進めた保育をしよう。

これらの子どもたちが，感情の適切な表現方法を学ぶ必要があることは，いずれの症状にも共通している。対応の仕方はそれぞれの状況によって異なり，子どもがなぜ不適切な行動をするかを見極めなければならない。経験不足で社会性や感情の表現手段を知らないのであれば，保育者が行動モデルを示し子どもが適切な行動を習得しやすくしていく。しかし，根底に不安や強い欲求不満，家庭内の不和や暴力があるなどの場合には，それらを配慮した上での対応が肝要である。表面的な行動の修正にとどまらず，一貫した愛情を与えることが重要になってくる。また，知的障害や集中力が短いなどの傾向を持つ場合には，その特徴に応じて，安定した心と能力とを伸ばす工夫された保育が求められる。

## 4　学齢期の精神保健

努力をして達成感を得る経験を重ねて自分の特徴をつけていくのが学齢期の人格発達課題である。この時期は学習が生活の大きな割合を占める。心の問題を学校や子ども同士の関係の問題として表す。そのほかにも幼児期で述べた症状を学童期で表す子どももいる。あるいは，後述する思春期の問題を，思春期前期にあたる小学校高学年期に表す場合もある。

### 1　不登校

学校に行けなくなることは，本人，家族にとって困惑し苛立ちを感じさせる事態である。子どもたちは自分の気持より他者の思いを優先させ，自我が年齢相応に育っていない傾向がある。親の指示に従うことで認められて育ったいわゆる「よい子」が多い。もうひとつの傾向は，近年の少子化等の影響が考えられる現象である。学校教育に入る前に子ども同士で遊ぶ経験が少なく，失敗やストレスへの耐性が弱い場合である。葛藤経験が少ないことに加え，それを母親がかばう過保護傾向がみられる。

不登校を始めた時に，まず子どもの気持ちをよく聴く。初期に環境の調整で改善する場合もあるからである。低年齢の不登校は，家庭環境が関連していることが多い。不登校への対応は本人だけでなく，家族の理解を得ることは欠かせない。スクールカウンセラーとの連携などの環境調整も視野に入れた対応をしていこう。

学校に行かせることが目的ではなく，子どもの感情を大切にして自我を育てる。同時に，感情の適切な表現法を身につける。また，ストレスに直面した時のいろいろな解消法を学び，ストレスに押しつぶされず気分転換ができるようになる必要がある。

### 2 学業不振

勉強に身が入らず学習が進まない原因は多様であり，一律ではない。子どもの状態をよく観察し，家庭での状況を含めて原因を捉え，それに応じた対応をしていく。子どもに影響を与える要素は，本人の能力，障害の有無や学童期以前の親子関係や集団での経験，そして現在の生活環境があげられる。

軽度の知的障害や興味・関心に強い偏りをもつ発達障害（p.102 参照）の問題をもつ子どもの場合は，学習内容が理解できず意欲が低下し学業不振を招くことがある。

親の精神的な問題や貧困あるいは両親間での暴力（ドメスティック・バイオレンス：以後ＤＶ）等で家庭環境が不安定であることも影響する。また，親の養育態度は学業不振の原因となりやすい。たとえば親の高い期待は子どもの不安を招き，過保護は年齢相応の自立を阻害する。児童虐待も学業不振の原因である。いずれの場合にも，子どもが安心して生活できる環境を整えていかねばならない。

学業への意欲と集中力を育てる取り組みと並行して，子どもの自己肯定感を育てる。子どもが自分の感情を尊重され本来の自分でよいと思える（自己受容）こと，自己決定の体験をすること等が子どもの成長を促す。

### 3 いじめ

近年，子どものいじめが陰湿化していると言われている。一人の子をターゲットにし,集団で排除する。いじめは実行する子どもだけの問題ではない。いじめをみて知らんふりをする周囲の子どもの行動がいじめを成立させる条件となっている。実行する子どもたちも，自分がいじめられる側にならないために，リーダーの言いなりになっていたと大人になってから振り返る。当事者の子どもだけでなく，この構造を崩す働きかけも必要である。

子どもの低い自尊感情や不安を，弱い者に対して向ける不適切な表し方の一つがいじめである。感情を適切に出すことや集団内に居場所を作り，力を発揮できるようにする。

また，メールや携帯電話を与えることが低年齢化するに伴い，現代特有のいじめが生じている。以前は，集団を離れれば，相手のいじめから逃れることができた。しかし，メール等は時間も場所も関係なく，執拗に続く可能性がある。大人の目が行き届きにくいことも，いじめの発見を遅らせる。したがって，学童期には，大人の責任で機器の管理が必要だろう。事態を深刻化させないためには，普段から子どもが大人に相談できる関係を作っておく。

## 5　思春期の精神保健

### 1　思春期の特徴

身体的，特に性的成長の著しい思春期は精神的にも大きく揺らぎ，精神的な病気が発症しやすい時期である（図5－4）。この時期には，基本的信頼感の形成不全や親の指示や期待に応じ過ぎて成長してきた子どもたちの未解決の発達課題が明確になる。家庭内暴力や摂食障害など表れ方はさまざまであるが，多くは数年以上かかって，現在の子どもの状態につながる感情の表し方や低い自己像を獲得している。したがって，即効的な解決法はなく，改善には長期間かかる。また，家族からの支えはもちろんのこと，医療機関やカウンセリングなど専門的な対応も並行して必要である。思春期以前の未解決な発達課題達成へのサポートが不可欠なのは，どの症状であっても共通である。

**図5－4**
**思春期の主な心理的障害と起きやすい時期**

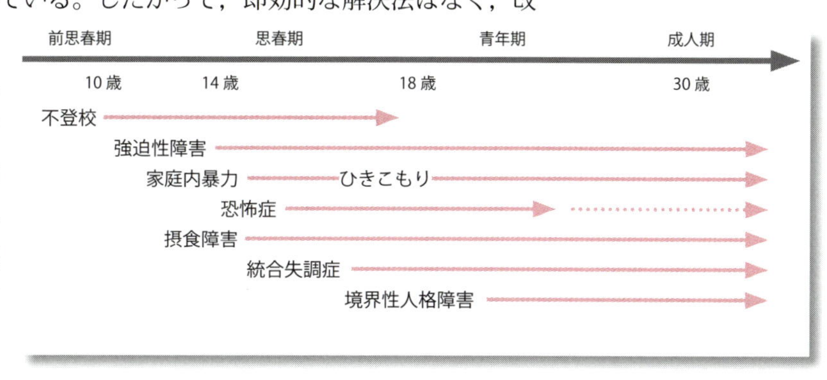


### 2　強迫性障害

不合理なこととわかっていても，その行為を止めることができないのが強迫性障害である。よくあるのが，不潔感を拭えず手を長時間洗い続ける，戸締りを何回も確認しないと安心できないなどである。その行為に注目し過ぎ，無理強いや周囲が感情的になることは改善にはつながらない。実行できていることに注目し，本人の気持ちや考えを聞きながらサポートする。生活に支障が出る場合には医療機関等での治療が必要になる。

### 3　摂 食 障 害

**摂食障害**は，拒食症と過食症とがある。太っていると思い込み，食べることを極端に拒む，あるいは食べては下剤を使用したり吐きもどすのが拒食症である。この状態が繰り返されると脳の働きが正常でなくなることがわかっている。発症は圧倒的に女性が多い。

> **摂食障害：**
> 以前は女性がなっていたが，最近は男性にもみられるようになった。およそ10倍女性がかかりやすいと言われる。

拒食症には，完璧を求める強迫的な性格傾向，太ることへの嫌悪，よい子だけしか認めない保護者の養育態度が共通している。客観的には痩せている状態でも，本人はそれを認めない。短時間の睡眠でエネルギッシュに活動する時があり，病気の自覚がないのが特徴である。食べないことに注目し過ぎず，ありのままの自分を受容できるように援助をする。同時に体重を量りボディイメージのゆがみを修正することも大切である。親子関係の変化がみられると，改善しやすい。深刻な症状に陥る前に，親も子も医療機関を利用することは有効である。

過食症は，拒食症より遅く発症する傾向がある。それまでの充たされない愛情の代償行為として「食べる」のである。

### 4 家庭内暴力・ひきこもり

外ではおとなしいいい子だが，家庭内では家族，特に母親に対し暴言や暴力をふるう。暴力になる事態を避けたいがために家族はいいなりになるという悪循環を生みやすい。最近では，ゲーム機やパソコンで時間を過ごし，対人関係の経験がますます減少する傾向がある。夜半はゲームをして，朝起きられず昼夜逆転の生活になる。このような生活を続ければ社会との接点がもてず，感情のコントロールの習得は困難である。

生活を昼型に変えながら，家庭や社会に居場所を作れるようにしていく。家族内の問題がある場合も考えられるので，家族が相談機関を利用するなど周囲のサポートは不可欠である。

### 5 う つ 病

うつ病は，継続的な抑うつ気分や興味等の減退，不眠等の症状を示す。まじめで完璧主義の人がなりやすい。初期症状は，意欲の減退や眠れない状態が続くことが多い。早期に治療をすることが肝要である。治療を受けながら，生活のペースを徐々に戻していく。回復には時間がかかるので，睡眠をとり心身を十分に休息させる。服薬への不安等については医師に相談するように助言し，決して素人判断の意見を伝えてはいけない。

### 6 境界性人格障害

充たされない愛情欲求を極端な行動でうめようとするのが，**境界性人格障害**である。考え方や行動が極端で，他者とのかかわりに適度な距離を保つことが非常に困難なのが特徴である。相手がずっと自分に関心を示さないと見捨てられたと感じてしまい，相手を極端に攻撃したり自傷行為で相手の注目をひいたりする。周囲はその行為に振り回されないように，適度な距離を保ちながら，本人に関心と愛情を持ち続ける。

長期的には，適度な距離を保つ対応が本人を安定させ対人関係スキルを高めることにもなる。「風と共に去りぬ」の作家Ｍ．ミッチェルのように，よきサポーターに巡り合うと，そのパワフルなエネルギーが大きな成果につながることもある。

境界性人格障害：
見捨てられることを避けようとする極端な努力，過剰な理想化と過小評価の両極端を揺れ動く不安定な対人関係，衝動性で自己を傷つける行動（浪費，セックス，過食等），慢性的な空虚感などの９項目のうち５項目以上に該当する場合に境界性人格障害と診断される。（DSM －Ⅳ）

### 7 非行等の問題行動

盗みや恐喝（きょうかつ）など反社会的行動で，心の状態を訴（うった）える子どももいる。異性との性的な関係で愛情欲求を一時的に満たすことを繰り返すうちに，妊娠する例も多い。これらの行動では不安が解消されず，自暴自棄（じぼうじき）になることもある。多くは，安心，安全で愛されている環境の元で年齢相応の健全な自己形成ができず，そのゆがみを問題行動で表す。いずれも根気よく，人との信頼関係の構築をすることがスタートである。自分をかけがえのない存在と捉え直せるようサポートをする。

## 6 児 童 虐 待

安全で安心な環境で愛されて育つべき子どもが不適切な対応を受ける，あるいはＤＶをみて育つことも**児童虐待**である。**その数**は，年々増加している。以前は身体的虐待が圧倒的に多かったが，近年ではネグレクトや心理的虐待が増えている。また，やや増加傾向を示している性的虐待は表面に出にくいことを加味（かみ）すると，氷山（ひょうざん）の一角（いっかく）と捉えるべきであろう。（表５－３）

**児童虐待の数：**
児童虐待防止法が制定（2000 年）以後，児童相談所の児童虐待相談対応数は年々増加している。2015 年度には 103,260 件となった。

家庭内にアルコールや薬物の問題，ＤＶなどがあると，ゆがんだ家族関係となり子どもの発達に大きな影響を及ぼす。保育者は虐待を発見し，子どもの健全な育ちを守る立場にある。着替えの際にけがややけどなどがないか，子どもの言動や行動に変わったことはないかを気にかけながら保育をする。そして，虐待を受けたと思われる児童を発見した場合には，児童相談所等への速（すみ）やかな通告が義務付けられている（**児童虐待の防止等に関する法律**）。

| 虐待の種類 | 内　容 |
|---|---|
| 身体的 | たたく，蹴るなどによる外傷を負わせる。首を絞める，やけどをさせたり，激しく揺すって生命に危険のある暴行をする。意図的に子どもを病気にさせるなど。 |
| 心理的 | 無視，拒否的態度，子どもの心に傷がつくことを繰り返し言う。きょうだい間の著しい差別的扱い。家庭内で他の家族への暴力や虐待を見るなど。 |
| ネグレクト | 子どもの成長や健康保持に必要な世話をしない（食事や衣類が不適切など）。家に閉じ込める，必要な医療的ケアを受けさせないなど子どもの健康・安全への配慮を怠っている。子どもの遺棄など。 |
| 性　的 | 性的暴行。性行為の強要や性器，性交などを見せる。ポルノグラフィーの被写体を強要するなど。 |

**表５－３**
児童虐待の種類

特に性的虐待の場合は，子どもの人格形成に重大な影響を与えるので，早期発見を心がける。性的虐待を受けると往々（おうおう）にして子どもの行動が急変する。怯（おび）えや一人でいることを怖がる，感情が不安定になる，あるいは性的な遊びをするなどである。子どもが本心を言えるように，細心の注意を払いながら保育をする。児童相談所等と連携し適切な支援体制の構築を考える。日常の保育で，困ったことを子どもが保育者に言える関係作りも虐待の早期発見につながる。

**児童虐待の防止等に関する法律：**
本法律により，児童虐待を受けたと思われる児童を発見した時に，速やかに児童相談所等への通告が義務付けられた。その後，法改正がされ，2004 年からは児童がＤＶを見て育つことも児童虐待とし，2008 年からは児童の安全を守りやすく行政の役割を強化した。

不適切な育児をする親に単に注意を促したのでは，適切な育児は身につけられない。親の気持ちや家庭状況の理解に努め，一緒に適切な育児について考えていく。福祉制度の利用によって経済的な不安が軽減し育児の改善につながる場合もある。家庭状況は刻々変化するので，継続的に見守っていく体制を整えよう。

## 7 発達障害

発達障害者支援法：
2005年から発達障害者支援法が施行，発達障害児・者への成人後までの支援が制度化され，平成28年の改正では〝切れ目のない支援〟を盛り込んだ。

**発達障害者支援法**では「発達障害」を「自閉症，アスペルガー症候群その他の広汎性発達障害，学習障害，注意欠陥多動性障害その他これに類する脳機能症であってその症状が通常低年齢において発現するもの」と定義している。それらを，障害の程度や状態像および知的発達の遅れの有無等を加味して，図5－5のように分類した。対人関係，ことば，固執性の3点に関して問題を持つが，知的障害が中心ではない。

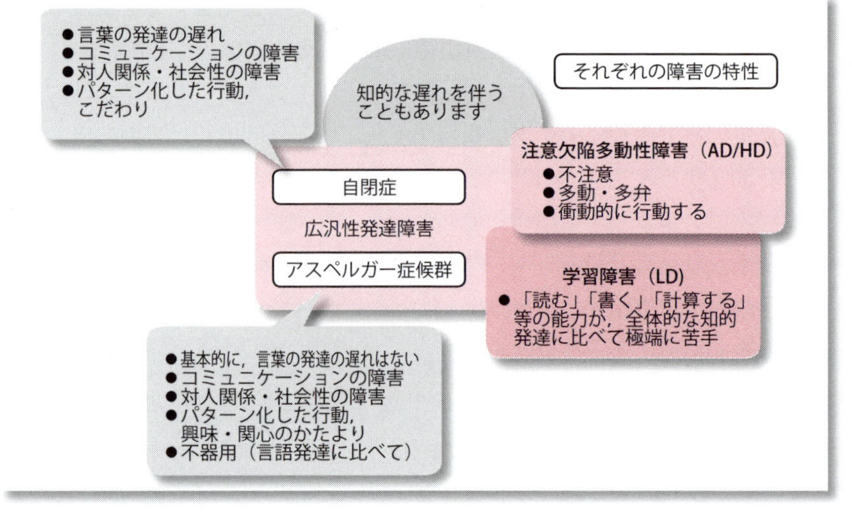


図5－5
発達障害

（厚生労働省政策レポート発達障害の理解のために）

### 1 広汎性発達障害

広汎性発達障害：
アメリカ精神医学会による診断基準であるDSM-V（2013年）により，広汎性発達障害を自閉スペクトラム症としているが，本書では従来の広汎性発達障害を使用した。

共同注視：
親の視線の向く方向に自らも視線を向けようとする乳幼児が見せる社会的なコミュニケーション行動。

発達障害の中の中心を占めるのが**広汎性発達障害**であり，知的障害を伴わない人が多い。乳児期には視線を合わせないなど表5－4のように，各年代で特徴的な行動がみられる。外界を把握する困難，こだわり，感覚の異常がみられ，特異的な認知や物事の捉え方，言葉の遅れや独特な使い方によって，人とのかかわりがうまくいかない。視覚より聴覚刺激の把握が苦手な傾向をもつ。相手の言動を十分に理解できないまま不安を感じながら生活を送っていると考えるとよい。

表5－4
広汎性発達障害児の特徴的な行動

| | |
|---|---|
| ❶乳児期 | 視線を合わせない。人見知りしない。 |
| ❷幼児期 | 他人の表情を読み取れない。集団での遊びの意味が理解できない。<br>**共同注視**がない。 |
| ❸学童期 | 勝ち負けに興味を示さない。人の嫌がることを言う。人にだまされやすい。 |

（古荘純一「発達障害とは何か」を参照に作成）

アスペルガーは，人とのかかわりやコミュニケーションに障害がある。固執性がありパターン化した行動が特徴である。言語を持つ自閉症といわれることもあるように，会話能力はあり知的障害はない。自分の関心事には深く入り込むが，それ以外のことには極端に興味を持たない。物事の感じ方や理解の仕方が特有であり，周囲になかなか理解されにくい。人とのコミュニケーションでは表情や語調等から相手の意図や感情を読み取ることができない。ことばで表された内容のみで会話を進めるので，しばしば誤解が生じる。

言語習得期である幼児期には，感情のやり取りがスムースに行かず社会的行動に幼さがみられる。したがって，子どもは不可解な注意や叱責を受ける経験を積み重ねがちである。その結果，安定した対人関係がますます育ちにくくなる。大人が一般的な方法で教えようとすると，お互いに理解できず行き違いが起こることも頻繁である。

保育者は，早期に子どもの傾向を把握し，子どもが興味をもつことを尊重しつつ新たなことを少しずつ提示し，興味が広がるように援助する。否定的体験を積まないようにして，二次的障害の防止が肝要である。

自閉症は，人よりもマークや車などに関心を示し，言語発達の遅れや，おうむ返しのような特徴的な使い方などがみられる。興味の偏りやこだわりが強く，情緒的な交流がしばしば困難である。子どもの興味をベースにしながら，関連する新しいことを提示して行く。興味が広がるには時間がかかるので，決して急いではいけない。

### 2 注意欠陥／多動性障害

注意欠陥／多動性障害（AD/HD）は，年齢あるいは発達に不つり合いな多動性，不注意，衝動性が特徴で，しばしば不適応の状態を示す。乳幼児期に症状が継続して現れ，中枢神経系に異常があると考えられている。注意の集中の持続が困難で，不注意なミスが目立つ。集団生活では長く着席ができず立ち歩くことが問題となる。他者の状況や気持ちを考えず，思ったことをすぐにことばにしてトラブルを招くこともまれではない。本人はその理由がわからず，不可解な失敗経験や叱責を受けやすい。自己肯定感が低く自信を失い意欲が低下するなどの二次障害をもつAD/HD児も多い。

AD/HD：
Attention Deficit / Hyperactivity Disorder

社会で生活しやすくなるよう心理的治療と薬物療法の併用をする場合もある。障害を治すのではなく，症状との付き合い方を覚え，症状があっても適応的な行動を取れればよいと考えていく。注意をする時に，「走ってはだめ」ではなく「ゆっくり歩こうね」のように，肯定的な伝え方を心がけよう。不適切な行動を注意するだけでなく，望ましい行動を根気よく繰り返し指導していくことも必要である。

ソーシャルスキルトレーニング：
Social Skill Training（ＳＳＴ：社会的スキル訓練）：認知行動療法の一つに位置づけられる。社会生活を送りやすくするために，会話や意思伝達等のスキルを学ぶ。

また，ソーシャルスキルトレーニングなどで，感情のコントロールの仕方を改善する方法もある。保育では，習得すべき行動の達成までにどのようなことが必要かを把握する。子どもには，具体的に一つずつ提示し，実際の場面で体験的な学習につなげる。自信がつくことや対人関係で孤立(こりつ)しないような配慮をしていこう。

### 3 学習障害

LD：
Learning Disability または Learning Disorder

知的発達の遅れは伴わない：
文科省の特別支援教育制度に基づく教育現場の支援のための定義では“知的遅れを伴わない”としているが，医学的には一部知的障害を重複する子どももいるという考え方もある。米国精神医学会診断基準（DSM-Ⅳ-TR：2000）

学習障害（LD）は，**知的発達の遅れは伴わない**が,「読む」「書く」「計算する」「推論する」能力の習得と使用に困難がみられる障害である。読字障害が強い，算数でつかえるなど，子どもによって弱い部分が異なる。また，注意力・集中力の弱さや不器用さなどもみられる。幼児期には，言語の遅れを示すことが多い。気が散りやすく遊びが転々とし，物事にじっくり取り組めず生活技術の習得が進みにくい。苦手なことをやらない態度を「ふざけている」等と誤解されることもしばしば起きる。対応に親も苦慮する。理解されない対応が続くと，無気力など二次的情緒障害が生じる。

保育では，子どもに応じた達成課題を設けて，意欲を失わないようにする。手先を使うことも全身運動も子どもが興味をもてる保育内容を工夫する。注意を与えることは最小限にし，肯定する言動を心がける。生活年齢や他児との比較で子どもを判断すると達成できないことが目立ち，注意をする声かけが多くなりやすい。半年前など，その子どもの過去の姿と比べると成長が確認でき，適切なかかわりができる。

### 4 発達性協調運動障害

全身的な運動発達には目立った遅れはないが，手先の細かい運動が生活に支障をきたすほど不器用な子どもである。幼児では鋏(はさみ)が使えなかったり簡単な図形を模写できない，絵を描かない等の行動がみられる。学童では字がスムースに書けなくて，時間内に書き終わらず成績が悪い事もある。アメリカでは５％程度この障害がみられるとの統計がある。

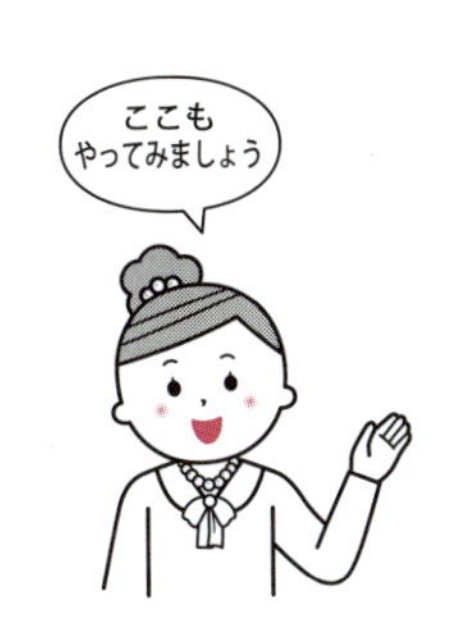


やってみよう！

❶つらいことがあった時，どのような気持ちや状態になるかを考えてみよう。

❷自分が落ち込んだ時を思い出し，どのような支え方をしてほしいかを話し合ってみよう。元気になる支え方とそうでない支え方を比べてみよう。

❸子どもが感情を発散しやすいかかわり方や遊びを話し合ってみよう。

（永田陽子）

●引用・参考文献

1）『IT に殺される子どもたち - 蔓延するゲーム脳』講談社　2004
2）S.N.Mallch『母・乳児とコミュニケーション的音楽性』Macarthur Auditory Research Centre Sydney　University of Western Sydney Macarthur 2006
3）正高信男「0 歳児がことばを獲得する時」中公新書　1993
4）堀内勁，飯田ゆみ子，橋本洋子『カンガルーケア』ＭＣメディカ出版　1999
5）橋本洋子『ＮＩＣＵとこころのケア』ＭＣメディカ出版　2000
6）Ｓ．マルタ，子ども家庭リソースセンター訳・編『シングルシンフォニー』小学館スクウェア　2000
7）野沢慎司 , 茨木尚子 , 早野俊明 ,SAJ 編著『Q ＆ A　ステップファミリーの基礎知識』明石書店　2006
8）ヴィッキー・ランスキー著，中川雅子訳『ココ，きみのせいじゃない』太郎次郎社　2004
9）古荘純一『発達障がいとは何か』朝日選書　2016
10）岡田尊司『パーソナリティ障害』ＰＨＰ新書　2004
11）河合隼雄『臨床教育学入門』岩波書店　1995
12）河合隼雄『大人になることのむずかしさ』岩波書店　1996
13）森昭雄『IT に殺される子どもたち』講談社　2004

# 第6章
# 環境と衛生管理・安全管理

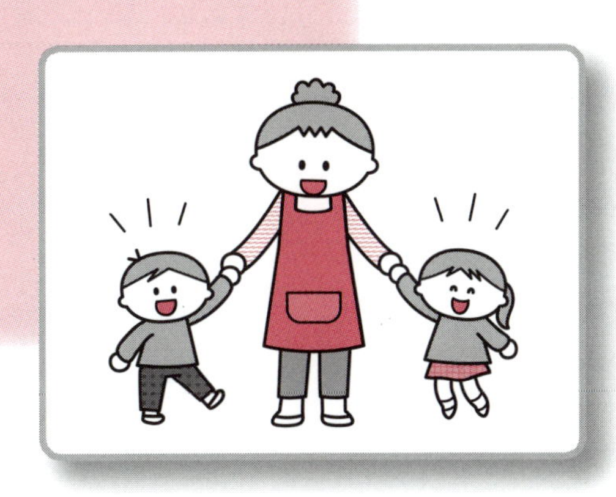

## 1　保育の環境整備と保健

### 1　保育における保健的環境

子どもは環境によって発育し，さらに子ども自身が環境に働きかけながら発育するものである。

保育の環境には，親・保育士・幼稚園教諭などの人的環境，施設や遊具などの物的環境・自然環境・社会的環境ならびに家庭的環境など，子どもと相互にかかわり合うすべてが保育の環境である。

この環境は，衛生的で安全であることが必要である。そのため保育の環境は同時に保健的環境であることが重要であり，これを除いて保育は成立しない。

### 2　保健的環境を作る保健活動

望ましい保健的環境は，計画的に構成され，それぞれの場面に応じた配慮と工夫のもとに，適切に運営されることによって「環境」となり得る。

この「適切に運営されること」とは，継続した保健活動である。保育所保育指針は，健康及び安全について**求められる保健活動**を示している。

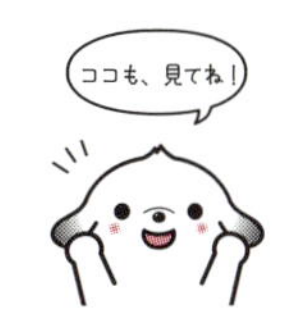


求められる保健活動：巻末資料　保育所保育指針第5章（p.139）参照

### 3 保健活動の実際

子どもの健康と安全を確保する保健活動は，最高責任者である施設長のもとに，全職員が共通した認識をもち，地域の関係諸機関と連携して行われる事が重要である。

保健活動は，保健専門職員（医師・保健師・看護師など）の参加と助言のもとに，全職員の連携（れんけい）によって展開されることが望ましい。保健師や看護師などが配置されている場合は，その専門性を生かした対応が可能である。

実際の保健活動は，養護と教育の全領域にわたりそれぞれの場面で，いろいろな形で保育士や教諭が関わり行われていく。そのためには**保健活動計画**を立て，個々の活動が保育全体の中でどのような意味を持つのかを考え，自分の役割と範囲を自覚して活動できる体制を確立しなければならない。そこには，**適切な方法**と役割分担そして共通認識による連携が必要になる。

保健専門職員との協力のもとに，一つ一つ保健活動を自然で健全な発育・発達の中に位置づけ，行った活動を評価することで，保育専門職ならではの保健活動が展開できる。

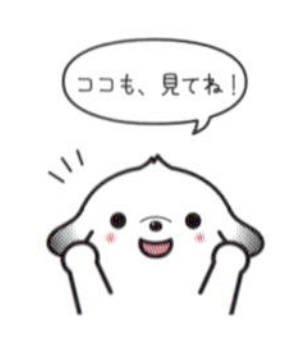


保健活動計画：
『子どもの保健Ⅱ』第1章保健活動の計画と評価（p.7）を確認しよう。

適切な方法：
保健・衛生・安全に関して適切な方法を理解して身につけなくてはならない。そのためには，続く2保育現場における衛生管理3保育現場の事故防止と安全対策を熟知しなければならない。

## 2 保育現場における衛生管理

保育現場における環境衛生管理は，児童福祉法や学校教育法等の関連法規に基づいて行われる。児童福祉施設については，「**児童福祉施設の設備と運営に関する基準**」で採光・換気等や設備・食器・飲料水の保健衛生に配慮し，必要な措置を講じるべきこととされている。また，保育所保育指針第5章では「施設の温度・湿度・換気・採光・音などの環境を常に適切に保持」し，「設備・用具等の衛生管理に努める」ことを求めている。ただし，これらの法規は検査や判定基準について具体的に規定していない。

また，**こども園など**については，「幼保連携型認定こども園の学級の編成，職員，設備及び運営に関する基準」で，おおむね児童福祉施設の設備と運営に関する基準に準ずることとされている。

こども園など：
平成27年4月施行の子ども子育て支援新制度による子ども園を含む各施設。

一方，幼稚園については，「学校保健安全法」と，その下に定められた「学校環境衛生の基準」が適用される。この学校環境衛生の基準は，検査項目・時期・方法・判定基準について具体的に定めており，これは保育所など児童福祉施設にも準用されている。

### 1 屋内施設の衛生管理

#### 1 保　育　室

保育室は遊び・食事・作業・睡眠をはじめ，子どもが一日の大半を過ごす基本的な生活の場である。したがって，子どもが心地よく過ごすことができ，常に清潔と安全が保たれた環境でなければならない。

室内環境では，採光・換気・温度・湿度などへの配慮が必要である。また，保育室はピアノ・オルガン・テレビなどの大型教材，玩具・絵本・クレヨンなどの小型教材，子ども椅子・保育者の事務机・椅子，子どもの持ち物棚など，たくさんの備品が用意されていることが多い。そのため，整理・整頓・清掃に気を配り，備品の転倒・落下防止の対策をとることが必要である。

保育室は次の点に配慮して環境を整えたい。① 保育者の目が常に全員の子どもに向けられるようにレイアウトされている。② ゆったりと落ち着ける空間がある。③ 食事のときは，適切な空間が確保できる。④ 部屋の内外の音が子どもの落ち着きの妨げになっていない。

### 2 温度・湿度

「保育所における感染症ガイドライン」によると，「季節に合わせ適切な室温として，冬期 20 ～ 23℃，夏期 26 ～ 28℃，湿度 60％の保持と換気」と示されている。また冷暖房の使用には，外気温との差を５℃以内に調節する。さらに冷暖房により室内が締め切りになるので，空気を良好に保つため定期的に**換気（1 時間に 2 回程度）**や加湿を行うことが大切である。加湿器を使用する際は，タンクの清潔に留意する。

乳児は床面に近い場所にいることが多いので，常に床付近の温度にも注意する。また，夏期は熱中症を防ぐためにも湿度を確認の上，室温が **28℃**を超えないようにする。外遊びにおいては，外気温を把握して活動時間や内容を考慮して，安全な保育活動を行っていく。

**換気（1 時間に 2 回程度）：**
学校環境衛生基準　換気「幼稚園・小学校においては，2.2 回 / 時以上であれば換気基準を満たされる。」

**28℃：**
環境省では，暑さ指数が 28℃（厳重警戒）を超えると熱中症患者が著しく増えると示している。このため，体温調節が未熟な乳幼児は，室内外を問わず，水分補給や安全な保育活動を行い予防に努める。

### 3 採　光

保育が安全で豊かなものであるよう，十分な明るさが必要である。天候にかかわらず部屋の中は均一な明るさを保ち，まぶしさを感じないようにすることが大切である。自然光はカーテンやブラインドなどで調節できるようにし，照明器具は場所に合わせて十分目的を達するようにする。カーテンは防炎加工で，ブラインドは調節ひもによる事故に注意する。

室内照明は，照度の下限が 300 ルクスとされ，黒板の**照度**は 500 ルクス以上が望ましいとされている。

**照度：**
保育施設は，学校環境衛生基準に準じて適切な明るさをもって保育を行う。照度とは，照明の明るさを示す。単位＝ルクス

### 4 騒　音

保育室は園内外の騒音の影響を受けないことが望ましい。窓を閉じているときは，50 **デシベル**（静かな事務所程度）以下が望ましいとされている 。大声の会話が 80 デシベルであり，電車の中や騒がしい工事中の 90 デシベ

**デシベル（dB）：**
騒音値を表す単位（音圧レベル）。

表６－１
一般的な音とその音圧レベル

（『保育保健 2016』日本小児医事出版社）

一般的な音とその音圧レベル

| | (dB＝デシベル) |
|---|---|
| 静かな図書館 | 40dB |
| 静かな事務所 | 50 ～ 60dB |
| 大声の会話 | 80dB |
| 電車の中・騒がしい工事中 | 90dB |
| 電車の通るガード下 | 100dB |

ルに近い事を意識して，保育者の声の大きさは配慮が必要とされる。

また，スピーカーの音量や送迎時のアイドリングなど，保育施設が騒音の発生源となり地域住民に苦痛を与えていることもあるので，理解と協力が得られるような配慮と，改善の努力を進めていく。

### 5 乳児の保育施設

乳児の保育施設は，乳児室・調乳室・沐浴室と乳児用トイレなどが全体として１つの機能を果たすもので，互いに隣接して効率よく作業ができ，常に子どもの状態を観察できる構造が必要である。また，災害時に備えてスロープ状の避難路を設けることが望ましい。

#### ❶ 乳児室・ほふく室

乳児室は，ほふく室または両機能を兼(か)ね備えた専用の部屋を持つことが必要である。また，乳児は必要な睡眠時間を数回に分けて確保している。この仮眠や午睡のために静かで明るさを調節できるスペースが必要である。乳児の睡眠時は，体調の急変やＳＩＤＳなどの早期発見と対応のため，子どもの様子がしっかり観察できる明るさと保育者の体制を整える事が必要である。

ＳＩＤＳ：
乳幼児突然死症候群による死亡事故は，寝かせ方や顔色などを確認する５分ごとの睡眠チェック記録などにより予防に努める。
（遠藤郁夫監『保育保健2016』日本小児医事出版社　p.133）

また，室内の床，畳(たたみ)，カーペットは乳児の体が直接触れる場所なので清潔を保つため，始業前後のほかに汚れたら直ちに清掃や消毒をする。

#### ❷ おむつ交換台

おむつ交換は所定の場所で専用の交換台（専用ベッド・専用スペースなど）を使用し，交換が終わるまで子どもから離れないようにする。おむつ交換は尿・便にかかわらず，原則的に使い捨ての手袋を装着し，子どものお尻の下にシート（新聞のチラシなど）を敷いて行う。布おむつは，感染防止のため，付着した固形便をトイレに流して保育所内では洗わず，密封して保護者に持ち帰ってもらう。便で汚染した衣類も同様である。保護者には理由を明確に説明し，理解を得ることが必要である。

下痢をしている子どものおむつ交換は，必ず使い捨ての手袋・エプロン・マスクを着用し，お尻の下に使い捨てのシートを敷いて行う。激しい下痢など場合によっては，二人で協力して速(すみ)やかに交換できるようにする。使用後のおむつやシートなどはビニール袋に入れて密封する。

基本的に，子どものおむつ交換をした時や排泄後のおしりのケアをした場合は，病原微生物（ウイルスや細菌など）によって保育者自身の手やおむつ交換台など使用した場所が汚染されているという意識を持ち，手洗いや消毒（0.1％次亜塩素酸ナトリウム消毒液使用）を怠らないようにする。

**❸ 調 乳 室**

粉ミルクや冷凍母乳の調乳は，衛生管理を十分に行わなければならない。

調乳室は乳児室が見える構造とし，洗い場の他，専用洗剤・煮沸用具・消毒液と器具・紫外線消毒器・冷蔵庫・電子レンジなどを備え，哺乳瓶の洗浄・消毒・必要物品の保管ができるように整備する。調乳に際しては，清潔なエプロンか白衣を着用し，手を石けんで洗い，調乳をする場所を消毒してから行う。使用する器具は消毒されているもので，お湯の温度は，**沸騰後70℃度以上に冷めたもの**を使用する。電気ポットの場合，温度設定を確認する。

**沸騰後70℃以上に冷めたもの：**
乳児用調整粉乳の安全な調乳，保存及び取扱いに関するガイドライン（世界保健機関／国連食糧農業機関共同作成 2007年より）
『子どもの保健Ⅱ』第2章❷養護の実際❹食事の与え方（p.58）を確認しよう。

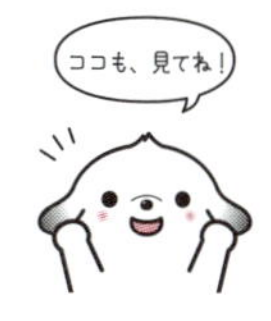


**❹ 沐浴室（または沐浴設備）**

沐浴室から乳児室が見える構造とし，換気・通風の設備に配慮する。一人ひとりを沐浴するので，その都度沐浴槽を洗い衛生的に使用する。そのため，沐浴室専用の石けんや洗剤・消毒液などの用具を備えるべきである。

## ❻ 手 洗 い 場

日常的に，手洗い場などは清潔で安全に保たれているか，水道設備や排水に異常はないか点検する。蛇口は汚れやすいので毎日清掃し，1日1回以上，0.02％次亜塩素酸ナトリウム消毒液で消毒する。手洗い場の周囲は清潔と乾燥を心がけ，園児が滑らないようにする。

石けんは低刺激の液体石けんがよく，さらに泡状のハンドソープだと洗い残しが少ない。タオルは個人持ちとし，トイレ用は別にする。タオル掛けはタオルとタオルが接触しないようにする。

## ❼ ト イ レ

発育段階に適した構造の乳幼児専用のトイレが望ましい。出入り口のドア・手洗い場・便器・汚物などを流す槽などは，感染予防のため毎日清掃消毒すると共に，汚れた場合は速やかに0.1％次亜塩素酸ナトリウム消毒液で消毒をする。オマルは，排泄物で汚染した場合，全体を十分消毒することが困難なため，乳児用のトイレを使用することが望ましい。また，水ぬれ・段差などによる転倒などのけがにも注意をするとともに，安全で衛生的に使用できるようにする。さらに，汚物や糞尿の処理と保管をする場所でもあるため，正しい方法で処理や保管をするとともに消毒をして，感染予防に努める。

## ❽ 医務室・保健室（静養や隔離）

乳児保育においては，「児童福祉施設の設備及び運営に関する基準」で医務室は必置のものとされている。医務室では，応急手当に必要な物品を保管管理する。また，急病などが生じた時，隔離して安静を保ち経過を観察する場としての整備と衛生管理を行う。急病の対応は，次にとるべき対応を決めるまでの一時的なものであり，良くなるまで看護するのではないことに注意する。

観察室：
巻末「児童福祉施設の設備及び運営に関する基準（p.141）参照

乳児院では乳児 1 人あたり 1.65㎡以上の観察室が必置であるが，保育所ではこれを設ける必要がない。乳児院では入所した日から医師が適当と認めた期間，**観察室**で心身の状況を観察し適切な保育方針が検討される。

### 9 飲料水の管理

児童が飲む飲料水の衛生管理は，施設に責任がある。保育所でも年に 1 回は，飲料水の水質検査を行うことが望ましい。「飲料水等の水質及び施設・設備に係る学校環境衛生基準」で，遊離残留塩素が 0.1mg/ℓ 以上，大腸菌や大腸菌群が検出されないことなどが基準となる。水質検査は水道検査機関などで行うほか，毎日外観・臭気・味などに異常がないか点検する。

受水槽を使用している場合は，水質検査・水槽内外の清掃・点検修理を専門業者に依頼して毎年行う。

井戸水の使用は保健所の指導を受けた上で水質検査，消毒などを厳重に行う。井戸水の飲水により，1990 年に腸管出血性大腸菌 O157 感染で幼稚園児の死亡例が報告されている。毎日の点検をおろそかにせず，異常を感じた時に適切な対応ができるようマニュアルを作っておく。

施設内で調理：
原則は自園調理であるが，平成 10 年調理業務の委託が可能となり，平成 16 年に構造改革特別区域法（平成 14 年法律第 189 号）の特例により給食の外部搬入方式が一部可能となった。さらに，平成 22 年より，公私立問わず満 3 歳以上児には，給食の外部搬入方式が可能となっている。厚生労働省「保育所における食事の提供ガイドライン」平成 24 年 3 月 p.9

### 10 調　理　室

保育所では，「児童福祉施設の設備及び運営に関する基準」により，給食は**施設内で調理**することが必要である。食中毒の予防のため，調理室と調理員の衛生管理については保健所の指導を受けることとされている。施設設備や調理員の衛生管理については食品衛生法と学校衛生基準に詳細に定めている。調理員については検便や健康診断の他，日常の健康管理に配慮する。

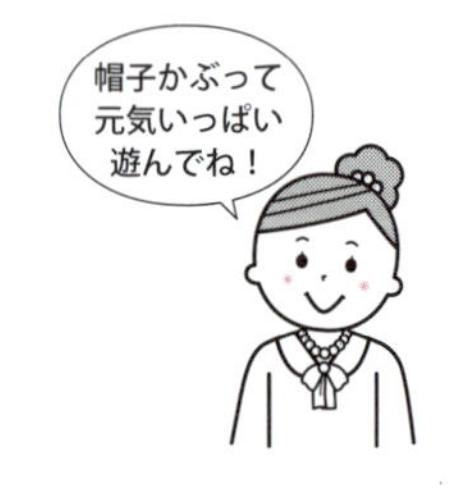


**● 日光浴**

紫外線の浴びすぎによる将来的な皮膚がんの発生などを懸念し，1998 年，わが国の母子健康手帳からは日光浴推奨の項目が削除された。しかし，季節や時間に配慮して適度に日光のもとで遊ぶことは子どもの成長発達に良い影響もある。日光を浴びることでセロトニンが分泌され，体内リズムを整え，成長が促進される。また丈夫な骨や歯を作るビタミン D が生成され，くる病の予防につながると言われる。子どもの皮膚の状態に注意し，帽子や日焼け止めを適切に使いながら子どもを遊ばせたい。

## 2 屋外施設の衛生管理

### 1 屋外遊戯場

「児童福祉施設の設備及び運営に関する基準」は２歳以上の幼児１人につき 3.3㎡以上の屋外遊戯場の設置を求めている。防犯と安全の観点より屋外遊戯場は，施設の内外から人が容易に出入りされないようなフェンスや門が必要である。遊具・砂場・プールの他，花壇や動物飼育小屋などが設けられることが多い。屋外遊戯場は活動的に遊べる場所である反面，けがなどの危険をともなう場所でもあるため，遊具の故障や破損・動物の糞尿の有無・害虫などの安全衛生点検が必要である。また，植木鉢の受け皿などの水たまりからの蚊の発生防止のため，水たまりの点検もする。

### 2 砂場・動物飼育小屋

外から猫や犬などが入り込んで，砂場を糞尿で汚染することのないよう，夜間や休日はシートで覆う。砂はこまめに掘り返して，乾燥と日光消毒を行う。砂遊びの後は，手足を洗い着替えをする。

動物の飼育にあたっては，触れあうルールを年齢に合わせて指導する。また，飼育小屋の衛生管理を徹底する。小鳥によるオウム病・ミドリガメによるサルモネラ症など，動物の病原体がヒトに感染したり，アレルギーの原因となることがある。そのため，園児のアレルギーの有無を確認すると共に，人獣共通の感染症に関する情報を把握しておかなければならない。

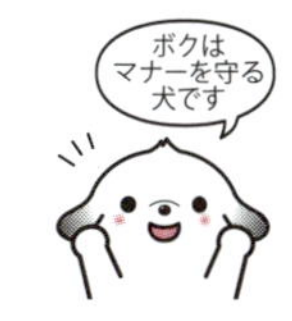


鳥を媒介して感染する新型インフルエンザに備え，鳥小屋は野鳥が入らないような管理をすると共に，鳥の多量死や死んだ野鳥を発見した場合は，子どもに触れさせず，速やかに保健所や獣医師等に連絡をする。

### 3 プール

プールの管理は，「学校環境衛生の基準」の「水泳プールの管理」に準じて行う。プール遊びをする際には，プール及び周辺設備の点検を行う。気温・水温・残留塩素濃度・人数などをプールごとに毎日測定して記録する。

水の循環設備がないプールや中・小型の簡易プールを使用する場合は，容量が小さい割にたくさんの子どもが一度に入るので，水の汚れに十分注意をする。水を介して感染する夏の病気も多いので，水質管理を徹底する。

プールの水は残留塩素濃度が適正（**0.4 ～ 1.0ppm**）に保たれるように一時間に一回は**水質検査**を行い，濃度が低下している場合は消毒剤を追加する。

気温と水温は，水温 23℃以上が望ましく，気温と合わせて 50℃を目安にする。（**水温 [23℃以上 ] ＋気温＝ 50℃**）

乳児の場合も複数の子どもが一緒に遊ぶプールは，衛生管理のため一定の

**0.4 ～ 1.0ppm：**
保育所における感染症対策ガイドライン 2012 年改訂版より

**水質検査：**
残留塩素濃度を測定する方法として，普及している方法は DPD 法（手動式で行う DPD 試薬を用いた比色法）である。様々な形の検査用具があるので，使用方法を確認の上，正しく測定する。

**水温（23℃以上）＋気温＝ 50℃：**
学校体育実技指導資料第４集「水泳指導の手引」保育保健 2016　日本小児医事出版社より

残留塩素濃度に保たれた消毒が必要である。皮膚の刺激などで配慮が必要な場合や排泄が自立していない乳児は，一人ひとりが別々に小さな簡易プールやたらいなどで遊ぶ工夫で楽しむことも考えたい。

プールには，直射日光やプールサイドが外から見えにくい遮蔽設備も大切である。さらに，プールは感染と事故の場となりやすいので，子どもの数にあった安全な広さがあり，水換えと消毒が適切になされなければならない。そして，排水及び吸水口の安全を確認すると共に，子どもが遊んでいる時には排水しないことで，巻き込み事故を防止する。さらに，溺れやけがに素早く対応できるよう，複数の保育者がしっかりと子どもたちの安全を確認する。

プール遊びをする前には，**健康診断**で内科のほか眼・耳・皮ふの診察も受け，プール遊びが可能であるか確認をする。プールや水遊びの期間は，毎日記入する健康カードなどによって，体温・排便の状況・朝食の有無など把握する。また，皮ふ症状や下痢・嘔吐などの体調不良が無いことを確認する。

**健康診断：**
『子どもの保健Ⅱ』第1章 表1－3（p.13）参照
健康診断の項目には眼，耳，皮ふの疾病の有無も含まれている。

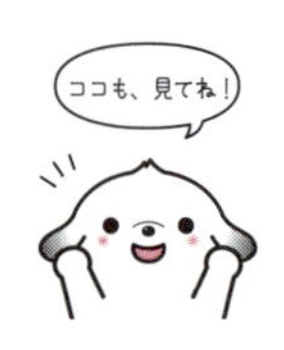


排泄が自立していない乳幼児は，プール遊びの前にシャワーで身体を洗い流し，石けんでお尻を洗う。幼児は，プール遊びの前に必ずトイレに行かせる。シャワーで身体とお尻を洗い流してから入る。遊んだ後は，うがいをしてシャワーで全身を洗い流す。

保育施設でのプール遊びは，水着に着替えるところから，プールサイドへの往復の移動，さらに，服に着替えるまでをプール遊びとして捉え，安全に行えるように配慮をしていく。

### 4 その他の施設外活動での衛生管理

子どもたちの健やかな成長発達のため，施設外での活動である散歩•遠足•野菜などの収穫体験も行われている。目的地への移動時は，交通安全に留意し，現地では様々なごみや危険物の点検を行ってから活動を始める。行き先で衛生的な手洗いの方法が確保できるように，石けんやペーパータオルなどの用意をしていく。また，緊急時の対応として，救急用品や電話を携帯する。野菜の収穫や植物・動物などとの触れあいについては，アレルギーの有無を確認し，適切な方法で安全に行う。

## 3 日常の清潔保持と消毒

### 1 子どもの清潔

頭・顔・手・足・つめなど，子どもの全身のほか衣服・下着に**汚れ**がないか，**身体にあざや傷・やけど**などがないかを観察する。幼児はコップ・はし・はし箱•歯ブラシなど個人の持ち物が清潔かを確認し，ハンカチやティッシュペーパーを常に所持するように指導する。

子どもの清潔は，保護者との連携のもとに進めていくことが大切である。

**汚れ　身体にあざや傷・やけど：**
虐待を受けたと思われる児童発見時には，福祉事務所や児童相談所に通告する義務がある。
児童福祉法第25条（要保護児童発見者の通告義務）及び児童虐待の防止などに関する法律第6条（児童客体に係る通告）
ここでは，平成16年改訂より「虐待を受けた児童」から「虐待を受けたと思われる児童」に改められている。

保育施設での活動や子どもが上手にできること，大人が手をかけてあげるとできることなど，丁寧に伝えあいながら家庭と保育施設が協力して進めていく。

清潔の基本である手洗い・うがいについては，成長発達にあわせて大人が全面介助することから始まり一緒に行い次には見守る，そして必要な時に自分で行えるように指導を進めていく。これには，保育者が正しい手洗いの方法（表6－2）を身に着けていなければ，保護者や子どもに指導することができない。いつ・どのように・どのくらい手を洗うことが必要かを理解し実践できることが重要である。

●正しい手洗いの方法（30秒以上流水で洗う）
①液体石けんを泡立て，手のひらをよくこすります。
②手の甲を伸ばすようにこすります。
③指先，つめの間を念入りにこすります。
④両指を合体し，指の間を洗います。
⑤親指を反対の手でにぎり，ねじり洗いをします。
⑥手首も洗った後で，最後によくすすぎ，その後よく乾燥させます。

**表6－2**
**正しい手洗いの方法**

（「保育所における感染症対策ガイドライン」2012年改訂版）

●水は必ず流水を用います。溜めた水は決して使用してはいけません。
●手洗いの方法を次に示します。子どもも職員も習慣づけることが大切です。

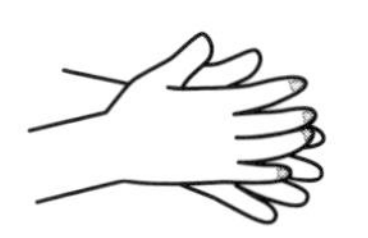
❶両手のひらを擦り合わせる

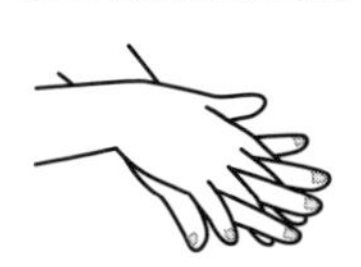
❷手の甲もよく擦り洗いする

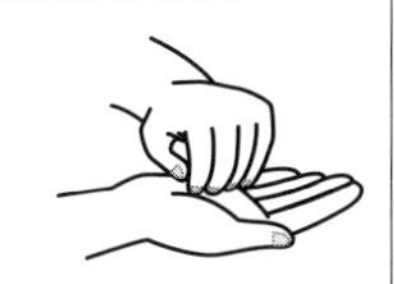
❸指先は特に入念に

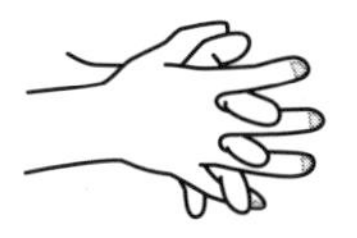
❹指の間もくまなく洗う

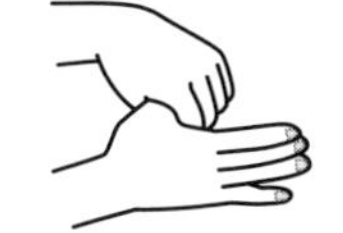
❺親指と手のひらも丁寧に

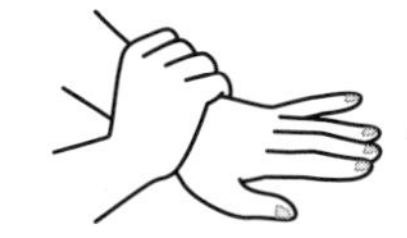
❻手首も忘れずに

**図6－1**
**流水と石けんによる手洗い**

（『保育保健2016』 日本小児医事出版社　p.75）

### 2　歯ブラシ・歯みがきコップ

歯ブラシ・歯みがきコップは，感染予防のため個別の保管あるいは持ち帰りが原則である。保管は，他児の歯ブラシやコップが接触しないようにする。歯みがきは，安全に正しく毎日行えるよう成長発達に合わせて指導を進めていく。

### 3　おもちゃの衛生

乳児室のおもちゃは，唾液（だえき）などで汚染しやすいので毎日の洗浄，消毒が必要である。通常の保育でも，一人の乳児が口に入れたものは感染予防のため洗浄，乾燥させる。乳児には常に清潔なおもちゃを提供する。日光消毒は完全ではないので，洗えるものを用意する。

おもちゃやおもちゃ箱は，定期的に点検や洗浄・拭き掃除をする（表6－4）。汚物や嘔吐物などで汚れた場合は，ただちにおもちゃとその場を消毒し，場合によっては処分する。

適切な消毒：
下痢・嘔吐時の処理方法は，必要物品が常に用意され迅速に対応できるように手順をマニュアル化して感染予防を徹底する。

## 4 清掃・洗浄と消毒

清潔を保つためには，掃(は)く・拭(ふ)く・掃除機を使う・洗浄するなどの日常的な清掃が基本である。集団で生活をする場である保育施設は人から人へまたは物から人へなど，病原微生物（ウイルスや細菌など）の感染を広めやすい環境にある。そのため，感染予防対策として**適切な消毒**が必要となる。

実際の消毒方法や感染予防対策については，「保育所における感染症対策ガイドライン」に具体的にある。保育施設での感染症対策として一つ一つ明記してあるので，正しい方法を熟知(じゅくち)したうえで保育を進めていく必要がある。

### ① 消毒薬の種類と用途

表6－3
保育所における消毒薬の種類と使い方

（「保育所における感染症対策ガイドライン」2012年改訂版より一部改変）

| 薬品名 | 次亜塩素酸ナトリウム | 逆性石けん | 消毒用アルコール |
|---|---|---|---|
| 適応対策 | 衣類，歯ブラシ，遊具，哺乳瓶 | 手指，トイレのドアノブ | 手指，遊具，便器，トイレのドアノブ |
| 消毒の濃度 | •塩素濃度6％の薬液が一般に市販されており，通常，それを200～300倍に希釈して使用<br>•汚れをよく落とした後，薬液に10分浸し，水洗いする | 通常100～300倍希釈液 | •希釈せず使用<br>•手洗い後，アルコールを含ませた脱脂綿やウエットティッシュで拭き，自然乾燥させる |
| 留意点 | •漂白作用がある<br>•金属には使えない | •一般の石けんと同時に使うと効果がなくなる | •手あれに注意<br>•ゴム製品・合成樹脂等は，変質するので長時間浸さない |
| 有効菌 | 多くの細菌，真菌，ウイルス（HIV・B型肝炎ウイルス含む），MRSA | 多くの細菌，真菌 | 多くの細菌，真菌，ウイルス（HIVを含む），結核菌，MRSA |
| 無効菌 | 結核菌，一部の真菌 | 結核菌，大部分のウイルス | B型肝炎 |
| その他 | 糞便・汚物で汚れたら，良く拭き取り，300倍希釈液で拭く | 逆性石けん液は，毎日作りかえる | |

表6－4
遊具の消毒

### ② 遊具の消毒

| | 清潔方法 | 消毒方法 |
|---|---|---|
| ぬいぐるみ布類 | 定期的に洗濯<br>日光にあてる（週1回程度）<br>汚れたら随時洗濯 | 糞便，嘔吐物で汚れたら，汚れを落とし，300倍希釈液*に10分浸し，水洗いする<br>汚れがひどい場合には処分する |
| 洗えるもの | 定期的に流水で洗い日光にあてる<br>•乳児がなめたりするものは，毎日洗う<br>•乳児クラス週1回程度<br>•幼児クラス3か月に1回程度 | 嘔吐物で汚れたものは，300倍希釈液に浸し日光にあてる |
| 洗えないもの | 定期的に湯拭き又は日光にあてる<br>•乳児がなめたりするものは，毎日拭く<br>•乳児クラス週1回程度<br>•幼児クラス3か月に1回程度 | 嘔吐物で汚れたら，良く拭き取り300倍希釈液で拭き，（結膜炎の流行時には消毒用アルコールで拭き）日光にあてる<br>○塩素分やアルコール分は揮発する |

＊300倍希釈液＝原液濃度6％の市販の次亜塩素酸ナトリウムを300倍希釈した消毒液＝0.02％の次亜塩素酸ナトリウム消毒液

（「保育所における感染症対策ガイドライン」2012年改訂版より一部改変）

### ③　手指の消毒

| 通　常 | 流水，石けんで十分手洗いする |
|---|---|
| 下痢・感染症発生時 | 流水，石けんで十分手を洗った後に消毒する<br>（糞便処理時は，ゴム手袋を使用） |
| 備　考 | 毎日清潔な個別タオル又はペーパータオルを使う<br>食事その他のタオルとトイレ用のタオルを区別する<br>（手指専用消毒液を使用すると便利） |

**表６－５**
**手指の消毒**

（「保育所における感染症対策ガイドライン」2012 年改訂版より一部改変）

### ④　次亜塩素酸ナトリウムの希釈方法

● 次亜塩素酸ナトリウムは，多くの細菌・ウイルスに有効
（結核菌や一部の真菌では無効）

次亜塩素酸ナトリウム〈市販の漂白剤 塩素濃度約６％の場合〉の希釈方法

| 消毒対象 | 濃度（希釈倍率） | 希釈方法 |
|---|---|---|
| 糞便や嘔吐物が付着した床衣類等の浸け置き | 0.1%（1000ppm） | １Ｌのペットボトル１本の水に 20ml（ペットボトルのキャップ４杯） |
| 食器等の浸け置きトイレの便座やドアノブ，手すり床等 | 0.02%（200ppm） | １Ｌのペットボトル１本の水に４ml（ペットボトルのキャップ１杯） |

**表６－６**
**次亜塩素酸ナトリウムの希釈方法**

（「保育所における感染症対策ガイドライン」2012 年改訂版）

# 3　保育現場の事故防止と安全対策

## 1　保育中の事故

### 1　死亡原因の上位にある不慮の事故

戦後高かった，わが国の子どもの死亡率は，急速な復興（ふっこう）を背景とする保健環境の改善と医療の進歩によって，現在では著（いちじる）しく低下した。このため，病気による死亡率は減少したが不慮の事故による死亡率が顕在化（けんざいか）し，子どもの保健の重要な課題となってきた。

不慮（ふりょ）の事故とは，思いがけない出来事，予測不可能で急に起こった事故のことである。主に外的な要因（交通事故・転倒・転落・溺水（できすい）・窒息・火災・中毒など）によって引き起こされた事故を指すことが多い。これらは，家庭

|  | １位 | ２位 | ３位 | ４位 | ５位 |
|---|---|---|---|---|---|
| ０歳 | 先天奇形変形及び染色体異常 | 周産期に特異的な呼吸障害等 | 乳幼児突然死症候群 | 不慮の事故 | 胎児及び新生児の出血性障害等 |
| １～４歳 | 先天奇形変形及び染色体異常 | 不慮の事故 | 悪性新生物 | 肺炎 | 心疾患 |
| ５～９歳 | 悪性新生物<br>不慮の事故 |  | その他の新生物 | 心疾患 | 肺炎<br>先天奇形変形及び染色体異常 |

**表６－７**
**子どもの死因順位（2013 年）**

（厚生労働省「2013 年人口動態統計」）

でも保育施設でも軽症から死亡に至る様々な事故が実際に発生している。

保育現場においては，安全に保育をすることが第一となる。しかし，すべての危険を回避することは不可能であり，さらに成長発達には適さない。乳幼児は，バランスを崩す・転ぶ・けんかをするなど個や集団での様々な体験を通して，心と身体の健やかな成長がなされる。重大なけがや，ましてや命を奪われることなどなく，これらの体験が成長の糧になるように保育をしていかなければならない。

### 2 保育中の事故の実際

保育中の事故に焦点をあてる。

■ **独立行政法人日本スポーツ振興センターの報告**（平成 26 年資料より）

平成 26 年 4 月号

幼稚園・保育所編　　幼稚園・保育所教職員向け

**こんな事故が起こっています**

⚠ 長時間過ごす場所で多いです！

場所別

| 幼稚園 | | 保育所 | |
|---|---|---|---|
| 第1位 | 園　庭 | 第1位 | 保育室 |
| 第2位 | 教　室 | 第2位 | 園　庭 |
| 第3位 | 廊　下 | 第3位 | 遊戯室 |

- 「頭部・顔部」，「上肢部」で 80%以上です。
- 「挫傷・打撲・挫創」は約半分に上ります。

平成 24 年度災害共済給付（医療費）データより
部位別発生割合（%）

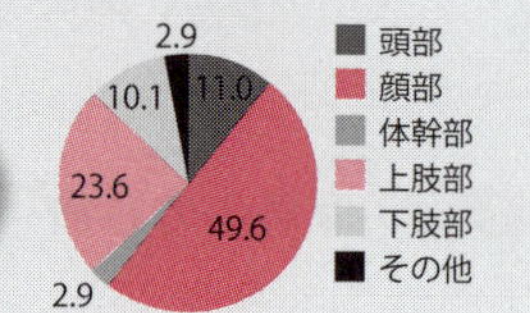


⚠ すべり台，総合遊具・アスレチック，鉄棒のけがが多いです！

遊具別

| 幼稚園 | | 保育所 | |
|---|---|---|---|
| 第1位 | すべり台 | 第1位 | すべり台 |
| 第2位 | 総合遊具・アスレチック | 第2位 | 鉄　棒 |
| 第3位 | 鉄　棒 | 第3位 | 総合遊具・アスレチック |
| 第4位 | 雲てい | 第4位 | 砂　場 |
| 第5位 | 砂　場 | 第5位 | 雲てい |

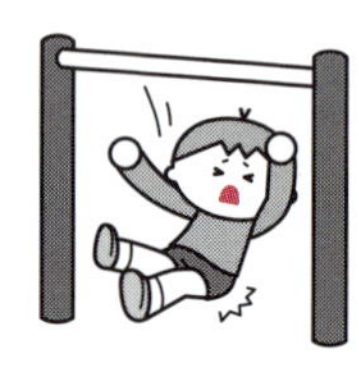

JAPAN SPORT COUNCIL　日本スポーツ振興センター　学校安全部　http://www.jpnsport.go.jp/anzen/

図6－2
「こんな事故が起こっています」

（日本スポーツ振興センター 2014 年 4 月 教材カード）

●**場所・場合別**

幼稚園・保育所ともに「園舎内」と「園舎外」で発生し「すべり台」で最も多く発生している。

●**部　位**

幼稚園では「眼部」，「歯部」，「頭部」に続いて，「手・手指部」が多くなっている。保育所では，「眼部」，「肘部」，「歯部」に続いて「頭部」が多くなっている。部位としては，幼稚園・保育所ともに「頭部」及び「顔部」で全体の6割を占めている。

**●時間帯**

幼稚園では，「13 − 14時」「10 − 11時」に発生が多くみられる。保育所では，「10 − 11時」とその前後に最も多く発生し，「16 − 17時」にも発生が多く見られる。

そのほか曜日では，週末に事故が多くなる傾向が見られる。曜日は，週明けの生活リズムの状況や週末にかけての疲労などを考慮した視点が必要である。また年間としては，行事や長期の休み前後など生活の変化によって発生する事故もみられる。

## 2　事故防止と安全対策

### 1　要因からの安全対策

事故が発生する時には，事故に遭（あ）う子どもや場所・場合・時間によって負傷部位や程度が異なる。また，保育施設内で発生する場合，その責任は保育者にある。事故を防止するためには，これらの要因を分類して理解する必要がある。

| ●人的要因 |
| --- |
| 子ども（乳幼児）<br>運動発達能力・集中力やその変化・危険の理解・規範や道徳の理解度<br>衝動性・攻撃性・緊張・疲労・不安・服装（動きやすさ・フードやひもや大きなかざり・足に合わない動きにくい靴）・髪型や髪留め髪かざり<br>大人（保育者）<br>• 子どもの発達をふまえ危険行動を予測・回避した保育をしているか<br>• 個と集団での危険を理解し配慮及び注意をした保育をしているか<br>• 全体を見通して、危険の防止・抑制・回避ができるように職員間での共通認識と協力体制があるか |
| ●環境的要因 |
| 保育施設<br>屋内外の段差・階段・トイレや水道・ベランダ・テラス・固定遊具<br>運動用遊具・玩具・テーブル・机・椅子・プールなど<br>自然など<br>道路や公園やグラウンドなどでの危険な所と不審物（ガラス・たばこ・害虫など）・側溝・池・河川・海・倒木・崖崩れ・四季や天候（風・雨・雪・陽ざしなど） |

**表6 − 8**
**保育中の事故につながる要因**

（佐藤直子）

これらの要因を理解した上で，安全チェック表を作成して事故防止に努める必要がある。安全チェック表は，「子どもの発達・行動に沿ったもの」「保育者の視点・行動に沿ったもの」「施設・設備など環境に関するもの」の3種類に分類して活用することが望ましい。子どもの安全チェック表は，クラス別に発達・行動に沿ったものを作成し，担当する保育者全員で確認しながら活用することも大切である。

## 2 安全教育

子どもが心身ともに未熟な時期は，保育者が子どもの特性（人的要因）の理解と周囲の環境（環境的因子）整備により大部分の事故は防止が可能である。しかし，保育者による事故防止対策ばかりでなく，子ども自身が安全や危険を認識し，対応できるようになることが必要である。子どもの成長発達に応じた安全教育が不可欠である。

### 1 安全教育の原則

保育施設で子どもへの安全教育をするのは，保育者である。保育者は事故防止と安全対策について熟知していなければならない。さらに，熟知するとともに実践できなくてはならない。知っていても，行動して安全を守れなければ意味がないのである。保育施設は，子どもと大人が集団を築いている場である。そのため，一人の力だけで事故防止と安全対策をするのは不可能である。そこで重要なことが「共通認識」と「協力」である。

さらに，保護者とも「協力」して事故防止を進めるため，常日頃からの信頼関係を深め，「共通認識」を持ち事故防止ができるように，子どもと共に保護者への安全教育を進めていく必要がある。

### 2 子どもへの安全教育

子どもへの安全教育は，日常生活の中で保育者が様々な場面で子どもに教えていくことが大切である。

一人ひとりの発達を見極め，「簡単な言葉が分かり始める」**1歳3か月ころ**から「言葉を理解し行動し始める」**1歳6か月ころ**より，はっきりとした短い言葉で，真剣な表情を見せながら伝える。具体的には，危ないことした時に「危ないです」とか「いけません」「だめです」などの言葉を使い，禁止を理解することで行動を止めて危険の回避(かいひ)につなげられるように繰り返し伝えていくことから始める。禁止の言葉は，保護者と連携し家庭と同じ言葉にすることで，子どもに伝わりやすくなる。同時に，「良いこと」と「悪いこと」をしっかりと伝え，良いことができたときは，たくさん褒(ほ)めて安全・危険の理解につなげていく。このことは，家庭と保育者が「協力」して安全教育をすることが大切である。

**1歳3か月ころ・1歳6か月ころ・3歳ころ・6歳ころ：**
「保育所保育指針」第2章子どもの発達を確認しよう。

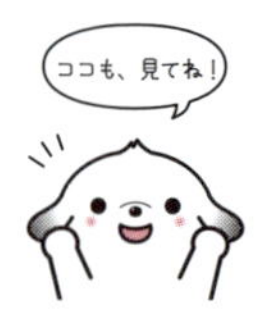


また，「基本的な運動機能が伸び，知的興味や関心が高まる」**3歳ころ**から，「予想や見通しを立てる力が育ち，心身ともに力があふれ，意欲旺盛(いよくおうせい)になる」**6歳ころ**までの幼児期では，子どもの話の理解・運動能力・危険予知や危険回避能力を見極めながら，保育者が言葉のほかに絵や映像・実際の体験などを通して子どもに安全教育を行う。そして，子ども自身が事故を未然に防ぐことや重大な事故をおこさない力を身につけられるようにすることが大切である。

## 3　保育現場の危機管理

### 1　危機管理の意味と目的

「危機管理」の「危機」とは，災害・事件や大きな事故などのように，生命を脅かす事態をいう。「管理」とは，さまざまな仕組みが正常に機能するように調整し，検証（けんしょう）することである。

> ●保育施設における危機管理
> 子どもと職員の生命と安全を脅かす出来事を防ぎ，もし発生したときには，その影響を最小限に食い止めることを目的とする。

保育施設における危機管理：
保育所保育指針　第５章健康及び安全で事故防止及び安全対策を求めている。また，具体的な実践方法については，『子どもの保健Ⅱ』第４章事故防止および健康管理・安全管理を確認しよう。

### 2　危機管理への取り組み方

保育施設の危機管理は，以下のことを念頭（ねんとう）に置いて取り組む必要がある。

❶子どもの，健全な発育発達を支援するための保育の一環（いっかん）として取り組む（安全教育や災害に備えた避難訓練など）。

❷子ども・保護者・職員の三者が相互の信頼関係のもと情報を共有し取り組む（適切な判断・迅速（じんそく）な対応・保護者への誠意ある説明など）。

❸地域住民や関係機関（医師・学校・公共機関など）との信頼と協力関係の確立に努めながら取り組む。

### 3　危機管理の実際

危機管理は，危機の前・危機（事件・事故・災害など）発生時・危機の後の３つから構成される。

**❶危機の前**

●危機の予知・予測

危機に関する情報の収集・**事例（インシデント・アクシデント）**より原因や状況及び結果を分析・検討し，共通した傾向や特異的（とくいてき）傾向などに気づき同じ事故の予測と回避（かいひ）をする。

●発生を想定した準備

危機を想定した訓練や安全教育の実施・職員や保護者，地域や関係機関との連携確認・危機を想定した防犯や防災用品の準備と点検・避難経路（ひなんけいろ）の確認と安全点検。

事例（インシデント・アクシデント）：
インシデント：子どもに障害を及ぼすことはなかったが，日常の保育の場で，ヒヤリ・ハットした経験や誤った行為を実施してしまった事象。
アクシデント：誤った行為により，子どもに不利益となるような結果（外傷，骨折，病気の悪化など）をもたらした事象。
（「保育所における事故予防・安全対策マニュアル」2013年３月　財団法人こども未来財団）

**❷危機発生時**

●初動体制の確立

施設長は，正確な情報を把握し，適切な指示をすることが必要である。さらに，迅速（じんそく）な連絡や通報を同時に進めていかなくてはならない。これには，職員が指示を待つのではなく，危機意識を持ち，「何をするべきか」「何が必要か」を判断して行動することが重要である。施設長を中心に職員や子どもたちが冷静にこの初動体制に取り組むことで，被害の拡大を防ぐことや命を守ることにつながる。

● 人命の尊重

何にも優先して，人命の尊重に努める。救急処置が必要な場合，看護師や保健師などの医療従事者がそばにいる時にはその指示に従い，日ごろの救急訓練を生かした行動を迅速に進める。同時に必ずAEDの準備をする。

AED（A自動化された，E体外式の，D除細動器）：2004年7月厚生労働省の通知により，AEDは一般市民にも使用が認められ，学校・駅・公共施設などを中心に設置されている。AEDは，心停止を起こした人の命を救う可能性がある機器であるため，設置されている場合は，使用できるように日頃から訓練をする。『子どもの保健Ⅱ』第4章❶子どもの救急法（p.90）参照

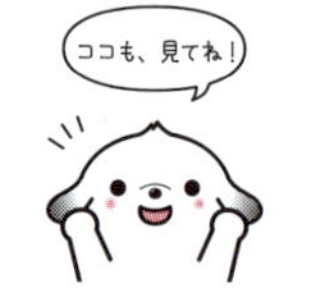


● 安全の確保

危機の短期・長期に応じて，場所・食料・保護者への連絡などの安全を確保する。また，情報の混乱などが生じないように，窓口を定める。

### ❸危機の後

終息宣言の後，危機に対して展開された活動を時系列に記録する。活動記録は，分析・評価をして再発防止やより望ましい対応のため，共有し危機前の活動に生かしていく。

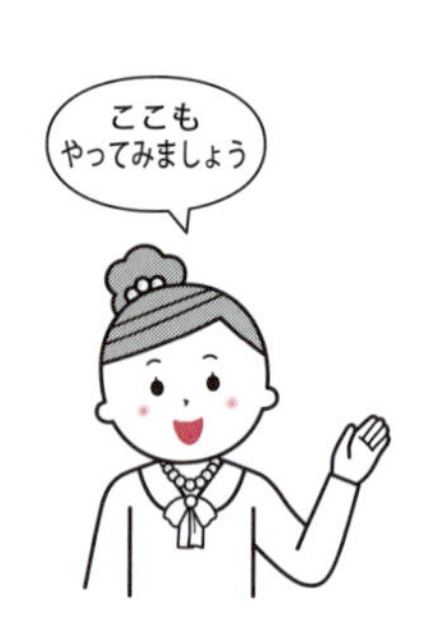


**やってみよう！**

❶表6－2（p.115）「正しい手洗いの方法」と図6－1（p.115）「流水と石鹸による手洗い」を確認して実際に行ってみよう。

❷「次亜塩素酸ナトリウムの消毒液の使い方」（p.116～117）を確認し，濃度別使用の用途をまとめよう。
① 0.02％の次亜塩素酸ナトリウム消毒液
② 0.1％の次亜塩素酸ナトリウム消毒液

（佐藤直子）

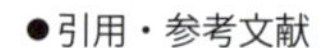

●引用・参考文献
1) 厚生労働省「保育所保育指針」
2) 厚生労働省「保育所における感染症対策ガイドライン」2012年改定版
3) 厚生労働省「保育所給食業務実施要領」2010年改定
4) 厚生労働統計協会「国民衛生の動向 2015/2016」
5) 遠藤郁夫監『保育保健 2016』日本小児医事出版社
6) 田中哲郎編『保育園における事故防止と危機管理マニュアル 2006年』日本小児医事出版社
7) 消費者庁「子どもを事故から守る！プロジェクト」
8) 独立行政法人日本スポーツ振興センター「学校の管理下の災害」2015年版
9) 定行まり子編『保育環境のデザイン』全国社会福祉協議会 2014

# 第7章
# 健康及び安全の実施体制

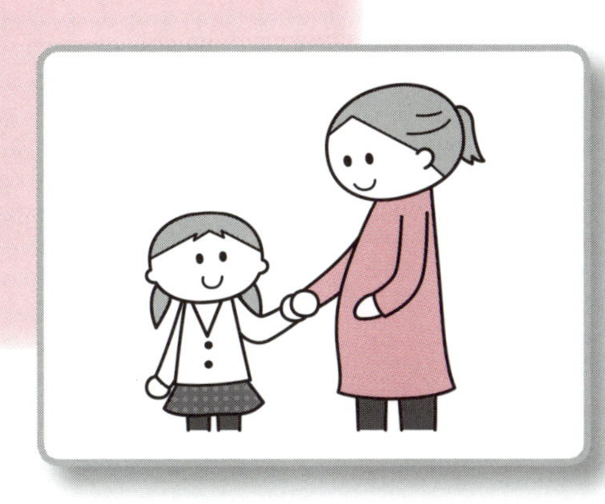

「保育所保育指針 第5章 健康及び安全」では，子どもの健康と安全が子どもの生命の保持と健やかな生活の基本であるとうたわれている。そのため保育所においては，子ども集団全体と一人ひとりの子どもの健康増進と安全の確保に努めなければならない。この健康と安全に関する理念は幼稚園，認定こども園においても変わるものではない。

これらの責務を果たすため，保育に携わる者は組織の円滑な運営に協力し，地域との連携を強めていく必要がある。また，保育者は国や地方自治体が行う母子保健サービスについて理解し，妊婦や子育て家庭がそれを活用することができるよう支援したい。

## 1 職員間の連携と組織的取組

### 1 組織におけるよりよい連携

保育所長など，児童福祉施設の施設長は入所する子どもの健康及び安全に最終的な責任を持っている。したがって，組織が有機的に保健や安全への活動に取り組めるよう職員の教育や支援をしなければならない。

組織の連携は，健康と安全に関する目的を共通理解した上で，年間の**保健計画**の目標を立てることから始まる。保育所の場合は，保育士，嘱託医，看

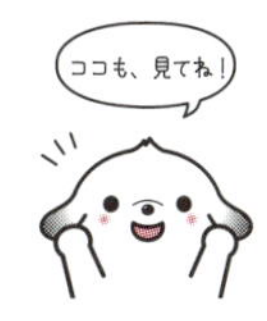


**保健計画：**
『子どもの保健Ⅱ』第1章（p.7）参照
保育所保育指針，第5章 健康及び安全，1 子どもの健康支援，(2)健康増進において「子どもの健康に関する保健計画を作成し，全職員がそのねらいや内容を明確にしながら，一人ひとりの子どもの健康の保持及び増進に努めていくこと」とある。個々の子どもの生活リズムや食習慣などを把握したうえで，年間の保健計画を作成し，発育・発達を支援するためのものである。

護師あるいは保健師，栄養士などが連携して計画することが望ましい。

保健計画の実践に関しては，責任者と個々の職員の役割を決めて取り組む。保健に関する報告会を毎月行い，実践方法を検討することが必要である。すべての実践は簡潔な記録を残し，情報を共有，検討することによって，よりよい計画へと結びつけることができる。

### 2　他の職種との協働

「児童福祉施設の設備及び運営に関する基準」第 33 条：
巻末資料（p.145）参照。保育所には，保育士，嘱託医及び調理員を置かなければならない。ただし，調理業務の全部を委託する施設にあっては，調理員を置かないことができる。

健康診断：
嘱託医は同基準（p.142）第 12 条における健康診断の実施と事後措置として，記録や児童福祉施設への入所や停止などの措置を行う。『子どもの保健Ⅱ』第 1 章1健康診断と活用（p.13）参照

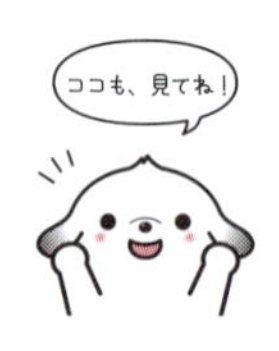


**「児童福祉施設の設備及び運営に関する基準」第 33 条**に，「保育所には，保育士，嘱託医及び調理員を置かなければならない」とある。このほか，自治体や施設により看護師あるいは保健師，栄養士が配置されている保育所もあるが，義務ではない。食育の実施や子どもの健康と安全を守るためのさまざまな取り組みには，保育士とこれらの専門職種との協働が必要である。今後，看護師等の配置強化が望まれる。

嘱託医は常勤ではないが，**健康診断**，予防接種に関する保護者や保育士等への指導，子どもの病気やけが，事故への対応，感染症の予防および発生時の対応と助言，衛生器材・医薬品に関する指導など多岐にわたり，小児科専門医が望まれる 。

看護師は，子どもや職員の健康管理，子どもの健康状態の観察，病気やけがへの応急手当，子どもの発育・発達状態の把握と評価，乳児保育の実践などの役割を担うが，これらはすべて保育士と協力しながら行う。また，看護師はそれぞれの項目において保育士へ保健的指導を行う。保健計画も保育士と協議して立案する。

栄養士は，食育の計画・実践・評価，授乳・離乳食を含めた食事・間食の提供と栄養管理，子どもの栄養状態，食生活の状況の観察などを行う。特に近年，食物アレルギーの子どもへの食事の提供及び食生活に関する指導・相談などで連携が重要視されている。

調理員は，食事の調理と提供，食育の実践等において保育士と密接な連携が必要である。

## 2　主な母子保健対策と保育

### 1　「健やか親子 21（第２次）」

核家族化：
核家族（夫婦（ひとり親を含む）と未婚の子）は統計上減少し，単独世帯が増えている。（厚生労働統計協会編集・発行『図説　国民衛生の動向 2015/2016』2015，p. 26）

2000（平成 12）年に我が国の 21 世紀における母子保健の取り組みの方向性が「健やか親子 21」に示され，2015（平成 27）年からは「**健やか親子 21（第２次）**」が始まっている（図 7 － 1）。母子保健を取り巻く状況は，少子化の進行，晩婚化・晩産化と未婚率の上昇，**核家族化**，育児の孤立化，

子どもの貧困（ひんこん），母子保健領域（りょういき）における健康格差（かくさ）などがある。これらを踏まえ，10 年後に目指す姿を「すべての子どもが健やかに育つ社会」とし，すべての国民が地域や家庭環境等の違いにかかわらず，同じ水準の母子保健サービスが受けられることを目指す。その実現のため，３つの基盤課題（きばんかだい）と，２つの重点課題が設定され，厚生労働省，都道府県，市町村が連携して取り組んでいる。

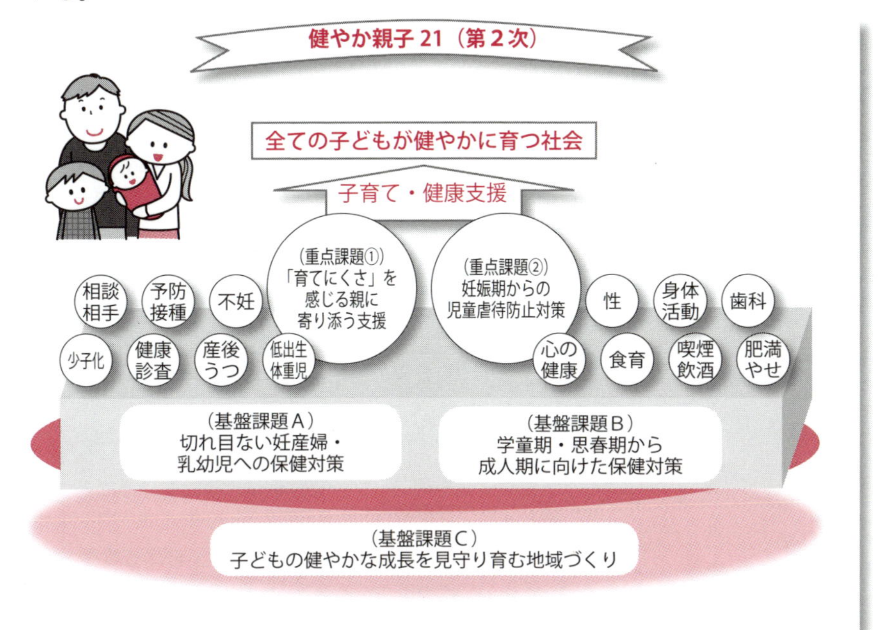


**図７－１**
「健やか親子 21（第２次）」

## 2　母子保健対策

我が国の母子保健対策は，第１章 図１－１「**母子保健対策の体系（2016 年）**」のように思春期から妊娠，出産，そして育児期にわたる母子に，保健指導，健康診査（けんこうしんさ），療養援護（りょうようえんご）のほか，医療援護等が実施されている。

母子保健対策の体系：
第１章 図１－１（p.10）参照

保育士はそれらのサービスを子どもや保護者が活用できるよう支援する必要がある。そのためには，地域に合わせて，いつ，どこで（保健所なのか，保健センターなのか医療機関なのかなど），どのようなサービスが提供されるか実際的な知識を得るようにしたい。

### 1　保 健 指 導

主な母子保健施策のうち保健指導等に区分されているものは，第１章，図１－１のように思春期から育児期にわたり，保健相談や訪問指導など多くの事業が市町村を中心に行われている。

（次頁）母子保健法：
わが国の母子保健対策は第１章図１－１（p.10）のようにそれぞれの時期にふさわしいサービスが受けられるよう体系化されているが，母子保健法は，特に母性，乳幼児に対する保健指導，健康診査，医療その他の措置を講じている法律である。

#### ❶　妊娠の届出（とどけで）および母子健康手帳の交付

妊娠を行政的に把握するとともに，妊娠から育児期にわたる健康診査や保健指導などの母子保健サービスを実施するためのもので，妊婦にとっては，最初の手続きとなる。市町村における母子保健事業の一つで，**母子保健法**に基づき妊娠したものは妊娠の届出をする（第 15 条，図 7 － 2 参照）。また，届出をしたものに対し**母子健康手帳**が交付される（第 16 条）。母子健康手帳は妊娠，出産，育児の一貫した健康記録であり，関連する行政情報や保健・育児情報を提供している。

保育士が保護者から第 2 子，第 3 子等の妊娠の可能性を聞いた場合，早めの受診，母子健康手帳の交付を奨める。母子健康手帳の未交付は**児童虐待のリスク要因**として注意すべき点である。

母子健康手帳：
昭和 17 年から配布されていた妊産婦手帳を，昭和 40 年の母子保健法制定に合わせ母子健康手帳の名称に変更された歴史がある。妊産婦及び乳幼児の健康の保持及び増進の重要性を強調する名称である。育児に関する情報も掲載されているので，子どもの父親とともに活用してほしい。

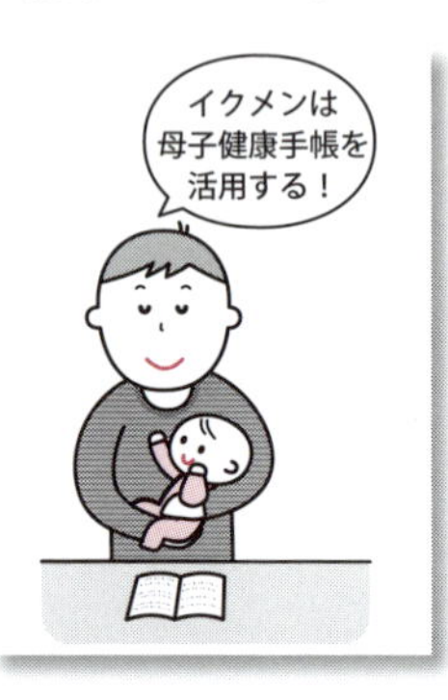


児童虐待のリスク要因：
厚生労働省雇用均等・児童家庭局総務課『子ども虐待対応の手引き』2013 年 8 月 改正版によると，妊娠の届出が遅い，母子健康手帳未交付，妊婦健康診査未受診，乳幼児健康診査未受診は児童虐待のリスクが高いと想定されている。

**図 7 － 2**
**母子保健法の概要**

（厚生労働統計協会編集『2015/2016 国民衛生の動向』2015，p.115）

| | | | |
|---|---|---|---|
| 目的 | ○母性並びに乳児及び幼児の健康の保持及び増進を図るため，母子保健に関する原理を明らかにするとともに，母性並びに乳児及び幼児に対する保健指導，健康診査，医療その他の措置を講じ，もって国民保健の向上に寄与することを目的とする。 | | |
| 定義 | | 妊産婦 | 妊娠中又は出産後 1 年以内の女子 |
| | | 乳　児 | 1 歳に満たない者 |
| | | 幼　児 | 満 1 歳から小学校就学の始期に達するまでの者 |
| | | 新生児 | 出生後 28 日を経過しない乳児 |
| 主な規定 | 1 | 保健指導<br>（10 条） | 市町村は，妊産婦等に対して，妊娠，出産又は育児に関し，必要な保健指導を行い，又は保健指導を受けることを勧奨しなければならない。 |
| | 2 | 健康診査<br>（12 条，13 条） | ・市町村は 1 歳 6 カ月児及び 3 歳児に対して健康診査を行わなければならない。<br>・上記のほか，市町村は，必要に応じ，妊産婦又は乳児若しくは幼児に対して，健康診査を行い，又は健康診査を受けることを勧奨しなければならない。 |
| | 3 | 妊娠の届出<br>（15 条） | 妊娠した者は，速やかに市町村長に妊娠の届出をしなければならない。 |
| | 4 | 母子健康手帳<br>（16 条） | 市町村は，妊娠の届出をした者に対して，母子健康手帳を交付しなければならない。 |
| | 5 | 低出生体重児の届出<br>（18 条） | 体重が 2,500g 未満の乳児が出生したときは，その保護者は，速やかに，その旨をその乳児の現在地の市町村に届け出なければならない。 |
| | 6 | 養育医療<br>（20 条） | 市町村は，未熟児に対し，養育医療の給付を行い，又はこれに代えて養育医療に要する費用を支給することができる。 |

### ❷ 妊産婦と乳幼児の保健指導

主に市町村における母子保健事業である。妊産婦，新生児，**未熟児**に対して，必要に応じ，医師，助産師，保健師が家庭を訪問して保健指導を行う（母子保健法　第 11 条，第 17 条，第 19 条）。各市町村と委託契約した医療機関で行った妊婦健診の結果により，保健衛生や日常生活全般にわたり妊婦と家族に対し保健指導を行う。

未熟児：
母子保健法第 6 条に，未熟児とは「身体の発育が未熟のまま出生した乳児であって，正常児が出生時に有する諸機能を得るに至るまでのものをいう」とある。通常は早期産児で出生体重が 2500g 未満の低出生体重児のことをさす。「未熟児」は医学用語としては使用されていない。

新生児が第１子で保護者が育児未経験の場合，あるいは家庭で養育している未熟児に対しては，保健師，助産師などが訪問して必要な保健指導が行われる。この訪問は新生児期を過ぎた場合などでも必要があれば，継続して行うことができる。

### 3　乳児家庭全戸訪問事業（こんにちは赤ちゃん事業）

子ども・子育て支援法第 59 条に基づく事業で，実施主体は市町村である。前述の訪問指導と連携して行う。生後４か月までの乳児のいるすべての家庭を訪問し支援を行う。訪問者は所定の研修が必要で，保健師，助産師，看護師の他，保育士，地域住民である母子保健推進員，児童委員，子育て経験者等からなる。このように地域住民により，乳児を育てる家庭の孤立を防止するとともに**児童虐待の発生予防**の役割も担（にな）っている。

訪問者は育児等に関する様々な不安や悩みを聞き，相談に応じるほか，子育て支援に関する情報提供等を行う。訪問において，子育てに強い不安が認められたり，児童虐待のリスクが高いなど，支援が必要と認められる家庭に関しては，**要保護児童対策地域協議会**の**調整機関**に情報を提供し，保健師等による，より専門的な**養育支援訪問事業**等を行う（図７－３）。

児童虐待の発生予防：
第７章２児童虐待の発生予防（p.133）参照

要保護児童対策地域協議会：
第１章　図１－５(p.14）参照

調整機関：
要保護児童対策調整機関のこと。地域協議会が効果的に機能するため，運営の中核となって関係機関の役割分担や連携に関する調整を行う機関が置かれている。
厚生労働省「要保護児童対策地域協議会設置・運営指針」

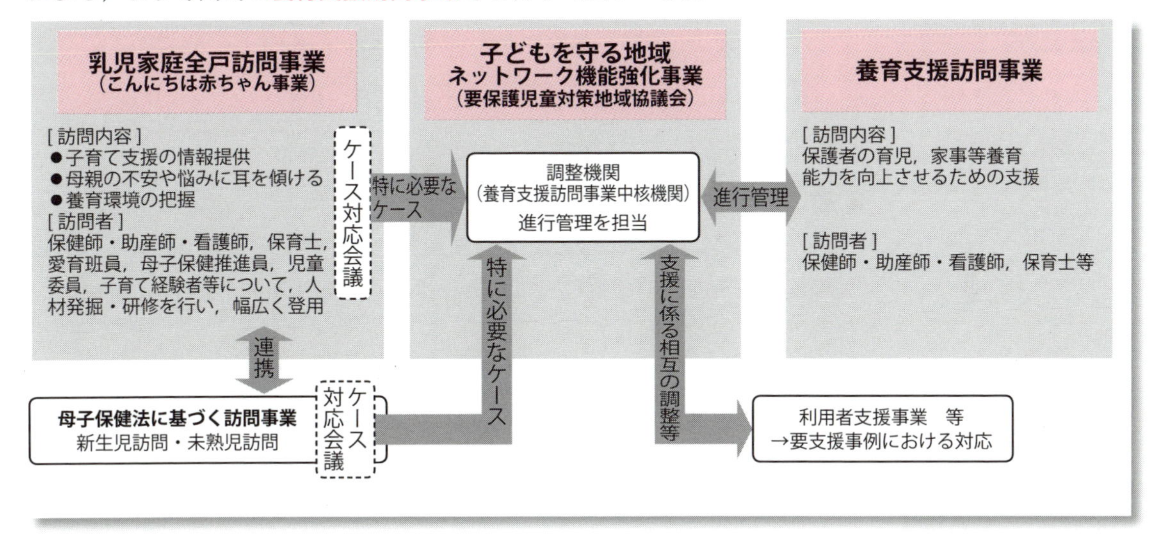


**図７－３**
**乳児家庭全戸訪問事業と養育支援訪問事業**

（内閣府・文部科学省・厚生労働省『子ども子育て支援新制度ハンドブック　施設・事業者向け』2015 年７月改訂版 p.21 一部加筆）（母子保健法に基づく訪問事業の下部）

## 2　健 康 診 査

疾病（しっぺい）や異常の早期発見，さらには，疾病を起こすリスクの早期発見をし，保健指導の機会とすることを目的としている。

以下に述べる妊婦健診の受診回数が少ないことや乳幼児**健康診査の未受診**は，児童虐待のリスク要因となっており，日常の保育を通して受診の確認を行いたい。保育所全体で把握の方法を検討するとよい。

(前頁)
養育支援訪問事業：
乳児家庭全戸訪問事業などにより把握した，保護者の養育を支援することが特に必要と判断される家庭に対して，保健師・助産師・保育士等が居宅を訪問し，養育に関する相談支援や育児・家事援助などを行う事業
(内閣府「地域子ども・子育て支援事業について」2015年1月)

(前頁)
健康診査の未受診：
側注「児童虐待のリスク要因」(p.126) で述べたように妊婦健診や乳幼児健康診査の未受診は児童虐待のリスクが高いと想定されている。
『子どもの保健Ⅱ』第1章「リスク要因」(p.27) 参照

### ❶ 妊婦健診

妊婦は母子保健法第13条により，市町村が定めた方法で健康診査を受けることができる。妊娠中は母体と胎児（たいじ）の健康維持のため，また職業を持つ妊婦や高年の妊婦にとって特に重要である。厚生労働省は妊娠中の望ましい健康診査の回数を定めている。健康診査は「地域子ども・子育て支援事業」として市町村が実施しており，14回程度の妊婦健康診査を公費負担で受けることができる（図7－4）。

妊婦健康診査について

**根　拠**

○　母子保健法第13条（抄）
市町村は，必要に応じ，妊産婦又は乳児若しくは幼児に対して，健康診査を行い，又は健康診査を受けることを勧奨しなければならない。

**妊婦が受診することが望ましい健診回数**

※妊婦に対する健康診査についての望ましい基準（平成27年3月31日厚生労働省告示第226号）

①　妊娠初期より妊娠23週（第6月末）まで　：4週間に1回
②　妊娠24週(第7月)より妊娠35週(第9月末)まで：2週間に1回
③　妊娠36週（第10月）以降分娩まで　：1週間に1回
（※これに沿って受診した場合，受診回数は14回程度である。）

**公費負担の現状**（平成26年4月現在）

○　公費負担回数は，全ての市区町村で14回以上実施
○　里帰り先での妊婦健診の公費負担は，全ての市区町村で実施
○　助産所における公費負担は，全ての市区町村で実施

図7－4
妊婦健康診査

(厚生労働省「地域子ども・子育て支援事業について」一部抜粋)

### ❷ 乳幼児健診

母子保健法第12条により，市町村においてすべての1歳6か月児・3歳児の健康診査を無料で行なっている。ほとんどの市町村で個別通知に加え，広報等でも受診を促している。

1歳6か月児健康診査の内容は，心身障害の早期発見，むし歯の予防，栄養状態の把握とともに，栄養，心理，育児など保護者への指導も行われている。3歳児健康診査は，身体の発育・精神面や視聴覚障害（しちょうかくしょうがい）の早期発見を目的としている。どちらも保健指導と必要時，専門医による精密検査を行っている。

この他にも，母子保健法第13条により，乳児期に市町村で定めた方法で健康診査を受けることができる。生後1か月から1歳未満の間に保健所や保健センター，指定の医療機関で数回行われることが多い。日齢や月齢に応じた成長発達の評価，病気や異常の早期発見，育児の相談，保健指導の機会となっている。

新生児聴覚検査：
脳波を調べる自動難聴性脳幹反応検査装置(AABR)，刺激音に対し内耳が外耳へ放射する微弱な音信号を検査する耳音響放射検査（OAE）
参照：厚生労働省雇用均等・児童家庭局母子保健課長　雇児母発第0129002号 平成19年1月29日 [改正経過] 平成28年3月29日 雇児母発0329第2号

### ❸ 新生児聴覚検査（ちょうかくけんさ）

**新生児聴覚検査**は，言葉の発達に欠かせない聴覚に問題がないか，おおむ

ね生後 1 週間以内の眠っている新生児に検査装置を着けて行う。検査に伴う痛みなどはない。現在のところ自己負担分があるため受検しない保護者もいるが，生まれつき難聴がある子どもは 1000 人に 1 ～ 2 人と言われ，保育士が必要性を認識し，受けるよう勧めることが今後の普及につながる。

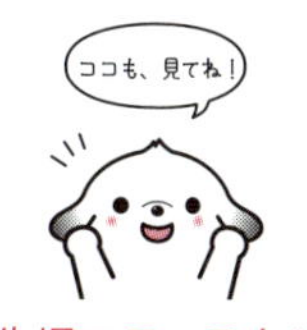


### ❹ 新生児マス・スクリーニング検査

フェニールケトン尿症など，先天性代謝異常や先天性甲状腺機能低下症など，早期発見治療により，障害を減らすことを目的として，すべての新生児を対象として**マス・スクリーニング検査**が行われている。現在は精度の高い**タンデムマス法**を用いた検査が行われている。保護者には検査の目的をわかりやすく説明し同意を得る必要がある。血液採取を除き，検査は公費負担である。

新生児マス・スクリーニング検査：
第 4 章 側注（p.83）参照

タンデムマス法：
第 4 章 図 4 － 10(p.84) 参照

### ❺ B 型肝炎母子感染防止対策

B 型肝炎ウイルスを有する妊婦から出生した児の**キャリア化**を防ぐことを目的とし，すべての妊婦に HBs 抗原検査が公費で行われている。また，B 型肝炎ウイルスを有する妊婦が出産した乳児に対しては図 7 － 5 のように，出生直後，生後 1 か月，生後 6 か月に必要なワクチン等を接種している。

また，2016（平成 28）年 10 月から**B 型肝炎ワクチン**が定期予防接種として導入された。前述の乳児は定期接種の対象とはならず，接種の時期は図 7 － 5 に準ずる。

B 型肝炎キャリア化：
B 型肝炎ウイルスを有する妊婦から出生した児が，肝炎を発症せずウイルスを体内に保有すること。将来的に B 型肝炎発症や，中には慢性肝炎，肝硬変，肝臓がんへ進行する場合がある。

B 型肝炎ワクチン：
第 4 章 表 4 － 3「日本の定期・任意予防接種スケジュール」(p.62) 参照

妊婦　HBs 抗原検査　陽性

一変承認後

誕生　生後 1 月　生後 2 月　生後 3 月　生後 4 月　生後 5 月　生後 6 月

⇧ ワクチン 1 回目
△ 抗 HBV 免疫グロブリン
5 日以内（生後 12 時間以内が望ましい）

⇧ 2 回目（1 回接種後 1 カ月）

⇧ 3 回目（1 回接種後 6 カ月）

出典：厚生労働省　医療上の必要性の高い未承認薬：適応外薬検討会議公知申請への該当性に係る報告書
公益社団法人日本産婦人科医会　母子保健部「B 型肝炎母子感染予防方法の変更について」

**図 7 － 5**
**B 型肝炎ウイルス母子感染予防方法**

## ❸ 療養援護

乳幼児を対象として行われている主な公費負担医療を表 7 － 2 に示した。

### ❶ 未熟児養育医療

出生体重が 2,000g 以下のものや生活力が弱く医療が必要な未熟児に対して，入院医療費についての医療保険自己負担分の給付が行われる。

### ❷ 小児慢性特定疾患治療研究事業

児童福祉法により，小児がん，慢性腎疾患などの小児慢性特定疾患(しょうにまんせいとくていしっかん)に罹患(りかん)している児童に対し医療保険の自己負担分給付等の事業を行っている。18歳未満の児童が対象だが，18歳までに認定を受けた場合は，20歳まで対象となる。

**表7－1**
**乳幼児を対象とする主な公費負担医療**

（厚生労働統計協会編集『2015/2016 国民衛生の動向』p.121）

| | 未　熟　児 | 小児慢性特定疾患 | 障　害　児 | 結　　核 |
|---|---|---|---|---|
| 事業名 | 未熟児養育医療 | 小児慢性特定疾患対策 | 自立支援医療（育成医療） | 結核児童療育医療 |
| 事業の趣旨 | 未熟児に対する入院医療費についての医療保険の自己負担分を給付 | 小児がん等小児慢性特定疾患に罹患している児童に対し，治療の普及促進を図り，併せて医療保険の自己負担分を給付 | 身体に障害のある児童に対し，必要な医療について医療保険の自己負担分を給付 | 結核の児童に対し，学習品，日用品を支給するとともに，医療保険の自己負担分を給付 |
| 対象者 | 出生時の体重が2000グラム以下の者や生活力が特に薄弱な者など | 14疾患群704疾病の小児慢性特定疾患に罹患している児童 | 身体に障害がある児童または将来において障害児となるおそれのある児童のうち確実に治療効果が期待される児童 | 長期の入院治療を要する結核児童 |
| 給付内容 | ・入院医療費について医療保険の自己負担分 | ・対象疾病の治療研究に係る医療費について医療保険の自己負担分 | ・対象の機能障害の除去，軽減のため必要な医療費について医療保険の自己負担分 | ・入院医療費について医療保険の自己負担分<br>・学習品，日用品の支給 |
| 対象年齢 | 1歳未満 | 18歳未満（引き続き治療が必要と認められる場合には20歳未満） | 18歳未満 | 18歳未満 |

### ❸ 自立支援医療（育成医療(いくせいいりょう)）

肢体不自由(したいふじゆう)，視覚障害(しかくしょうがい)など身体に障害のある児童に対し，手術等の医療により改善が期待できる場合，医療保険の自己負担分の給付が行われる。

### ❹ 結核児童療育医療

長期入院を要する結核の児童に対し，療養に必要な学用品，日用品の支給や医療保険の自己負担分の給付が行われる。

### ❺ その他

不妊治療にかかる費用の一部助成(じょせい)をする特定不妊治療費助成や，妊娠中毒症(にんしんちゅうどくしょう)の訪問指導と，その結果入院治療となった妊婦（所得制限がある）への入院医療費の給付（母子保健法17条）などがある。

## 4 その他の医療対策等

母子保健相談支援事業，産前・産後サポート事業，産後ケア事業等からなる**妊娠・出産包括(ほうかつ)支援事業**，各都道府県等の中核的(ちゅうかくてき)医療機関を中心として児童虐待対応のネットワークづくりや保健医療従事者の教育等を行い，児童虐待対応の向上を図る目的で2012年度に開始した**児童虐待防止医療ネットワーク事業**，**子どもの心の診療ネットワーク事業**などが行われている。

妊娠・出産包括支援事業：
厚生労働省「地域における切れ目ない妊娠・出産支援の強化」について

児童虐待防止医療ネットワーク事業：
厚生労働省「児童虐待防止医療ネットワーク事業推進の手引き」について

子どもの心の診療ネットワーク事業：
本事業には，子どもの心の諸問題，児童虐待や発達障害への適切な医学的対応が求められ，母子保健医療対策の一つとして17都道府県で実施している。事業に従事する医師のスキルアップや災害時の子どもの心の問題への対応に力を入れている。
（厚生労働省「母子保健医療対策等総合支援事業の実施について」 厚生労働省雇用均等・児童家庭局長通知）

## 3　家庭・専門機関・地域との連携

2012（平成 24）年に成立した「子ども・子育て支援法」などの子ども・子育て関連３法に基づいて，2015（平成 27）年から子ども・子育て支援新制度がスタートしている。両親が就労している家庭への支援だけでなく，地域のすべての子育て家庭への支援を質量ともに支える制度となっている。

保育士は活動の場が保育所や乳児院などの児童福祉施設だけでなく，これら地域の子育て支援にも広がっている。

また，児童虐待のリスク低減（ていげん），早期発見，よりスムーズな小学校への適応などにおいて，地域の専門機関や教育機関との連携が必要である。

なお，これらの連携においては保健的な要素が多く含まれ，活動の際は本書で学んだことを参考にしてほしい。

### 1　子ども・子育て支援の制度

#### 1　教育・保育の場の拡充

幼稚園・保育所・認定子ども園のほかに，前３者と連携した０～２歳児対象の地域型保育事業が行われ，教育・保育の場の拡充が図られている。施設利用には認定を受ける必要がある。

#### 2　すべての子育て家庭を対象とした支援

地域のニーズに応じた様々な支援を行っている（表７－２）。以下に利用者支援事業，保健的な要素が大きい病児保育の取り組みについて述べる。なお，乳児家庭全戸訪問，養育支援訪問，妊婦健康診査については，第７章②主な母子保健対策と保育で述べている。

**1　利用者支援事業**

地域の子育て家庭や妊産婦の悩みや相談を解決するために，地域子育て支援拠点や行政の窓口等で，利用者支援専門員が必要な制度の紹介を行う（表７－２）。また，この制度は子育て支援関係機関とのネットワーク構築（こうちく），必要な子育て支援事業や活動の開発を進め，子育てしやすい地域づくりを行う。

**2　病児保育**

病児保育事業（びょうじほいく）は，地域子ども・子育て支援事業として位置づけられており，市町村が地域の実情に応じて実施している。病児保育とは，保育を必要とする乳幼児，あるいは小学生が病気などで通常の保育，あるいは家庭での保育ができない場合，保育所，認定こども園，病院，診療所などの専用施設，あるいは自宅で一時的に保育することをいう。

子ども・子育て関連３法：
「子ども・子育て支援法」，「就学前の子どもに関する教育，保育等の総合的な提供の推進に関する法律の一部を改正する法律」，「子ども・子育て支援法及び就学前の子どもに関する教育，保育等の総合的な提供の推進に関する法律の一部を改正する法律の施行に伴う関係法律の整備等に関する法律」
（内閣府　法令・通知等　子ども・子育て関連３法）

子ども・子育て支援新制度：
・政府広報オンライン　子ども子育て支援新制度とは？参照
・子ども子育て支援新制度　なるほどBOOK　みんなが子育てしやすい国へ。すくすくジャパン！参照

地域型保育：
地域型保育には，①家庭的保育（保育ママ）②小規模保育③事業所内保育④居宅訪問型保育がある

主な母子保健対策と保育：
（p.124）参照

利用者支援専門員：
資格要件
http://www8.cao.go.jp/shoushi/shinseido/law/kodomo3houan/pdf/h270717/t1-1.pdf

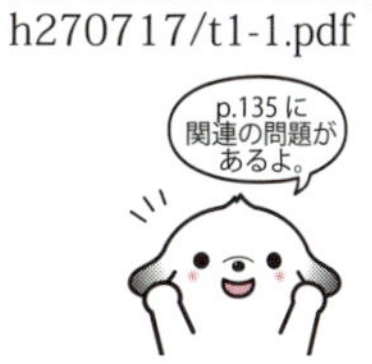


病児保育事業：
参照：「病児保育事業の実施について」（雇児発0717第12号 平成27年７月17日 厚生労働省雇用均等・児童家庭局長）

保護者が安心して子育てができる環境を整備することをねらいとしているが，児童の福祉向上が常に図られなければならない。病児保育事業は，① 病児対応型，② 病後児対応型，③ 体調不良児対応型，④ 非施設型（訪問型）に分類され，それぞれの人員や施設の実施要件が決められている。

また，保育中に具合が悪くなった子どもを看護師等が病児保育施設に送迎して保育を行う試みも始まっている。

厚生労働省は，病児保育事業の実施に当たり，留意事項として，医療機関との連携，感染予防対策，事故の対応が欠かせないことを通知している。子どもの病気の特徴として急変しやすいことも挙げられるので，嘱託医，併設医療機関医師，かかりつけ医，その他の医療機関との連携が欠かせない。

**表 7 − 2**
**子どもの年齢や保護者の就労状況などに応じた様々な支援**

（政府広報オンライン 子ども子育て支援新制度とは？）

| 保護者の状況 | 子どもの年齢 | | |
|---|---|---|---|
| | 0〜2歳 | 3〜5歳 | 小学生 |
| 仕事や介護などで子どもを見られない日が多い（家庭以外での保育が必要） | • 保育所<br>• 認定こども園<br>• 地域型保育（家庭的保育（保育ママ），小規模保育など）<br>• 病児保育<br>など | • 保育所<br>• 認定こども園<br>• 病児保育<br>など | • 放課後児童クラブ<br>など |
| ふだん家にいて子どもと一緒に過ごす日が多い（家庭での保育が可能） | • 一時預かり<br>• 地域子育て支援拠点<br>など | • 幼稚園<br>• 認定こども園<br>• 一時預かり<br>• 地域子育て支援拠点<br>など | |
| すべての子育て家庭 | • 利用者支援<br>• 乳児家庭全戸訪問<br>• ファミリー・サポート・センター<br>• 子育て短期支援（ショートステイ，トワイライトステイ）<br>• 養育支援訪問<br>など | | |

## 2 専門機関・地域との連携

### 1 児童虐待防止のための連携

#### ❶ 児童虐待の現状

「児童虐待の防止等に関する法律」(児童虐待防止法)「児童福祉法」及び「民法」の改正により法の整備が図られてきた。

この背景には児童虐待に関する相談件数の一貫した増加，心中も含めた児童虐待による死亡が毎年 100 名前後と多く推移していることがある（図 7 − 6)。

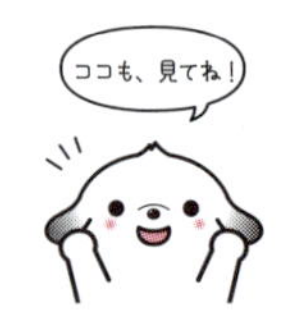


第 1 章（p.13 − 14）に児童虐待防止事業における医療支援，国の対応システムについて述べられている。

「民法」の改正：
期限を定めずに親権を奪う従来の「親権喪失」と異なり，最長 2 年の期限付きで一時的に親が親権を行使できないよう制限する「親権停止」の制度が加えられた。子どもの心身の安全を守り，その間に虐待した親や家庭環境を改善し，親子の再統合を図ることがねらいである。
（あなたの暮らしをわかりやすく　政府広報オンライン）

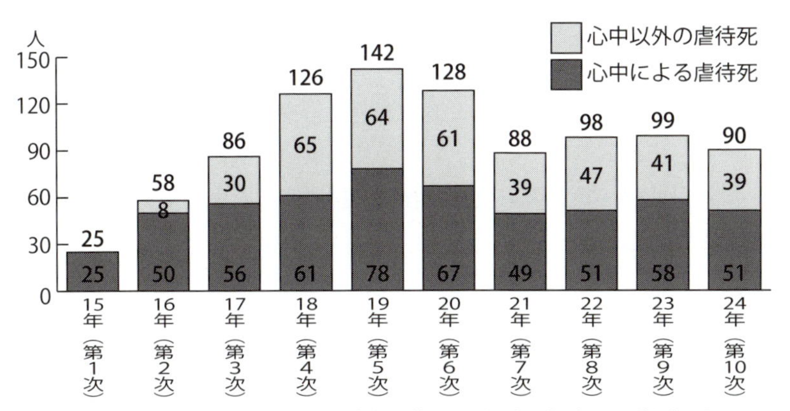


社会保障審議会児童部会児童虐待等要保護事例の検証に関する専門委員会による検証結果より
（注1）平成15年～平成19年までは暦年。平成20年度以降は年度
（注2）平成15年はH15.7.1～H16.12.31の6か月間
（注3）平成19年はH19.1.1～H20.3.31の15か月間

**図7－6**
**児童虐待による死亡事例における児童数の推移**

（「児童虐待防止対策の今後の取組みについて」2015年7月22日（水）厚生労働省雇用均等・児童家庭局総務課虐待防止対策室 p.6）

### ❷ 児童虐待の発生予防

虐待に至る前に，気になるレベルで 適切な支援を行い，育児の孤立化や育児不安の防止が重要である。特に妊娠期から子育て期の切れ目ない支援が予防につながると考えられ，前述した妊婦健康診査，子育て支援事業として乳児家庭全戸訪問事業（こんにちは赤ちゃん事業），養育支援訪問事業，子育て中の親子の交流を図る地域子育て支援拠点事業などの取り組みが重要視されている。

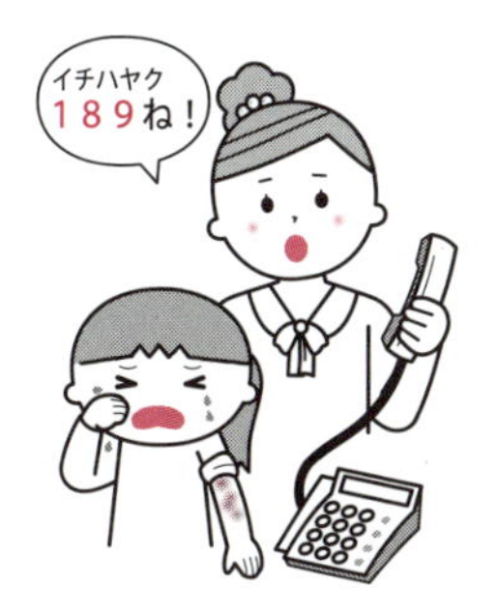


### ❸ 児童虐待の早期発見・早期対応

医療・保健・教育・福祉などに携わる者は「児童虐待の防止等に関する法律」第5条により児童虐待の早期発見に努めなければならない。また，児童虐待を受けたと思われる乳幼児を発見した場合，専門職だけでなく一般の人も同様に，速やかに市町村あるいは，**児童相談所に通告**する義務がある（同法第6条）。この通告は保育士等の守秘義務違反にはあたらない。

**児童相談所に通告：**
児童相談所は都道府県管轄。児童虐待を受けたと思われる児童の相談や通告は，全国共通ダイヤル「**189（イチハヤク）**」である。固定電話からでも携帯電話，スマートフォンからでもかけられる。ガイダンスが流れるのでそれに従う。

市町村には，医療・保健・福祉・教育等の関係機関のネットワークである**要保護児童対策地域協議会**（子どもを守る地域ネットワーク）が設置され，調整機関を設けて要保護児童等に関する支援の管理や児童相談所，関係機関等の連絡調整を行っている（図1－5）。

**要保護児童対策地域協議会の設置状況：**
2015年度は99.4%の市町村が設置している。
（「要保護児童対策地域協議会の設置状況の推移」厚生労働省）

第1章（p.13－14）参照

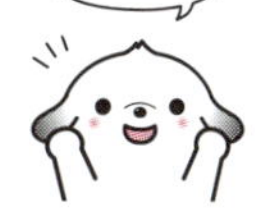


近年，問題となっている居住実態が把握できない児童や家庭についても要保護児童対策地域協議会におけるフォロー体制の整備が要請されている。

### ❹ 社会的養護の充実

社会的養護は，かつては保護者のいない子どもに施設などで社会的な養護を行う制度であったが，現在では，被虐待児や障害のある子どもへの支援を行う施策へと役割が変化している[1]。子ども一人ひとりに対応した社会的資源として，その質や量における充実が求められている。

厚生労働省は 2011 年「社会的養護の課題と将来像」をとりまとめ，これにもとづいて，**家庭的養護の推進**，里親委託・里親支援の推進，施設運営の質の向上，親子関係の再構築の支援，**自立支援の充実**，子どもの権利擁護などを進めることとなった。

家庭的養護の推進：
現在は社会的養護の多くが乳児院や児童養護施設などで実施されているが，厚生労働省はケア形態の小規模化による家庭的な養育環境の整備や里親制度の推進をしている。今後十数年かけて，里親及びファミリーホーム，グループホーム（地域小規模児童養護施設），児童養護施設等（児童養護施設は全て小規模ケア）が各々概ね，３分の１ずつという姿に変えていくこととしている。

自立支援の充実：
児童自立生活援助事業（自立援助ホーム），退所児童等アフターケア事業，身元保証人確保対策事業
（内閣府「平成 25 年版少子化社会対策白書」）

## 2 障害等のある子どもに関する連携

障害や発達上の問題が考えられる場合，相談窓口として保健所や保健センター・子育て支援センター・児童相談所などがある。

保育所に在所（園）しながら医療機関や療育センターなどで継続的な治療や療育が必要な場合，それら機関との情報交換，協力が欠かせない。それにより子ども理解が深まり，よりよい保育，教育につなげることができる。

## 3 小学校との連携

近年，小学校に入学したばかりの１年生で，集団行動がとれない，授業中座っていられない，話を聞かないなどの状態が数か月継続する問題が「小１プロブレム」と定義され，保育所，幼稚園と小学校双方が取り組みを始めている。この問題の一因として家庭でのしつけの問題や児童の自己抑制の低下などが推測されているが，保育所・幼稚園には，集団における基本的生活習慣の育成がいっそう求められている[2]。

小学校就学前の小学校訪問など小学生と交流する機会を設け，子どもたちが小学校生活をイメージしやすいようにすることも重要である。保健からのアプローチだけでは解決しない問題であり，保育所・幼稚園や小学校間の連携協力や研究が不可欠である。また，前述した子ども・子育て支援新制度では**放課後児童クラブ**を充実させて小１プロブレムの解消を図っている。

放課後児童クラブ：
正式名称は放課後児童健全育成事業で，児童福祉法第６条３第２項による。保護者が昼間家庭にいない小学生が，放課後に小学校の余裕教室，児童館などで過ごすことができるようにしている取組み
「子ども子育て支援新制度　なるほどBOOK　みんなが子育てしやすい国へ。すくすくジャパン！」

保育所保育指針では保育所から小学校までを通じて子どもの育ちを支えていくため，すべての保育所入所児童について，保育所から就学先となる小学校へ**保育所児童保育要録**を送付することとした（図７－７　p.136）。「養護（生命の保持及び情緒の安定）に関わる事項」には，健康上，特に留意する事項が記入できるようになっている。保護者には通知に関して懇談会などで知らせる必要がある。子どもの最善の利益のための書類として記入し，個人情報保護には十分な注意を払う必要がある。

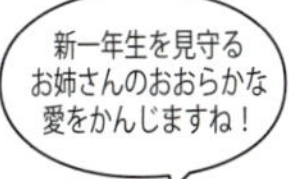


入学式

咋野 望美

妹が小学校に入って来る
そのすがたを思うと
むねがどきっとする
妹はさくらがさく中
ランドセルをせおって
毎日歩くだろう
小学１年生
がんばれ！

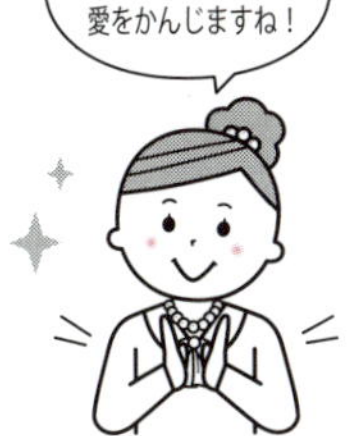


（読売新聞 2016 年 5 月 17 日掲載「子どもの詩」）

**やってみよう！**

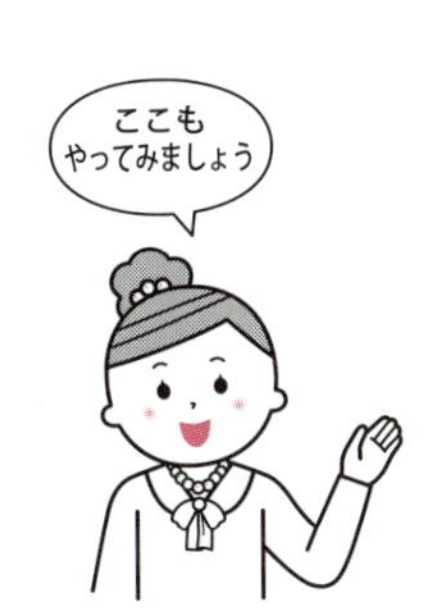


❶以下を参照して病児保育事業の 4 つの事業類型における事業内容，対象児童，実施要件を表にしてみよう。

「病児保育事業の実施について」
雇児発 0717 第 12 号　平成 27 年 7 月 17 日
厚生労働省雇用均等・児童家庭局長
http://www8.cao.go.jp/shoushi/shinseido/law/kodomo3houan/pdf/h270717/t12.pdf（2016/8/6）

❷子ども・子育て支援新制度の利用者支援専門員に保育士はなれるでしょうか？　資格要件をよく読んでみましょう。別紙「利用者支援事業実施要綱」4　実施方法（1）③ア職員の要件等を参考にしましょう。

通知　利用者支援事業の実施について
内閣府子ども・子育て本部統括官，文部科学省初等中等教育局長，厚生労働省雇用均等・児童家庭局長
府子本第 83 号，27 文科初第 270 号，雇児発 0521 第 1 号　平成 27 年 5 月 21 日
http://www8.cao.go.jp/shoushi/shinseido/law/kodomo3houan/pdf/h270717/t1-1.pdf（2016/8/11）

（中根淳子）

●引用・参考文献

1）内閣府　平成 25 年版　少子化社会対策白書
http://www8.cao.go.jp/shoushi/shoushika/whitepaper/measures/w-2013/25webhonpen/html/b2_s2-5-2.html（2016/8/10）
2）文部科学省　幼児期の教育と小学校教育の接続について
http://www.mext.go.jp/b_menu/shingi/chousa/shotou/070/gijigaiyou/__icsFiles/afieldfile/2010/06/11/1293215_3.pdf（2016/8/11）

# 保育所児童保育要録

【様式の参考例】

| ふりがな | | 性別 | 就学先 | |
|---|---|---|---|---|
| 氏　名 | | | | |
| | | | 生年月日 | 平成　年　月　日生 |
| 保育所名<br>及び所在地 | （保育所名） | （所在地）〒　－ | | |
| 保育期間 | 平成　年　月　日　～　平成　年　月　日（　年　か月） | | | |

| 子どもの育ちに関わる事項 |
|---|
| |

| 子どもの養護（生命の保持及び情緒の安定）に関わる事項 | （子どもの健康状態等） |
|---|---|
| | |

| 項目 | 教育（発達援助）に関わる事項 | |
|---|---|---|
| 健康 | • 明るく伸び伸びと行動し，充実感を味わう。 | |
| | • 自分の体を十分に動かし，進んで運動しようとする。 | |
| | • 健康，安全な生活に必要な習慣や態度を身に付ける。 | |
| 人間関係 | • 生活を楽しみ，自分の力で行動することの充実感を味わう。 | |
| | • 身近な人と親しみ，関わりを深め、愛情や信頼感を持つ。 | |
| | • 社会生活における望ましい習慣や態度を身に付ける。 | |
| 環境 | • 身近な環境に親しみ，自然と触れ合う中で様々な事象に興味や関心を持つ。 | |
| | • 身近な環境に自分から関わり，発見を楽しんだり，考えたりし，それを生活に取り入れようとする。 | |
| | • 身近な事物を見たり，考えたり，扱ったりする中で，物の性質や数量，文字などに対する感覚を豊かにする。 | |
| 言葉 | • 自分の気持ちを言葉で表現する楽しさを味わう。 | |
| | • 人の言葉や話などをよく聞き，自分の経験したことや考えたことを話し，伝え合う喜びを味わう。 | |
| | • 日常生活に必要な言葉が分かるようになるとともに，絵本や物語などに親しみ，保育士や友達と心を通わせる。 | |
| 表現 | • いろいろなものの美しさなどに対する豊かな感性を持つ。 | |
| | • 感じたことや考えたことを自分なりに表現して楽しむ。 | |
| | • 生活の中でイメージを豊かにし，さまざまな表現を楽しむ。 | |

| 施設長名 | 印 | 担当保育士名 | 印 |
|---|---|---|---|

※「子どもの育ちに関わる事項」は子どもの育ってきた過程を踏まえ，その全体像を捉えて総合的に記載すること。
※「養護（生命の保持及び情緒の安定）に関わる事項」は，子どもの生命の保持及び情緒の安定に関わる事項について記載すること。また，子どもの健康状態等について，特に留意する必要がある場合は記載すること。
※「教育に関わる事項」は，子どもの保育を振り返り，保育士の発達援助の視点等を踏まえた上で，主に最終年度（5, 6 歳）における子どもの心情・意欲・態度等について記載すること。
※子どもの最善の利益を踏まえ，個人情報保護に留意し，適切に取り扱うこと。

図７－７　保育所児童保育要録

# 児 童 憲 章

1951年5月5日制定

われらは，日本国憲法の精神にしたがい，児童に対する正しい観念を確立し，すべての児童の幸福をはかるために，この憲章を定める。

児童は，人として尊ばれる。
児童は，社会の一員として重んぜられる。
児童は，よい環境のなかで育てられる。

1. すべての児童は，心身ともに健やかにうまれ，育てられ，その生活を保障される。
2. すべての児童は，家庭で，正しい愛情と知識と技術をもって育てられ，家庭に恵まれない児童には，これにかわる環境が与えられる。
3. すべての児童は，適当な栄養と住居と被服が与えられ，また，疾病と災害からまもられる。
4. すべての児童は，個性と能力に応じて教育され，社会の一員としての責任を自主的に果すように，みちびかれる。
5. すべての児童は，自然を愛し，科学と芸術を尊ぶように，みちびかれ，また，道徳的心情がつちかわれる。
6. すべての児童は，就学のみちを確保され，また，十分に整った教育の施設を用意される。
7. すべての児童は，職業指導を受ける機会が与えられる。
8. すべての児童は，その労働において，心身の発育が阻害されず，教育を受ける機会が失われず，また，児童としての生活がさまたげられないように，十分に保護される。
9. すべての児童は，よい遊び場と文化財を用意され，わるい環境からまもられる。
10. すべての児童は，虐待・酷使・放任その他不当な取扱からまもられる。あやまちをおかした児童は，適切に保護指導される。
11. すべての児童は，身体が不自由な場合，または精神の機能が不十分な場合に，適切な治療と教育と保護が与えられる。
12. すべての児童は，愛とまことによって結ばれ，よい国民として人類の平和と文化に貢献するように，みちびかれる。

# 子どもの権利条約 （政府訳より要約）

（1989 11.20　国連第 44 回総会採択　1990.9.2 発効）

第１条　児童とは，18 歳未満のすべての者をいう。ただし，適用される法律により早く成年に達したものを除く。
第２条　児童は，いかなる差別もなしに，この条約に定める権利を尊重する。
第３条　児童に関するすべての措置をとるに当っては，児童の最善の利益が考慮される。
第４条　締約国は，この条約に認められる権利実現のため，最大限の範囲内で措置を講ずる。
第５条　親または法廷保護者の児童に，指導の責任，権利，義務を尊重する。
第６条　児童の生存と発達を最大限に確保する。
第７条　児童は，出生の時から氏名と国籍を取得する権利を有する。
第８条　児童の身元確認事項を保持する権利を尊重する。
第９条　児童は，その意志に反して，父母から分離されないことを確保する。
第10条　父母と異なる国に居住する児童は，再統合を目的とする出入国，定期的接触を維持する権利を有する。
第11条　児童が不法に国外へ移送されることを防止し及び国外から帰還することができない事態を除去する。
第12条　児童は，自由に自己の意志を表明する権利を確保する。
第13条　児童は，表現の自由についての権利を有する。
第14条　締約国は，思想，良心及び宗教の自由について児童の権利を尊重する。
第15条　結社の自由及び平和的な集会の自由についての児童の権利を認める。
第16条　児童の私生活，家族，住居，通信に対し，不法に干渉されない。
第17条　締約国は，国の内外からの多様な情報及び資料を利用する権利を有する。
第18条　児童の養育及び発達について父母が共同の責任を有するという原則についての認識を確保する。
第19条　締約国は，あらゆる虐待から児童を保護する立法上，行政上，社会上，教育上の措置をとる。
第20条　家庭環境を奪われた児童は，国が与える特別の保護及び援助を受ける権利を有する。
第21条　養子縁組みの制度を認める締約国は，児童の最善の利益について，最大の考慮が払われることを確保する。
第22条　難民の児童は，適当な保護及び人道的援助を受ける。
第23条　精神的または身体的な障害を有する児童は，その尊厳を確保する。
第24条　締約国は，到達可能な最高水準の健康を享受すること並びに病気の治療及び健康の回復のための児童の権利を認める。
第25条　身体または精神の養護，保護または治療の目的として収容された児童の権利を認める。
第26条　社会保障からの給付を受ける権利を認める。
第27条　身体的，精神的，道徳的及び社会的な発達のための相当な生活水準についての権利を認める。
第28条　教育についての児童の権利を認める。
第29条　児童の教育は，人格，才能並びに精神的及び身体的な能力を可能な最大限度まで発達させることを指向する。
第30条　小数民族や原住民である児童は，その集団の他の構成員とともに，自己の文化を享受し，宗教を信仰し，自己の言語を使用する権利を認める。
第31条　休息，余暇についての児童の権利を認める。
第32条　児童は，経済的な搾取から保護され，教育，健康，道徳，社会的な発達に有害となる労働から保護される。
第33条　麻薬及び向精神薬の不正な使用から保護される。
第34条　あらゆる形態の性的搾取及び性的虐待から児童を保護する。
第35条　あらゆる形態の児童の誘拐，売買，又は取引を防止する。
第36条　児童の福祉を害するすべての形態の搾取から保護される。
第37条　いかなる児童も拷問または他の残虐な非人道的な取扱いや刑罰を受けない，また不法に自由を奪われない。
第38条　15 歳未満の者は，敵対行為に直接参加しないことを確保する。
第39条　あらゆる形態の搾取もしくは虐待，拷問もしくは他のあらゆる形態の非人道的な取扱い，または武力紛争による被害より回復及び復帰を促進するための適当な措置をとる。
第40条　刑法を犯したと訴追され，または認定された児童は，年齢を考慮し，社会において建設的な役割を担うことが促進されることを配慮する。
第41条　この条約のいかなる規定も，締約国の法律，国際法に含まれる。
第42条　締約国は，この条約の原則及び規定を，成人及び児童のいずれにも広く知らせる。
第43条～第54条は，条約の手続きに関することであるので，省略する。

# 保育所保育指針（抄）

平成 29 年 3 月 31 日　厚生労働省告示第 117 号

## 第 1 章　総　　則

この指針は，児童福祉施設の設備及び運営に関する基準（昭和23年厚生省令第63号。以下「設備運営基準」という。）第 35 条の規定に基づき，保育所における保育の内容に関する事項及びこれに関連する運営に関する事項を定めるものである。各保育所は，この指針において規定される保育の内容に係る基本原則に関する事項等を踏まえ，各保育所の実情に応じて創意工夫を図り，保育所の機能及び質の向上に努めなければならない。

### 1　保育所保育に関する基本原則

⑴保育所の役割

ア保育所は，児童福祉法（昭和 22 年法律第 164 号）第 39 条の規定に基づき，保育を必要とする子どもの保育を行い，その健全な心身の発達を図ることを目的とする児童福祉施設であり，入所する子どもの最善の利益を考慮し，その福祉を積極的に増進することに最もふさわしい生活の場でなければならない。

イ保育所は，その目的を達成するために，保育に関する専門性を有する職員が，家庭との緊密な連携の下に，子どもの状況や発達過程を踏まえ，保育所における環境を通して，養護及び教育を一体的に行うことを特性としている。

ウ保育所は，入所する子どもを保育するとともに，家庭や地域の様々な社会資源との連携を図りながら，入所する子どもの保護者に対する支援及び地域の子育て家庭に対する支援等を行う役割を担うものである。

エ保育所における保育士は，児童福祉法第 18 条の 4 の規定を踏まえ，保育所の役割及び機能が適切に発揮されるように，倫理観に裏付けられた専門的知識，技術及び判断をもって，子どもを保育するとともに，子どもの保護者に対する保育に関する指導を行うものであり，その職責を遂行するための専門性の向上に絶えず努めなければならない。

⑵保育の目標

ア保育所は，子どもが生涯にわたる人間形成にとって極めて重要な時期に，その生活時間の大半を過ごす場である。このため，保育所の保育は，子どもが現在を最も良く生き，望ましい未来をつくり出す力の基礎を培うために，次の目標を目指して行わなければならない。

㈠十分に養護の行き届いた環境の下に，くつろいだ雰囲気の中で子どもの様々な欲求を満たし，生命の保持及び情緒の安定を図ること。

㈡健康，安全など生活に必要な基本的な習慣や態度を養い，心身の健康の基礎を培うこと。

㈢人との関わりの中で，人に対する愛情と信頼感，そして人権を大切にする心を育てるとともに，自主，自立及び協調の態度を養い，道徳性の芽生えを培うこと。

㈣生命，自然及び社会の事象についての興味や関心を育て，それらに対する豊かな心情や思考力の芽生えを培うこと。

㈤生活の中で，言葉への興味や関心を育て，話したり，聞いたり，相手の話を理解しようとするなど，言葉の豊かさを養うこと。

㈥様々な体験を通して，豊かな感性や表現力を育み，創造性の芽生えを培うこと。

イ保育所は，入所する子どもの保護者に対し，その意向を受け止め，子どもと保護者の安定した関係に配慮し，保育所の特性や保育士等の専門性を生かして，その援助に当たらなければならない。

⑶保育の方法

保育の目標を達成するために，保育士等は，次の事項に留意して保育しなければならない。

ア一人一人の子どもの状況や家庭及び地域社会での生活の実態を把握するとともに，子どもが安心感と信頼感をもって活動できるよう，子どもの主体としての思いや願いを受け止めること。

イ子どもの生活のリズムを大切にし，健康，安全で情緒の安定した生活ができる環境や，自己を十分に発揮できる環境を整えること。

ウ子どもの発達について理解し，一人一人の発達過程に応じて保育すること。その際，子どもの個人差に十分配慮すること。

エ子ども相互の関係づくりや互いに尊重する心を大切にし，集団における活動を効果あるものにするよう援助すること。

オ子どもが自発的・意欲的に関われるような環境を構成し，子どもの主体的な活動や子ども相互の関わりを大切にすること。特に，乳幼児期にふさわしい体験が得られるように，生活や遊びを通して総合的に保育すること。

カ一人一人の保護者の状況やその意向を理解，受容し，それぞれの親子関係や家庭生活等に配慮しながら，様々な機会をとらえ，適切に援助すること。

（中略）

(5)保育所の社会的責任

ア保育所は，子どもの人権に十分配慮するとともに，子ども一人一人の人格を尊重して保育を行わなければならない。

イ保育所は，地域社会との交流や連携を図り，保護者や地域社会に，当該保育所が行う保育の内容を適切に説明するよう努めなければならない。

ウ保育所は，入所する子ども等の個人情報を適切に取り扱うとともに，保護者の苦情などに対し，その解決を図るよう努めなければならない。

（中略）

## 第３章　健康及び安全

保育所保育において，子どもの健康及び安全の確保は，子どもの生命の保持と健やかな生活の基本であり，一人一人の子どもの健康の保持及び増進並びに安全の確保とともに，保育所全体における健康及び安全の確保に努めることが重要となる。

また，子どもが，自らの体や健康に関心をもち，心身の機能を高めていくことが大切である。

このため，第１章及び第２章等の関連する事項に留意し，次に示す事項を踏まえ，保育を行うこととする。

### １　子どもの健康支援

(1)子どもの健康状態並びに発育及び発達状態の把握

ア子どもの心身の状態に応じて保育するために，子どもの健康状態並びに発育及び発達状態について，定期的・継続的に，また，必要に応じて随時，把握すること。

イ保護者からの情報とともに，登所時及び保育中を通じて子どもの状態を観察し，何らかの疾病が疑われる状態や傷害が認められた場合には，保護者に連絡するとともに，嘱託医と相談するなど適切な対応を図ること。看護師等が配置されている場合には，その専門性を生かした対応を図ること。

ウ子どもの心身の状態等を観察し，不適切な養育の兆候が見られる場合には，市町村や関係機関と連携し，児童福祉法第25条に基づき，適切な対応を図ること。また，虐待が疑われる場合には，速やかに市町村又は児童相談所に通告し，適切な対応を図ること。

(2)健康増進

ア子どもの健康に関する保健計画を全体的な計画に基づいて作成し，全職員がそのねらいや内容を踏まえ，一人一人の子どもの健康の保持及び増進に努めていくこと。

イ子どもの心身の健康状態や疾病等の把握のために，嘱託医等により定期的に健康診断を行い，その結果を記録し，保育に活用するとともに，保護者が子どもの状態を理解し，日常生活に活用できるようにすること。

(3)疾病等への対応

ア保育中に体調不良や傷害が発生した場合には，その子どもの状態等に応じて，保護者に連絡するとともに，適宜，嘱託医や子どものかかりつけ医等と相談し，適切な処置を行うこと。看護師等が配置されている場合には，その専門性を生かした対応を図ること。

イ感染症やその他の疾病の発生予防に努め，その発生や疑いがある場合には，必要に応じて嘱託医，市町村，保健所等に連絡し，その指示に従うとともに，保護者や全職員に連絡し，予防等について協力を求めること。また，感染症に関する保育所の対応方法等について，あらかじめ関係機関の協力を得ておくこと。看護師等が配置されている場合には，その専門性を生かした対応を図ること。

ウアレルギー疾患を有する子どもの保育については，保護者と連携し，医師の診断及び指示に基づき，適切な対応を行うこと。また，食物アレルギーに関して，関係機関と連携して，当該保育所の体制構築など，安全な環境の整備を行うこと。看護師や栄養士等が配置されている場合には，その専門性を生かした対応を図ること。

エ子どもの疾病等の事態に備え，医務室等の環境を整え，救急用の薬品，材料等を適切な管理の下に常備し，全職員が対応できるようにしておくこと。

### ２　食育の推進

(1)保育所の特性を生かした食育

ア保育所における食育は，健康な生活の基本としての「食を営む力」の育成に向け，その基礎を培うことを目標とすること。

イ子どもが生活と遊びの中で，意欲をもって食に関わる体験を積み重ね，食べることを楽しみ，食事を楽しみ合う子どもに成長していくことを期待するものであること。

ウ乳幼児期にふさわしい食生活が展開され，適切な援助が行われるよう，食事の提供を含む食育計画を全体的な計画に基づいて作成し，その評価及び改善に努めること。栄養士が配置されている場合は，専門性を生かした対応を図ること。

(2)食育の環境の整備等

ア子どもが自らの感覚や体験を通して，自然の恵みとしての食材や食の循環・環境への意識，調理する人への感謝の気持ちが育つように，子どもと調理員等との関わりや，調理室など食に関わる保育環境に配慮すること。

イ保護者や地域の多様な関係者との連携及び協働の下で，食に関する取組が進められること。また，市町村の支援の下に，地域の関係機関等との日常的な連携を図り，必要な協力が得られるよう努めること。

ウ体調不良，食物アレルギー，障害のある子どもなど，一人一人の子どもの心身の状態等に応じ，嘱託医，かかりつけ医等の指示や協力の下に適切に対応すること。栄養士が配置されている場合は，専門性を生かした対応を図ること。

3　環境及び衛生管理並びに安全管理

⑴環境及び衛生管理

ア施設の温度，湿度，換気，採光，音などの環境を常に適切な状態に保持するとともに，施設内外の設備及び用具等の衛生管理に努めること。

イ施設内外の適切な環境の維持に努めるとともに，子ども及び全職員が清潔を保つようにすること。また，職員は衛生知識の向上に努めること。

⑵事故防止及び安全対策

ア保育中の事故防止のために，子どもの心身の状態等を踏まえつつ，施設内外の安全点検に努め，安全対策のために全職員の共通理解や体制づくりを図るとともに，家庭や地域の関係機関の協力の下に安全指導を行うこと。

イ事故防止の取組を行う際には，特に，睡眠中，プール活動・水遊び中，食事中等の場面では重大事故が発生しやすいことを踏まえ，子どもの主体的な活動を大切にしつつ，施設内外の環境の配慮や指導の工夫を行うなど，必要な対策を講じること。

ウ保育中の事故の発生に備え，施設内外の危険箇所の点検や訓練を実施するとともに，外部からの不審者等の侵入防止のための措置や訓練など不測の事態に備えて必要な対応を行うこと。また，子どもの精神保健面における対応に留意すること。

4　災害への備え

⑴施設・設備等の安全確保

ア防火設備，避難経路等の安全性が確保されるよう，定期的にこれらの安全点検を行うこと。

イ備品，遊具等の配置，保管を適切に行い，日頃から，安全環境の整備に努めること。

⑵災害発生時の対応体制及び避難への備え

ア火災や地震などの災害の発生に備え，緊急時の対応の具体的内容及び手順，職員の役割分担，避難訓練計画等に関するマニュアルを作成すること。

イ定期的に避難訓練を実施するなど，必要な対応を図ること。

ウ災害の発生時に，保護者等への連絡及び子どもの引渡しを円滑に行うため，日頃から保護者との密接な連携に努め，連絡体制や引渡し方法等について確認をしておくこと。

⑶地域の関係機関等との連携

ア市町村の支援の下に，地域の関係機関との日常的な連携を図り，必要な協力が得られるよう努めること。

イ避難訓練については，地域の関係機関や保護者との連携の下に行うなど工夫すること。

## 児童福祉施設の設備及び運営に関する基準（抄）

昭和 23 年 12 月 29 日　厚生省令第 63 号
最終改正：平成 29 年 3 月 31 日　厚生労働省令第 38 号

### 第1章　総　則

（最低基準の目的）

第2条　法第 45 条第 1 項 の規定により都道府県が条例で定める基準（以下「最低基準」という。）は，都道府県知事の監督に属する児童福祉施設に入所している者が，明るくて，衛生的な環境において，素養があり，かつ，適切な訓練を受けた職員の指導により，心身ともに健やかにして，社会に適応するように育成されることを保障するものとする。

（最低基準の向上）

第3条　都道府県知事は，その管理に属する法第 8 条第 2 項に規定する都道府県児童福祉審議会（社会福祉法（昭和 26 年法律第 45 号）第 12 条第 1 項 の規定により同法第 7 条第 1 項 に規定する地方社会福祉審議会（以下この項において「地方社会福祉審議会」という。）に児童福祉に関する事項を調査審議させる都道府県にあつては，地方社会福祉審議会）の意見を聴き，その監督に属する児童福祉施設に対し，最低基準を超えて，その設備及び運営を向上させるように勧告することができる。

2　都道府県は，最低基準を常に向上させるように努めるものとする。

（最低基準と児童福祉施設）

第4条　児童福祉施設は，最低基準を超えて，常に，その設備及び運営を向上させなければならない。

2　最低基準を超えて，設備を有し，又は運営をしている児童福祉施設においては，最低基準を理由として，その設備又は運営を低下させてはならない。

（児童福祉施設の一般原則）

第5条　児童福祉施設は，入所している者の人権に十分配慮するとともに，一人一人の人格を尊重して，その運営を行わなければならない。

2　児童福祉施設は，地域社会との交流及び連携を図り，児童の保護者及び地域社会に対し，当該児童福祉施設の運営の内容を適切に説明するよう努めなければならない。

3　児童福祉施設は，その運営の内容について，自ら評価を行い，その結果を公表するよう努めなければならない。

4　児童福祉施設には，法に定めるそれぞれの施設の目的を達成するために必要な設備を設けなければならない。

5　児童福祉施設の構造設備は，採光，換気等入所している者の保健衛生及びこれらの者に対する危害防止に十分な考慮を払つて設けられなければならない。

（児童福祉施設と非常災害）

第6条　児童福祉施設においては，軽便消火器等の消火用具，非常口その他非常災害に必要な設備を設けるとともに，非常災害に対する具体的計画を立て，これに対する不断の注意と訓練をするように努めなければならない。

2　前項の訓練のうち，避難及び消火に対する訓練は，少なくとも毎月一回は，これを行わなければならない。

（中略）

（衛生管理等）

第10条　児童福祉施設に入所している者の使用する設備，食器等又は飲用に供する水については，衛生的な管理に努め，又は衛生上必要な措置を講じなければならない。

2　児童福祉施設は，当該児童福祉施設において感染症又は食中毒が発生し，又はまん延しないように必要な措置を講ずるよう努めなければならない。

3　児童福祉施設（助産施設，保育所及び児童厚生施設を除く。）においては，入所している者の希望等を勘案し，清潔を維持することができるよう適切に，入所している者を入浴させ，又は清拭しなければならない。

4　児童福祉施設には，必要な医薬品その他の医療品を備えるとともに，それらの管理を適正に行わなければならない。

（食　事）

第11条　児童福祉施設（助産施設を除く。以下この項において同じ。）において，入所している者に食事を提供するときは，当該児童福祉施設内で調理する方法（第8条の規定により，当該児童福祉施設の調理室を兼ねている他の社会福祉施設の調理室において調理する方法を含む。）により行わなければならない。

2　児童福祉施設において，入所している者に食事を提供するときは，その献立は，できる限り，変化に富み，入所している者の健全な発育に必要な栄養量を含有するものでなければならない。

3　食事は，前項の規定によるほか，食品の種類及び調理方法について栄養並びに入所している者の身体的状況及び嗜好を考慮したものでなければならない。

4　調理は，あらかじめ作成された献立に従つて行わなければならない。ただし，少数の児童を対象として家庭的な環境の下で調理するときは，この限りでない。

5　児童福祉施設は，児童の健康な生活の基本としての食を営む力の育成に努めなければならない。

（入所した者及び職員の健康診断）

第12条　児童福祉施設（児童厚生施設及び児童家庭支援センターを除く。第四項を除き，以下この条において同じ。）の長は，入所した者に対し，入所時の健康診断，少なくとも1年に2回の定期健康診断及び臨時の健康診断を，学校保健安全法（昭和33年法律第56号）に規定する健康診断に準じて行わなければならない。

2　児童福祉施設の長は，前項の規定にかかわらず，次の表の上欄に掲げる健康診断が行われた場合であつて，当該健康診断がそれぞれ同表の下欄に掲げる健康診断の全部又は一部に相当すると認められるときは，同欄に掲げる健康診断の全部又は一部を行わないことができる。この場合において，児童福祉施設の長は，それぞれ同表の上欄に掲げる健康診断の結果を把握しなければならない。

| 児童相談所等における児童の入所前の健康診断 | 入所した児童に対する入所時の健康診断 |
|---|---|
| 児童が通学する学校における健康診断 | 定期の健康診断又は臨時の健康診断 |

3　第1項の健康診断をした医師は，その結果必要な事項を母子健康手帳又は入所した者の健康を記録する表に記入するとともに，必要に応じ入所の措置又は助産の実施，母子保護の実施若しくは保育の提供若しくは法第24条第5項若しくは第6項の規定による措置を解除又は停止する等必要な手続をとることを，児童福祉施設の長に勧告しなければならない。

4　児童福祉施設の職員の健康診断に当たつては，特に入所している者の食事を調理する者につき，綿密な注意を払わなければならない。

（児童福祉施設内部の規程）

第13条　児童福祉施設（保育所を除く。）においては，次に掲げる事項のうち必要な事項につき規程を設けなければならない。

一　入所する者の援助に関する事項

二　その他施設の管理についての重要事項

2　保育所は，次の各号に掲げる施設の運営についての重要事項に関する規程を定めておかなければならない。

一　施設の目的及び運営の方針

二　提供する保育の内容

三　職員の職種，員数及び職務の内容

四　保育の提供を行う日及び時間並びに提供を行わない日

五　保護者から受領する費用の種類，支払を求める理由

及びその額
六　乳児，満三歳に満たない幼児及び満三歳以上の幼児の区分ごとの利用定員
七　保育所の利用の開始，終了に関する事項及び利用に当たっての留意事項
八　緊急時等における対応方法
九　非常災害対策
十　虐待の防止のための措置に関する事項
十一　保育所の運営に関する重要事項
（中略）

## 第３章　乳児院

（設備の基準）
第 19 条　乳児院（乳児又は幼児（以下「乳幼児」という。）10 人未満を入所させる乳児院を除く。）の設備の基準は，次のとおりとする。
一　寝室，観察室，診察室，病室，ほふく室，相談室，調理室，浴室及び便所を設けること。
二　寝室の面積は，乳幼児１人につき 2.47 平方メートル以上であること。
三　観察室の面積は，乳児１人につき 1.65 平方メートル以上であること。
第 20 条　乳幼児 10 人未満を入所させる乳児院の設備の基準は，次のとおりとする。
一　乳幼児の養育のための専用の室及び相談室を設けること。
二　乳幼児の養育のための専用の室の面積は，１室につき 9.91 平方メートル以上とし，乳幼児１人につき 2.47 平方メートル以上であること。
（職　員）
第 21 条　乳児院（乳幼児 10 人未満を入所させる乳児院を除く。）には，小児科の診療に相当の経験を有する医師又は嘱託医，看護師，個別対応職員，家庭支援専門相談員，栄養士及び調理員を置かなければならない。ただし，調理業務の全部を委託する施設にあつては調理員を置かないことができる。
２　家庭支援専門相談員は，社会福祉士若しくは精神保健福祉士の資格を有する者，乳児院において乳幼児の養育に５年以上従事した者又は法第 13 条第３項 各号のいずれかに該当する者でなければならない。
３　心理療法を行う必要があると認められる乳幼児又はその保護者 10 人以上に心理療法を行う場合には，心理療法担当職員を置かなければならない。
４　心理療法担当職員は，学校教育法（昭和 22 年法律第 26 号）の規定による大学の学部で，心理学を専修する学科若しくはこれに相当する課程を修めて卒業した者であつて，個人及び集団心理療法の技術を有するもの又はこれと同等以上の能力を有すると認められる者でなければならない。
５　看護師の数は，乳児及び満２歳に満たない幼児おおむね 1.6 人につき１人以上，満２歳以上満３歳に満たない幼児おおむね２人につき１人以上，満３歳以上の幼児おおむね４人につき１人以上（これらの合計数が７人未満であるときは，７人以上）とする。
６　看護師は，保育士（国家戦略特別区域法（平成 25 年法律第 107 号。以下「特区法」という。）第 12 条の４第５項 に規定する事業実施区域内にある乳児院にあつては，保育士又は当該事業実施区域に係る国家戦略特別区域限定保育士。次項及び次条第２項において同じ。）又は児童指導員（児童の生活指導を行う者をいう。以下同じ。）をもつてこれに代えることができる。ただし，乳幼児 10 人の乳児院には２人以上，乳幼児が 10 人を超える場合は，おおむね 10 人増すごとに１人以上看護師を置かなければならない。
７　前項に規定する保育士のほか，乳幼児 20 人以下を入所させる施設には，保育士を１人以上置かなければならない。
第 22 条　乳幼児 10 人未満を入所させる乳児院には，嘱託医，看護師，家庭支援専門相談員及び調理員又はこれに代わるべき者を置かなければならない。
２　看護師の数は，７人以上とする。ただし，その１人を除き，保育士又は児童指導員をもつてこれに代えることができる。
（乳児院の長の資格等）
第 22 条の２　乳児院の長は，次の各号のいずれかに該当し，かつ，厚生労働大臣が指定する者が行う乳児院の運営に関し必要な知識を習得させるための研修を受けた者であつて，人格が高潔で識見が高く，乳児院を適切に運営する能力を有するものでなければならない。
一　医師であつて，小児保健に関して学識経験を有する者
二　社会福祉士の資格を有する者
三　乳児院の職員として３年以上勤務した者
四　都道府県知事（指定都市にあつては指定都市の市長とし，児童相談所設置市にあつては児童相談所設置市の市長とする。第 27 条の２第１項第四号，第 28 条第１号，第 38 条第２項第１号，第 43 条第１号，第 82 条第３号，第 94 条及び第 96 条を除き，以下同じ。）が前各号に掲げる者と同等以上の能力を有すると認める者であつて，次に掲げる期間の合計が３年以上であるもの又は厚生労働大臣が指定する講習会の課程を修了したもの
イ　法第 12 条の３第２項第４号 に規定する児童福祉司（以下「児童福祉司」という。）となる資格を有する者にあつては，児童福祉事業（国，都道府県又

は市町村の内部組織における児童福祉に関する事務を含む。）に従事した期間

ロ　社会福祉主事となる資格を有する者にあつては，社会福祉事業に従事した期間

ハ　社会福祉施設の職員として勤務した期間（イ又はロに掲げる期間に該当する期間を除く。）

2　乳児院の長は，2年に1回以上，その資質の向上のための厚生労働大臣が指定する者が行う研修を受けなければならない。ただし，やむを得ない理由があるときは，この限りでない。

（養　育）

第23条　乳児院における養育は，乳幼児の心身及び社会性の健全な発達を促進し，その人格の形成に資することとなるものでなければならない。

2　養育の内容は，乳幼児の年齢及び発達の段階に応じて必要な授乳，食事，排泄，沐浴，入浴，外気浴，睡眠，遊び及び運動のほか，健康状態の把握，第12条第1項に規定する健康診断及び必要に応じ行う感染症等の予防処置を含むものとする。

3　乳児院における家庭環境の調整は，乳幼児の家庭の状況に応じ，親子関係の再構築等が図られるように行わなければならない。

（乳児の観察）

第24条　乳児院（乳幼児10人未満を入所させる乳児院を除く。）においては，乳児が入所した日から，医師又は嘱託医が適当と認めた期間，これを観察室に入室させ，その心身の状況を観察しなければならない。

（自立支援計画の策定）

第24条の2　乳児院の長は，第23条第1項の目的を達成するため，入所中の個々の乳幼児について，乳幼児やその家庭の状況等を勘案して，その自立を支援するための計画を策定しなければならない。

（業務の質の評価等）

第24条の3　乳児院は，自らその行う法第37条に規定する業務の質の評価を行うとともに，定期的に外部の者による評価を受けて，それらの結果を公表し，常にその改善を図らなければならない。

（関係機関との連携）

第25条　乳児院の長は，児童相談所及び必要に応じ児童家庭支援センター，児童委員，保健所，市町村保健センター等関係機関と密接に連携して乳幼児の養育及び家庭環境の調整に当たらなければならない。

（中略）

## 第5章　保育所

（設備の基準）

第32条　保育所の設備の基準は，次のとおりとする。

一　乳児又は満2歳に満たない幼児を入所させる保育所には，乳児室又はほふく室，医務室，調理室及び便所を設けること。

二　乳児室の面積は，乳児又は前号の幼児1人につき1.65平方メートル以上であること。

三　ほふく室の面積は，乳児又は第1号の幼児1人につき3.3平方メートル以上であること。

四　乳児室又はほふく室には，保育に必要な用具を備えること。

五　満2歳以上の幼児を入所させる保育所には，保育室又は遊戯室，屋外遊戯場（保育所の付近にある屋外遊戯場に代わるべき場所を含む。次号において同じ。），調理室及び便所を設けること。

六　保育室又は遊戯室の面積は，前号の幼児1人につき1.98平方メートル以上，屋外遊戯場の面積は，前号の幼児1人につき3.3平方メートル以上であること。

七　保育室又は遊戯室には，保育に必要な用具を備えること。

八　乳児室，ほふく室，保育室又は遊戯室（以下「保育室等」という。）を2階に設ける建物は，次のイ，ロ及びへの要件に，保育室等を3階以上に設ける建物は，次のロからチまでの要件に該当するものであること。

イ　建築基準法（昭和25年法律第201号）第2条第9号の2に規定する耐火建築物又は同条第9号の3に規定する準耐火建築物（同号 ロに該当するものを除く。）であること。

ロ　保育室等が設けられている次の表の上欄に掲げる階に応じ，同表の中欄に掲げる区分ごとに，それぞれ同表の下欄に掲げる施設又は設備が一以上設けられていること。

ハ　ロに掲げる施設及び設備が避難上有効な位置に設けられ，かつ，保育室等の各部分からその一に至る歩行距離が30メートル以下となるように設けられていること。

ニ　保育所の調理室（次に掲げる要件のいずれかに該当するものを除く。ニにおいて同じ。）以外の部分と保育所の調理室の部分が建築基準法第2条第7号に規定する耐火構造の床若しくは壁又は建築基準法施行令第112条第1項 に規定する特定防火設備で区画されていること。この場合において，換気，暖房又は冷房の設備の風道が，当該床若しくは壁を貫通する部分又はこれに近接する部分に防火上有効にダンパーが設けられていること。

(1)　スプリンクラー設備その他これに類するもので自動式のものが設けられていること。

(2)　調理用器具の種類に応じて有効な自動消火装置が設けられ，かつ，当該調理室の外部への延焼を

防止するために必要な措置が講じられていること。

ホ　保育所の壁及び天井の室内に面する部分の仕上げを不燃材料でしていること。

ヘ　保育室等その他乳幼児が出入し，又は通行する場所に，乳幼児の転落事故を防止する設備が設けられていること。

ト　非常警報器具又は非常警報設備及び消防機関へ火災を通報する設備が設けられていること。

チ　保育所のカーテン，敷物，建具等で可燃性のものについて防炎処理が施されていること。

（保育所の設備の基準の特例）

第 32 条の 2　次の各号に掲げる要件を満たす保育所は，第 11 条第 1 項の規定にかかわらず，当該保育所の満 3 歳以上の幼児に対する食事の提供について，当該保育所外で調理し搬入する方法により行うことができる。この場合において，当該保育所は，当該食事の提供について当該方法によることとしてもなお当該保育所において行うことが必要な調理のための加熱，保存等の調理機能を有する設備を備えるものとする。

一　幼児に対する食事の提供の責任が当該保育所にあり，その管理者が，衛生面，栄養面等業務上必要な注意を果たし得るような体制及び調理業務の受託者との契約内容が確保されていること。

二　当該保育所又は他の施設，保健所，市町村等の栄養士により，献立等について栄養の観点からの指導が受けられる体制にある等，栄養士による必要な配慮が行われること。

三　調理業務の受託者を，当該保育所における給食の趣旨を十分に認識し，衛生面，栄養面等，調理業務を適切に遂行できる能力を有する者とすること。

四　幼児の年齢及び発達の段階並びに健康状態に応じた食事の提供や，アレルギー，アトピー等への配慮，必要な栄養素量の給与等，幼児の食事の内容，回数及び時機に適切に応じることができること。

五　食を通じた乳幼児の健全育成を図る観点から，乳幼児の発育及び発達の過程に応じて食に関し配慮すべき事項を定めた食育に関する計画に基づき食事を提供するよう努めること。

（職　員）

第 33 条　保育所には，保育士（特区法第 12 条の 4 第 5 項に規定する事業実施区域内にある保育所にあつては，保育士又は当該事業実施区域に係る国家戦略特別区域限定保育士。次項において同じ。），嘱託医及び調理員を置かなければならない。ただし，調理業務の全部を委託する施設にあつては，調理員を置かないことができる。

2　保育士の数は，乳児おおむね 3 人につき 1 人以上，満 1 歳以上満 3 歳に満たない幼児おおむね 6 人につき 1 人以上，満 3 歳以上満 4 歳に満たない幼児おおむね 20 人につき 1 人以上，満 4 歳以上の幼児おおむね 30 人につき 1 人以上とする。ただし，保育所 1 につき 2 人を下ることはできない。

（保育時間）

第 34 条　保育所における保育時間は，1 日につき 8 時間を原則とし，その地方における乳幼児の保護者の労働時間その他家庭の状況等を考慮して，保育所の長がこれを定める。

（保育の内容）

第 35 条　保育所における保育は，養護及び教育を一体的に行うことをその特性とし，その内容については，厚生労働大臣が定める指針に従う。

（保護者との連絡）

第 36 条　保育所の長は，常に入所している乳幼児の保護者と密接な連絡をとり，保育の内容等につき，その保護者の理解及び協力を得るよう努めなければならない。

（業務の質の評価等）

第 36 条の 2　保育所は，自らその行う法第 39 条 に規定する業務の質の評価を行い，常にその改善を図らなければならない。

2　保育所は，定期的に外部の者による評価を受けて，それらの結果を公表し，常にその改善を図るよう努めなければならない。

（中略）

## 第 7 章　児童養護施設

（設備の基準）

第 41 条　児童養護施設の設備の基準は，次のとおりとする。

一　児童の居室，相談室，調理室，浴室及び便所を設けること。

二　児童の居室の一室の定員は，これを 4 人以下とし，その面積は，1 人につき 4.95 平方メートル以上とすること。ただし，乳幼児のみの居室の 1 室の定員は，これを 6 人以下とし，その面積は，1 人につき 3.3 平方メートル以上とする。

三　入所している児童の年齢等に応じ，男子と女子の居室を別にすること。

四　便所は，男子用と女子用とを別にすること。ただし，少数の児童を対象として設けるときは，この限りでない。

五　児童 30 人以上を入所させる児童養護施設には，医務室及び静養室を設けること。

六　入所している児童の年齢，適性等に応じ職業指導に必要な設備（以下「職業指導に必要な設備」という。）を設けること。

（職　員）

第 42 条　児童養護施設には，児童指導員，嘱託医，保育

士（特区法第 12 条の 4 第 5 項 に規定する事業実施区域内にある児童養護施設にあつては，保育士又は当該事業実施区域に係る国家戦略特別区域限定保育士。第 6 項及び第 46 条において同じ。），個別対応職員，家庭支援専門相談員，栄養士及び調理員並びに乳児が入所している施設にあつては看護師を置かなければならない。ただし，児童 40 人以下を入所させる施設にあつては栄養士を，調理業務の全部を委託する施設にあつては調理員を置かないことができる。

2　家庭支援専門相談員は，社会福祉士若しくは精神保健福祉士の資格を有する者，児童養護施設において児童の指導に 5 年以上従事した者又は法第 13 条第 3 項 各号のいずれかに該当する者でなければならない。

3　心理療法を行う必要があると認められる児童 10 人以上に心理療法を行う場合には，心理療法担当職員を置かなければならない。

4　心理療法担当職員は，学校教育法 の規定による大学の学部で，心理学を専修する学科若しくはこれに相当する課程を修めて卒業した者であつて，個人及び集団心理療法の技術を有するもの又はこれと同等以上の能力を有すると認められる者でなければならない。

5　実習設備を設けて職業指導を行う場合には，職業指導員を置かなければならない。

6　児童指導員及び保育士の総数は，通じて，満 2 歳に満たない幼児おおむね 1.6 人につき 1 人以上，満 2 歳以上満 3 歳に満たない幼児おおむね 2 人につき 1 人以上，満 3 歳以上の幼児おおむね 4 人につき 1 人以上，少年おおむね 5.5 人につき 1 人以上とする。ただし，児童 45 人以下を入所させる施設にあつては，更に 1 人以上を加えるものとする。

7　看護師の数は，乳児おおむね 1.6 人につき 1 人以上とする。ただし，1 人を下ることはできない。

（児童養護施設の長の資格等）

第 42 条の 2　児童養護施設の長は，次の各号のいずれかに該当し，かつ，厚生労働大臣が指定する者が行う児童養護施設の運営に関し必要な知識を習得させるための研修を受けた者であつて，人格が高潔で識見が高く，児童養護施設を適切に運営する能力を有するものでなければならない。

一　医師であつて，精神保健又は小児保健に関して学識経験を有する者

二　社会福祉士の資格を有する者

三　児童養護施設の職員として 3 年以上勤務した者

四　都道府県知事が前各号に掲げる者と同等以上の能力を有すると認める者であつて，次に掲げる期間の合計が 3 年以上であるもの又は厚生労働大臣が指定する講習会の課程を修了したもの

イ　児童福祉司となる資格を有する者にあつては，児童福祉事業（国，都道府県又は市町村の内部組織における児童福祉に関する事務を含む。）に従事した期間

ロ　社会福祉主事となる資格を有する者にあつては，社会福祉事業に従事した期間

ハ　社会福祉施設の職員として勤務した期間（イ又はロに掲げる期間に該当する期間を除く。）

2　児童養護施設の長は，2 年に 1 回以上，その資質の向上のための厚生労働大臣が指定する者が行う研修を受けなければならない。ただし，やむを得ない理由があるときは，この限りでない。

（児童指導員の資格）

第 43 条　児童指導員は，次の各号のいずれかに該当する者でなければならない。

一　都道府県知事の指定する児童福祉施設の職員を養成する学校その他の養成施設を卒業した者

二　社会福祉士の資格を有する者

三　精神保健福祉士の資格を有する者

四　学校教育法 の規定による大学の学部で，社会福祉学，心理学，教育学若しくは社会学を専修する学科又はこれらに相当する課程を修めて卒業した者

五　学校教育法 の規定による大学の学部で，社会福祉学，心理学，教育学又は社会学に関する科目の単位を優秀な成績で修得したことにより，同法第 102 条第 2 項 の規定により大学院への入学を認められた者

六　学校教育法 の規定による大学院において，社会福祉学，心理学，教育学若しくは社会学を専攻する研究科又はこれらに相当する課程を修めて卒業した者

七　外国の大学において，社会福祉学，心理学，教育学若しくは社会学を専修する学科又はこれらに相当する課程を修めて卒業した者

八　学校教育法 の規定による高等学校若しくは中等教育学校を卒業した者，同法第 90 条第 2 項 の規定により大学への入学を認められた者若しくは通常の課程による 12 年の学校教育を修了した者（通常の課程以外の課程によりこれに相当する学校教育を修了した者を含む。）又は文部科学大臣がこれと同等以上の資格を有すると認定した者であつて，2 年以上児童福祉事業に従事したもの

九　学校教育法 の規定により，小学校，中学校，義務教育学校，高等学校又は中等教育学校の教諭となる資格を有する者であつて，都道府県知事が適当と認めたもの

十　3 年以上児童福祉事業に従事した者であつて，都道府県知事が適当と認めたもの

2　前項第 1 号の指定は，児童福祉法施行規則（昭和

23年厚生省令第11号）別表に定める教育内容に適合する学校又は施設について行うものとする。

（養　護）

第44条　児童養護施設における養護は，児童に対して安定した生活環境を整えるとともに，生活指導，学習指導，職業指導及び家庭環境の調整を行いつつ児童を養育することにより，児童の心身の健やかな成長とその自立を支援することを目的として行わなければならない。

（生活指導，学習指導，職業指導及び家庭環境の調整）

第45条　児童養護施設における生活指導は，児童の自主性を尊重しつつ，基本的生活習慣を確立するとともに豊かな人間性及び社会性を養い，かつ，将来自立した生活を営むために必要な知識及び経験を得ることができるように行わなければならない。

2　児童養護施設における学習指導は，児童がその適性，能力等に応じた学習を行うことができるよう，適切な相談，助言，情報の提供等の支援により行わなければならない。

3　児童養護施設における職業指導は，勤労の基礎的な能力及び態度を育てるとともに，児童がその適性，能力等に応じた職業選択を行うことができるよう，適切な相談，助言，情報の提供等及び必要に応じ行う実習，講習等の支援により行わなければならない。

4　児童養護施設における家庭環境の調整は，児童の家庭の状況に応じ，親子関係の再構築等が図られるように行わなければならない。

（自立支援計画の策定）

第45条の2　児童養護施設の長は，第44条の目的を達成するため，入所中の個々の児童について，児童やその家庭の状況等を勘案して，その自立を支援するための計画を策定しなければならない。

（業務の質の評価等）

第45条の3　児童養護施設は，自らその行う法第41条に規定する業務の質の評価を行うとともに，定期的に外部の者による評価を受けて，それらの結果を公表し，常にその改善を図らなければならない。

（児童と起居を共にする職員）

第46条　児童養護施設の長は，児童指導員及び保育士のうち少なくとも一人を児童と起居を共にさせなければならない。

（関係機関との連携）

第47条　児童養護施設の長は，児童の通学する学校及び児童相談所並びに必要に応じ児童家庭支援センター，児童委員，公共職業安定所等関係機関と密接に連携して児童の指導及び家庭環境の調整に当たらなければならない。

第8章　福祉型障害児入所施設

（設備の基準）

第48条　福祉型障害児入所施設の設備の基準は，次のとおりとする。

一　児童の居室，調理室，浴室，便所，医務室及び静養室を設けること。ただし，児童30人未満を入所させる施設であつて主として知的障害のある児童を入所させるものにあつては医務室を，児童30人未満を入所させる施設であつて主として盲児又はろうあ児（以下「盲ろうあ児」という。）を入所させるものにあつては医務室及び静養室を設けないことができる。

二　主として知的障害のある児童を入所させる福祉型障害児入所施設には，職業指導に必要な設備を設けること。

三　主として盲児を入所させる福祉型障害児入所施設には，次の設備を設けること。

イ　遊戯室，訓練室，職業指導に必要な設備及び音楽に関する設備

ロ　浴室及び便所の手すり並びに特殊表示等身体の機能の不自由を助ける設備

四　主としてろうあ児を入所させる福祉型障害児入所施設には，遊戯室，訓練室，職業指導に必要な設備及び映像に関する設備を設けること。

五　主として肢体不自由のある児童を入所させる福祉型障害児入所施設には，次の設備を設けること。

イ　訓練室及び屋外訓練場

ロ　浴室及び便所の手すり等身体の機能の不自由を助ける設備

六　主として盲児を入所させる福祉型障害児入所施設又は主として肢体不自由のある児童を入所させる福祉型障害児入所施設においては，階段の傾斜を緩やかにすること。

七　児童の居室の一室の定員は，これを4人以下とし，その面積は，1人につき4.95平方メートル以上とすること。ただし，乳幼児のみの居室の1室の定員は，これを6人以下とし，その面積は，1人につき3.3平方メートル以上とする。

八　入所している児童の年齢等に応じ，男子と女子の居室を別にすること。

九　便所は，男子用と女子用とを別にすること。

（職　員）

第49条　主として知的障害のある児童（自閉症を主たる症状とする児童（以下「自閉症児」という。）を除く。次項及び第三項において同じ。）を入所させる福祉型障害児入所施設には，嘱託医，児童指導員，保育士（特区法第12条の4第5項に規定する事業実施区域内にある福祉型障害児入所施設にあつては，保育士又は当該事業実施区域に係る国家戦略特別区域限定保育士。以下この条において同じ。），栄養士，調理員及び児童発達支援管

理責任者（障害児通所支援又は障害児入所支援の提供の管理を行う者として厚生労働大臣が定めるものをいう。以下同じ。）を置かなければならない。ただし，児童40人以下を入所させる施設にあつては栄養士を，調理業務の全部を委託する施設にあつては調理員を置かないことができる。

2　主として知的障害のある児童を入所させる福祉型障害児入所施設の嘱託医は，精神科又は小児科の診療に相当の経験を有する者でなければならない。

3　主として知的障害のある児童を入所させる福祉型障害児入所施設の児童指導員及び保育士の総数は，通じておおむね児童の数を4.3で除して得た数以上とする。ただし，児童30人以下を入所させる施設にあつては，更に1以上を加えるものとする。

4　主として自閉症児を入所させる福祉型障害児入所施設には，第1項に規定する職員並びに医師及び看護師を置かなければならない。ただし，児童40人以下を入所させる施設にあつては栄養士を，調理業務の全部を委託する施設にあつては調理員を置かないことができる。

5　主として自閉症児を入所させる福祉型障害児入所施設の嘱託医については，第2項の規定を準用する。

6　主として自閉症児を入所させる福祉型障害児入所施設の児童指導員及び保育士の総数については，第3項の規定を準用する。

7　主として自閉症児を入所させる福祉型障害児入所施設の医師は，児童を対象とする精神科の診療に相当の経験を有する者でなければならない。

8　主として自閉症児を入所させる福祉型障害児入所施設の看護師の数は，児童おおむね20人につき1人以上とする。

9　主として盲ろうあ児を入所させる福祉型障害児入所施設については，第1項の規定を準用する。

10　主として盲ろうあ児を入所させる福祉型障害児入所施設の嘱託医は，眼科又は耳鼻咽喉科の診療に相当の経験を有する者でなければならない。

11　主として盲ろうあ児を入所させる福祉型障害児入所施設の児童指導員及び保育士の総数は，通じて，乳幼児おおむね4人につき1人以上，少年おおむね5人につき1人以上とする。ただし，児童35人以下を入所させる施設にあつては，更に一人以上を加えるものとする。

12　主として肢体不自由のある児童を入所させる福祉型障害児入所施設には，第1項に規定する職員及び看護師を置かなければならない。ただし，児童40人以下を入所させる施設にあつては栄養士を，調理業務の全部を委託する施設にあつては調理員を置かないことができる。

13　主として肢体不自由のある児童を入所させる福祉型障害児入所施設の児童指導員及び保育士の総数は，通じておおむね児童の数を3.5で除して得た数以上とする。

14　心理指導を行う必要があると認められる児童5人以上に心理指導を行う場合には心理指導担当職員を，職業指導を行う場合には職業指導員を置かなければならない。

15　心理指導担当職員は，学校教育法 の規定による大学の学部で，心理学を専修する学科若しくはこれに相当する課程を修めて卒業した者であつて，個人及び集団心理療法の技術を有するもの又はこれと同等以上の能力を有すると認められる者でなければならない。

（生活指導及び学習指導）

第50条　福祉型障害児入所施設における生活指導は，児童が日常の起居の間に，当該福祉型障害児入所施設を退所した後，できる限り社会に適応するようこれを行わなければならない。

2　福祉型障害児入所施設における学習指導については，第45条第2項の規定を準用する。

（職業指導を行うに当たつて遵守すべき事項）

第51条　福祉型障害児入所施設における職業指導は，児童の適性に応じ，児童が将来できる限り健全な社会生活を営むことができるようこれを行わなければならない。

2　前項に規定するほか，福祉型障害児入所施設における職業指導については，第45条第3項の規定を準用する。

（入所支援計画の作成）

第52条　福祉型障害児入所施設の長は，児童の保護者及び児童の意向，児童の適性，児童の障害の特性その他の事情を踏まえた計画を作成し，これに基づき児童に対して障害児入所支援を提供するとともに，その効果について継続的な評価を実施することその他の措置を講ずることにより児童に対して適切かつ効果的に障害児入所支援を提供しなければならない。

（児童と起居を共にする職員）

第53条　福祉型障害児入所施設（主として盲ろうあ児を入所させる福祉型障害児入所施設を除く。）については，第46条の規定を準用する。

（保護者等との連絡）

第54条　福祉型障害児入所施設の長は，児童の保護者に児童の性質及び能力を説明するとともに，児童の通学する学校及び必要に応じ当該児童を取り扱つた児童福祉司又は児童委員と常に密接な連絡をとり，児童の生活指導，学習指導及び職業指導につき，その協力を求めなければならない。

（心理学的及び精神医学的診査）

第55条　主として知的障害のある児童を入所させる福祉型障害児入所施設においては，入所している児童を適切に保護するため，随時心理学的及び精神医学的診査を行わなければならない。ただし，児童の福祉に有害な実験にわたつてはならない。

（入所した児童に対する健康診断）

第 56 条 主として盲ろうあ児を入所させる福祉型障害児入所施設においては，第 12 条第 1 項に規定する入所時の健康診断に当たり，特に盲ろうあの原因及び機能障害の状況を精密に診断し，治療可能な者については，できる限り治療しなければならない。

2 主として肢体不自由のある児童を入所させる福祉型障害児入所施設においては，第 12 条第 1 項に規定する入所時の健康診断に当たり，整形外科的診断により肢体の機能障害の原因及びその状況を精密に診断し，入所を継続するか否かを考慮しなければならない。

第 8 章の 2 医療型障害児入所施設

（設備の基準）

第 57 条 医療型障害児入所施設の設備の基準は，次のとおりとする。

一 医療型障害児入所施設には，医療法 に規定する病院として必要な設備のほか，訓練室及び浴室を設けること。

二 主として自閉症児を入所させる医療型障害児入所施設には，静養室を設けること。

三 主として肢体不自由のある児童を入所させる医療型障害児入所施設には，屋外訓練場，ギブス室，特殊手工芸等の作業を指導するに必要な設備，義肢装具を製作する設備を設けること。ただし，義肢装具を製作する設備は，他に適当な設備がある場合は，これを設けることを要しないこと。

四 主として肢体不自由のある児童を入所させる医療型障害児入所施設においては，階段の傾斜を緩やかにするほか，浴室及び便所の手すり等身体の機能の不自由を助ける設備を設けること。

（職 員）

第 58 条 主として自閉症児を入所させる医療型障害児入所施設には，医療法 に規定する病院として必要な職員のほか，児童指導員，保育士（特区法第 12 条の 4 第 5 項に規定する事業実施区域内にある医療型障害児入所施設にあつては，保育士又は当該事業実施区域に係る国家戦略特別区域限定保育士。次項及び第 5 項において同じ。）及び児童発達支援管理責任者を置かなければならない。

2 主として自閉症児を入所させる医療型障害児入所施設の児童指導員及び保育士の総数は，通じておおむね児童の数 6.7 で除して得た数以上とする。

3 主として肢体不自由のある児童を入所させる医療型障害児入所施設には，第 1 項に規定する職員及び理学療法士又は作業療法士を置かなければならない。

4 主として肢体不自由のある児童を入所させる医療型障害児入所施設の長及び医師は，肢体の機能の不自由な者の療育に関して相当の経験を有する医師でなければならない。

5 主として肢体不自由のある児童を入所させる医療型障害児入所施設の児童指導員及び保育士の総数は，通じて，乳幼児おおむね 10 人につき 1 人以上，少年おおむね 20 人につき 1 人以上とする。

6 主として重症心身障害児（法第 7 条第 2 項 に規定する重症心身障害児をいう。以下同じ。）を入所させる医療型障害児入所施設には，第 3 項に規定する職員及び心理指導を担当する職員を置かなければならない。

7 主として重症心身障害児を入所させる医療型障害児入所施設の長及び医師は，内科，精神科，医療法施行令（昭和 23 年政令第 326 号）第 3 条の 2 第 1 項第 1 号 ハ及びニ(2)の規定により神経と組み合わせた名称を診療科名とする診療科，小児科，外科，整形外科又はリハビリテーション科の診療に相当の経験を有する医師でなければならない。

（心理学的及び精神医学的診査）

第 59 条 主として自閉症児を入所させる医療型障害児入所施設における心理学的及び精神医学的診査については，第 55 条の規定を準用する。

（入所した児童に対する健康診断）

第 60 条 主として肢体不自由のある児童を入所させる医療型障害児入所施設においては，第 12 条第 1 項に規定する入所時の健康診断に当たり，整形外科的診断により肢体の機能障害の原因及びその状況を精密に診断し，入所を継続するか否かを考慮しなければならない。

（児童と起居を共にする職員等）

第 61 条 医療型障害児入所施設（主として重症心身障害児を入所させる施設を除く。以下この項において同じ。）における児童と起居を共にする職員，生活指導，学習指導及び職業指導並びに医療型障害児入所施設の長の保護者等との連絡については，第 46 条，第 50 条，第 51 条及び第 54 条の規定を準用する。

2 医療型障害児入所施設の長の計画の作成については，第 52 条の規定を準用する。

（後略）

# 児童福祉施設等における児童の安全の確保について（抜粋）

平成 13 年 6 月 15 日　雇児総発第 402 号

記

1　児童福祉施設等については，従来から，地域に開かれた施設づくりを推進してきており，地域のボランティア，保護者，関係団体等の協力も得つつ，地域と一体となって児童の安全確保に努めること。

地域に開かれた施設づくりは，危険に関する情報の収集や緊急時の支援にもつながることから，徒らに施設開放に消極的にならないよう留意すること。

2　児童福祉施設等の児童の安全の確保については，都道府県，市町村と各施設等が一体となって対策を検討すること。

3　点検項目については，標準的なガイドラインとして策定したものであり，実施に当たっては，地域や施設の実情に応じて適宜追加・修正して差し支えないこと。

児童福祉施設・事業（通所型）における点検項目

1　日常の安全管理

（職員の共通理解と所内体制）

○安全管理に関し，職員会議等で取り上げるなど，職員の共通理解を図っているか。

○児童の安全管理に関して，職員の役割を明確にし，協力体制のもと事故防止にあたっているか。

○職員体制が手薄の時は，特に安全に対し注意しているか。

○万一の場合の避難場所や保護者・関係機関等への連絡方法を職員に周知しているか。

○来訪者用の入口・受付を明示し，外部からの人の出入りを確認しているか。

○防災・防犯のための避難訓練等を実施しているか。

（関係機関等との連携）

○市町村の施設・事業所管課，警察署，児童相談所，保健所等関係機関や民生･児童委員，地域団体と連絡を取り，連携して情報を共有できる体制となっているか。

○関係機関からの注意依頼文書を配布・掲示するなど周知徹底しているか。

○近隣の個人，保育所，幼稚園，学校等と相互に情報交換する関係になっているか。

（施設・事業者と保護者の取り組み）

○児童に対し，犯罪や事故から身を守るため，屋外活動に当たっての注意事項を職員が指導しているか。また，家庭でも話し合われるよう働きかけているか。

（施設設備面における安全確保）

○門，囲障，外灯，窓，出入口，避難口，鍵等の状況を点検しているか。

○危険な設備，場所等への囲障の設置，施錠等の状況を点検しているか。

○自動警報装置，防犯監視システム等を設置している場合は，作動状況の点検，警備会社等との連携体制を確認しているか。

（近隣地域の危険箇所の把握と対応）

○日頃から地域の安全に目を配り，危険箇所の把握に努めているか。

（保育所の通所時における安全確保）

○児童の送迎は原則として保護者が行うべきことを保護者に徹底しているか。

○ファミリー・サポート・センターやベビーシッターを利用する場合等保護者以外の者が迎えに来る場合，原則としてその都度職員が保護者に確認しているか。

（保育所・障害児通園施設の所外活動における安全確認）

○危険な場所，設備等を把握しているか。

○携帯電話等による連絡体制を確保しているか。

（保育所・障害児通園施設の安全に配慮した施設開放）

○施設開放時は，保護者に対して児童から目を離さないよう注意を喚起しているか。

（児童館・放課後児童クラブ児童の来所及び帰宅時における安全の確保）

○来所の利用児童について，保護者等への連絡先が把握されているか。

○児童の来所及び帰宅に関しては，地域の危険箇所を把握し，児童・保護者に注意を喚起しているか。

○児童が来所及び帰宅途上で犯罪，事故に遭遇した時，交番や「こども 110 番の家」等に緊急避難できるようあら　かじめ児童・保護者に場所を周知しているか。

○放課後児童クラブの児童に関しては，安全な経路を通るよう指導しているか。

2　緊急時の安全確保

（不審者情報がある場合の連絡等の体制）

○施設周辺における不審者等の情報が入った場合に，次のような措置をとる体制を整備しているか。

・職員間による状況認識の一致を図り，職員体制を確立する。

・児童・保護者等の利用者に対して，情報を提供し，必要な場合には職員の指示に従うよう注意を喚起する。
・警察に対しパトロールを要請する等警察と連携を図る。
・児童の安全確保のため，保護者や民生・児童委員，地域活動団体等の協力を得ている。

（不審者の立入りなど緊急時の体制）

○施設内に不審者が立ち入った場合など緊急時に備え，次のような体制を整備しているか。
・直ちに職員が協力体制を取り，人身事故が起きないよう事態に対応する。・不審者に対し，施設外への立ち退きを要求する。
・直ちに施設長を始め，職員に情報を伝達し，児童への注意喚起，児童の安全を確保し，避難誘導等を行う。
・警察や施設・事業所管課，保護者等に対し，直ちに通報する。

（厚生労働省通知のうち児童福祉施設・事業（通所型）における点検項目のみ抜粋）

## 児童虐待の防止等に関する法律（抄）

平成 12 年 5 月 24 日　法律第 82 号
最終改正：平成 19 年 6 月 1 日　法律第 73 号

（目　的）

第１条　この法律は，児童虐待が児童の人権を著しく侵害し，その心身の成長及び人格の形成に重大な影響を与えるとともに，我が国における将来の世代の育成にも懸念を及ぼすことにかんがみ，児童に対する虐待の禁止，児童虐待の予防及び早期発見その他の児童虐待の防止に関する国及び地方公共団体の責務，児童虐待を受けた児童の保護及び自立の支援のための措置等を定めることにより，児童虐待の防止等に関する施策を促進し，もって児童の権利利益の擁護に資することを目的とする。

（児童虐待の定義）

第２条　この法律において，「児童虐待」とは，保護者（親権を行う者，未成年後見人その他の者で，児童を現に監護するものをいう。以下同じ。）がその監護する児童（18 歳に満たない者をいう。以下同じ。）について行う次に掲げる行為をいう。

1　児童の身体に外傷が生じ，又は生じるおそれのある暴行を加えること。

2　児童にわいせつな行為をすること又は児童をしてわいせつな行為をさせること。

3　児童の心身の正常な発達を妨げるような著しい減食又は長時間の放置，保護者以外の同居人による前２号又は次号に掲げる行為と同様の行為の放置その他の保護者としての監護を著しく怠ること。

4　児童に対する著しい暴言又は著しく拒絶的な対応，児童が同居する家庭における配偶者に対する暴力（配偶者（婚姻の届出をしていないが，事実上婚姻関係と同様の事情にある者を含む。）の身体に対する不法な攻撃であって生命又は身体に危害を及ぼすもの及びこれに準ずる心身に有害な影響を及ぼす言動をいう。）その他の児童に著しい心理的外傷を与える言動を行うこと。

（児童虐待の早期発見等）

第５条　学校，児童福祉施設，病院その他児童の福祉に業務上関係のある団体及び学校の教職員，児童福祉施設の職員，医師，保健師，弁護士その他児童の福祉に職務上関係のある者は，児童虐待を発見しやすい立場にあることを自覚し，児童虐待の早期発見に努めなければならない。

2　前項に規定する者は，児童虐待の予防その他の児童虐待の防止並びに児童虐待を受けた児童の保護及び自立の支援に関する国及び地方公共団体の施策に協力するよう努めなければならない。

3　学校及び児童福祉施設は，児童及び保護者に対して，児童虐待の防止のための教育又は啓発に努めなければならない。

（児童虐待に係る通告）

第６条　児童虐待を受けたと思われる児童を発見した者は，速やかに，これを市町村，都道府県の設置する福祉事務所若しくは児童相談所又は児童委員を介して市町村，都道府県の設置する福祉事務所若しくは児童相談所に通告しなければならない。

2　前項の規定による通告は，児童福祉法（昭和 22 年法律第 164 号）第 25 条第 1 項の規定による通告とみなして，同法 の規定を適用する。

3　刑法（明治 40 年法律第 45 号）の秘密漏示罪の規定その他の守秘義務に関する法律の規定は，第 1 項の規定による通告をする義務の遵守を妨げるものと解釈してはならない。

（通告又は送致を受けた場合の措置）

第８条　市町村又は都道府県の設置する福祉事務所が第６条第１項の規定による通告を受けたときは，市町村又は福祉事務所の長は，必要に応じ近隣住民，学校の教職員，児童福祉施設の職員その他の者の協力を得つつ，当該児童との面会その他の当該児童の安全の確認を行うための措置を講ずるとともに，必要に応じ次に掲げる措置を採るものとする。

1　児童福祉法第25条の7第1項第1号若しくは第2項第1号 又は第25条の8第1号の規定により当該児童を児童相談所に送致すること。

2　当該児童のうち次条第1項の規定による出頭の求め及び調査若しくは質問，第9条第1項の規定による立入り及び調査若しくは質問又は児童福祉法第33条第1項若しくは第2項の規定による一時保護の実施が適当であると認めるものを都道府県知事又は児童相談所長へ通知すること。

2　児童相談所が第6条第1項の規定による通告又は児童福祉法第25条の7第1項第1号若しくは第2項第1号若しくは第25条の8第1号の規定による送致を受けたときは，児童相談所長は，必要に応じ近隣住民，学校の教職員，児童福祉施設の職員その他の者の協力を得つつ，当該児童との面会その他の当該児童の安全の確認を行うための措置を講ずるとともに，必要に応じ同法第33条第1項の規定により当該児童の一時保護を行い，又は適当な者に委託して，当該一時保護を行わせるものとする。

3　前2項の児童の安全の確認を行うための措置，児童相談所への送致又は一時保護を行う者は，速やかにこれを行うものとする。

（出頭要求等）

第8条の2　都道府県知事は，児童虐待が行われているおそれがあると認めるときは，当該児童の保護者に対し，当該児童を同伴して出頭することを求め，児童委員又は児童の福祉に関する事務に従事する職員をして，必要な調査又は質問をさせることができる。この場合においては，その身分を証明する証票を携帯させ，関係者の請求があったときは，これを提示させなければならない。

2　都道府県知事は，前項の規定により当該児童の保護者の出頭を求めようとするときは，厚生労働省令で定めるところにより，当該保護者に対し，出頭を求める理由となった事実の内容，出頭を求める日時及び場所，同伴すべき児童の氏名その他必要な事項を記載した書面により告知しなければならない。

3　都道府県知事は，第1項の保護者が同項の規定による出頭の求めに応じない場合は，次条第1項の規定による児童委員又は児童の福祉に関する事務に従事する職員の立入り及び調査又は質問その他の必要な措置を講ずるものとする。

（立入調査等）

第9条　都道府県知事は，児童虐待が行われているおそれがあると認めるときは，児童委員又は児童の福祉に関する事務に従事する職員をして，児童の住所又は居所に立ち入り，必要な調査又は質問をさせることができる。この場合においては，その身分を証明する証票を携帯させ，関係者の請求があったときは，これを提示させなければならない。

2　前項の規定による児童委員又は児童の福祉に関する事務に従事する職員の立入り及び調査又は質問は，児童福祉法第29条の規定による児童委員又は児童の福祉に関する事務に従事する職員の立入り及び調査又は質問とみなして，同法第61条の5の規定を適用する。

（再出頭要求等）

第9条の2　都道府県知事は，第8条の2第1項の保護者又は前条第1項の児童の保護者が正当な理由なく同項の規定による児童委員又は児童の福祉に関する事務に従事する職員の立入り又は調査を拒み，妨げ，又は忌避した場合において，児童虐待が行われているおそれがあると認めるときは，当該保護者に対し，当該児童を同伴して出頭することを求め，児童委員又は児童の福祉に関する事務に従事する職員をして，必要な調査又は質問をさせることができる。この場合においては，その身分を証明する証票を携帯させ，関係者の請求があったときは，これを提示させなければならない。

2　第8条の2第2項の規定は，前項の規定による出頭の求めについて準用する。

（臨検，捜索等）

第9条の3　都道府県知事は，第8条の2第1項の保護者又は第9条第1項の児童の保護者が正当な理由なく同項の規定による児童委員又は児童の福祉に関する事務に従事する職員の立入り又は調査を拒み，妨げ，又は忌避した場合において，児童虐待が行われている疑いがあるときは，当該児童の安全の確認を行い，又はその安全を確保するため，児童の福祉に関する事務に従事する職員をして，当該児童の住所又は居所の所在地を管轄する地方裁判所，家庭裁判所又は簡易裁判所の裁判官があらかじめ発する許可状により，当該児童の住所若しくは居所に臨検させ，又は当該児童を捜索させることができる。

2　都道府県知事は，前項の規定による臨検又は捜索をさせるときは，児童の福祉に関する事務に従事する職員をして，必要な調査又は質問をさせることができる。

3　都道府県知事は，第1項の許可状（以下「許可状」という。）を請求する場合においては，児童虐待が行われている疑いがあると認められる資料，臨検させようとする住所又は居所に当該児童が現在すると認められる資料及び当該児童の保護者が第9条第1項の規定による立入り又は調査を拒み，妨げ，又は忌避したことを証する資料を提出しなければならない。

4　前項の請求があった場合においては，地方裁判所，家庭裁判所又は簡易裁判所の裁判官は，臨検すべき場所又は捜索すべき児童の氏名並びに有効期間，その期間経過後は執行に着手することができずこれを返還しなければならない旨，交付の年月日及び裁判所名を記載し，自己の記名押印した許可状を都道府県知事に交付しなければならない。

5 都道府県知事は，許可状を児童の福祉に関する事務に従事する職員に交付して，第1項の規定による臨検又は捜索をさせるものとする。

6 第1項の規定による臨検又は捜索に係る制度は，児童虐待が保護者がその監護する児童に対して行うものであるために他人から認知されること及び児童がその被害から自ら逃れることが困難である等の特別の事情から児童の生命又は身体に重大な危険を生じさせるおそれがあることにかんがみ特に設けられたものであることを十分に踏まえた上で，適切に運用されなければならない。

（臨検又は捜索の夜間執行の制限）

第9条の4 前条第1項の規定による臨検又は捜索は，許可状に夜間でもすることができる旨の記載がなければ，日没から日の出までの間には，してはならない。

2 日没前に開始した前条第1項の規定による臨検又は捜索は，必要があると認めるときは，日没後まで継続することができる。

（許可状の提示）

第9条の5 第9条の3第1項の規定による臨検又は捜索の許可状は，これらの処分を受ける者に提示しなければならない。

（身分の証明）

第9条の6 児童の福祉に関する事務に従事する職員は，第9条の3第1項の規定による臨検若しくは捜索又は同条第2項の規定による調査若しくは質問（以下「臨検等」という。）をするときは，その身分を示す証票を携帯し，関係者の請求があったときは，これを提示しなければならない。

（臨検又は捜索に際しての必要な処分）

第9条の7 児童の福祉に関する事務に従事する職員は，第9条の3第1項の規定による臨検又は捜索をするに当たって必要があるときは，錠をはずし，その他必要な処分をすることができる。

（臨検等をする間の出入りの禁止）

第9条の8 児童の福祉に関する事務に従事する職員は，臨検等をする間は，何人に対しても，許可を受けないでその場所に出入りすることを禁止することができる。

（責任者等の立会い）

第9条の9 児童の福祉に関する事務に従事する職員は，第9条の3第1項の規定による臨検又は捜索をするときは，当該児童の住所若しくは居所の所有者若しくは管理者（これらの者の代表者，代理人その他これらの者に代わるべき者を含む。）又は同居の親族で成年に達した者を立ち会わせなければならない。

2 前項の場合において，同項に規定する者を立ち会わせることができないときは，その隣人で成年に達した者又はその地の地方公共団体の職員を立ち会わせなければならない。

（警察署長に対する援助要請等）

第10条 児童相談所長は，第8条第2項の児童の安全の確認を行おうとする場合，又は同項の一時保護を行おうとし，若しくは行わせようとする場合において，これらの職務の執行に際し必要があると認めるときは，当該児童の住所又は居所の所在地を管轄する警察署長に対し援助を求めることができる。都道府県知事が，第九条第一項の規定による立入り及び調査若しくは質問をさせ，又は臨検等をさせようとする場合についても，同様とする。

2 児童相談所長又は都道府県知事は，児童の安全の確認及び安全の確保に万全を期する観点から，必要に応じ迅速かつ適切に，前項の規定により警察署長に対し援助を求めなければならない。

3 警察署長は，第一項の規定による援助の求めを受けた場合において，児童の生命又は身体の安全を確認し，又は確保するため必要と認めるときは，速やかに，所属の警察官に，同項の職務の執行を援助するために必要な警察官職務執行法（昭和23年法律第136号）その他の法令の定めるところによる措置を講じさせるよう努めなければならない。

（調　書）

第10条の2 児童の福祉に関する事務に従事する職員は，第9条の3第1項の規定による臨検又は捜索をしたときは，これらの処分をした年月日及びその結果を記載した調書を作成し，立会人に示し，当該立会人とともにこれに署名押印しなければならない。ただし，立会人が署名押印をせず，又は署名押印することができないときは，その旨を付記すれば足りる。

（都道府県知事への報告）

第10条の3 児童の福祉に関する事務に従事する職員は，臨検等を終えたときは，その結果を都道府県知事に報告しなければならない。

（行政手続法 の適用除外）

第10条の4 臨検等に係る処分については，行政手続法（平成5年法律第88号）第3章の規定は，適用しない。

（審査請求の制限）

第10条の5 臨検等に係る処分については，審査請求をすることができない。

（行政事件訴訟の制限）

第10条の6 臨検等に係る処分については，行政事件訴訟法（昭和37年法律第139号）第37条の4の規定による差止めの訴えを提起することができない

# さくいん

# 執　筆　者


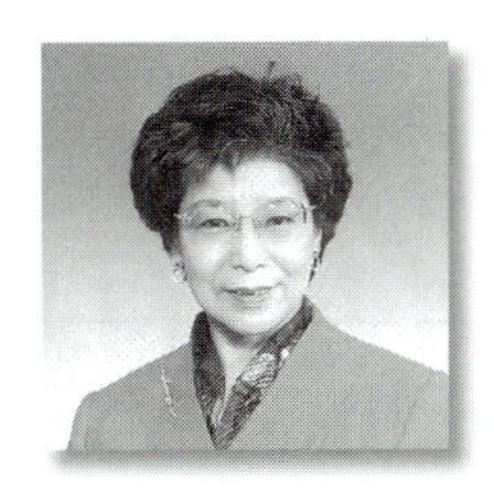

［編集］ 佐藤　益子（さとう・ますこ）
1938 年生
京都府立医科大学大学院医学研究科修了・医学博士
京都女子大学　名誉教授
宇治武田病院嘱託医・小児科専門医
［著書等］
『新版　子どもの保健Ⅱ』ななみ書房　2017（編著）
『小児保健』改訂 4 版 （保育士養成講座　第 5 巻）全国社会福祉協議会　2009
『医師，看護職のための乳幼児保健活動マニュアル－地域，保育所，幼稚園の子どもの健康を目指して－』文光堂　2007

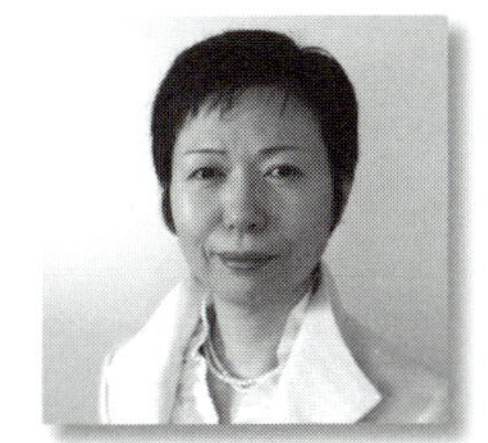

［編集］中根　淳子（なかね・じゅんこ）
1954 年生
聖路加看護大学衛生看護学部衛生看護学科
愛知淑徳大学大学院コミュニケーション研究科人間コミュニケーション専攻・学術修士
元・愛知医科大学看護学部　准教授
［著書等］
『新版　子どもの保健Ⅱ』ななみ書房　2017（編著）
『新版　子どもの保健実習』ななみ書房　2017（編著）
『小児保健』みらい　2010（編著）

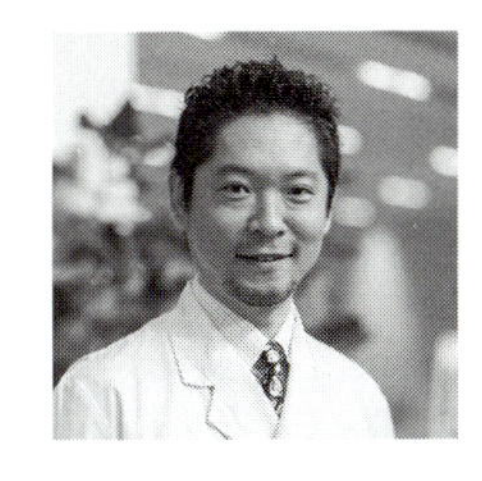

北川　好郎（きたがわ・よしろう）
1975 年生
ながくて北川こどもクリニック　院長
愛知医科大学大学院医学研究科博士課程小児科学専攻　修了・医学博士
愛知医科大学病院・卒後臨床研修センター副センター長
元・あいち小児保健医療総合センター感染免疫科　医長
日本小児科学会認定小児科専門医・指導医

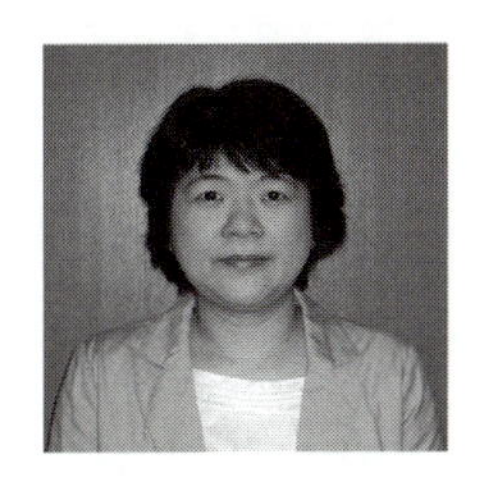

佐藤　直子（さとう・なおこ）
1966 年生
東京都立府中看護専門学校卒業後，都立駒込病院に勤務
平成 4 年から足立区立保育園看護師として勤務
日本保育保健協議会「保育所における保健予防対策についての調査研究」の研究協力員　感染症委員　編集委員
足立区・子育てサポーター養成看護部門講師・園における食物アレルギー対応講師

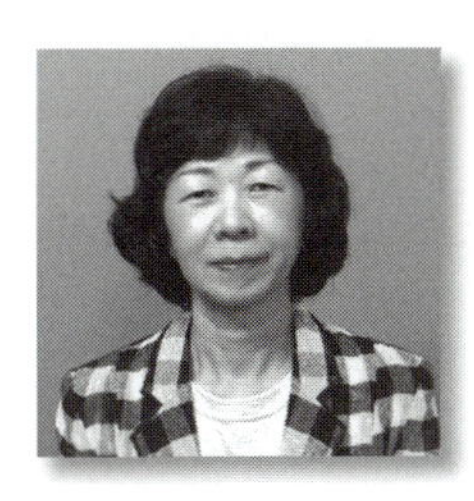

永田　陽子（ながた・ようこ）
1950 年生
日本女子大学大学院家政学研究科児童心理学専攻修了・家政学修士
東京都北区育ち愛ほっと館・北区男女共同参画センター専門相談員
東洋英和女学院大学大学院　非常勤講師
［著書等］
『実践　家庭支援論』ななみ書房　2011
『人育ち唄』エイデル研究所　2006
『乳児の保育臨床学』東京教科書出版　1991

［イラスト］　マーブル・プランニング

［表紙絵提供］　赤碕保育園


**新版　子どもの保健Ⅰ**

2011年3月15日　第1版第1刷発行
2016年4月　1日　第1版第8刷発行
2017年2月20日　新　版第1刷発行
2019年2月　1日　新　版第3刷発行



●編著者　佐藤益子・中根淳子



●発行者　長渡　晃
●発行所　有限会社　ななみ書房
〒252-0317　神奈川県相模原市南区御園1-18-57
TEL　042-740-0773
http://773books.jp
●絵・デザイン　磯部錦司・内海　亨
●印刷・製本　協友印刷株式会社





ISBN978-4-903355-62-7
Printed in Japan